Über dieses Buch Vorgeburtliche Diagnostik paßt auf den ersten Blick ins Bild der Schwangerenvorsorge, die Schwangerschaften unter dem Aspekt von Risiko und Normabweichung betrachtet. Auf den zweiten Blick wird deutlich, daß diese Technik Grenzen überschreitet, die noch vor wenigen Jahren als unantastbar galten: Sie dringt in den Leib der schwangeren Frau, um nach möglichen Abweichungen im genetischen Strickmuster des Fötus zu suchen. Sie initiiert eine Schwangerschaft auf Probe, an deren Ende ein traumatisch erlebter Schwangerschaftsabbruch stehen kann. Sie stürzt schwangere Frauen in eine Zerrissenheit zwischen Kopf und Bauch, gesellschaftlicher Erwartung, eigenem Sicherheitsbedürfnis und der emotionalen Bindung an das Ungeborene.

In einfühlsamen Porträts dokumentiert die Autorin Argumente, Sehnsüchte und Ängste, die Frauen mit dieser modernen Technik verbinden. Sie informiert ausführlich über medizinische Methoden, Möglichkeiten und Risiken vorgeburtlicher Diagnostik und diskutiert ihre ethischen und gesellschaftlichen Dimensionen. Ein Aufsatz von Anne Waldschmidt, engagiert in einer Frauenkrüppelgruppe, problematisiert die Auswirkungen vorgeburtlicher Selektion auf das Leben Behinderter, und Anna D. Brockmann hinterfragt in ihrem Beitrag provokativ den feministischen Selbstbestimmungsbegriff. Insgesamt ein Buch, das ein Stück Frauenrealität beschreibt, Entscheidungshilfe im Dschungel moderner Technologie anbietet und gleichzeitig konzeptionelle Ideen für einen anderen Umgang mit Schwangerschaft entwirft.

Die Autorin Eva Schindele, geboren 1951, studierte Sozial- und Erziehungswissenschaften in Konstanz und Berlin. Sie arbeitet als freie Journalistin und lebt mit Mann und zwei Kindern in Bremen. Sie veröffentlichte u. a. »Mieter stören« (1980). Mitarbeit in einer Initiativgruppe Vorgeburtliche Diagnostik, Mitglied von FINRRAGE (Feminist International Network of Resistance against Reproductive and Genetic Engineering).

Eva Schindele

Gläserne Gebär-Mütter

Vorgeburtliche Diagnostik –
Fluch oder Segen

Mit Beiträgen von Anne Waldschmidt
und Anna D. Brockmann

Fischer Taschenbuch Verlag

Die Frau in der Gesellschaft
Lektorat: Ingeborg Mues

Originalausgabe
Veröffentlicht im Fischer Taschenbuch Verlag GmbH,
Frankfurt am Main, Oktober 1990

Umschlaggestaltung: Susanne Berner, Heidelberg
Gesamtherstellung: Clausen & Bosse, Leck
Printed in Germany
ISBN 3-596-24759-4

Inhalt

Danksagung

Ich möchte all denjenigen danken, die mich beim Zustandekommen dieses Buches unterstützt haben, sei es durch anregende Gespräche, das Versorgen meiner Kinder Isabel und Julian, durch ein leckeres Essen oder ein liebevolles Wort. Dank an die Frauen und Männer, die sich mir in langen Gesprächen öffneten. In dem Zusammenhang möchte ich auch der Bremer »Initiativgruppe Pränataldiagnostik« für unsere heftigen und anregenden Debatten danken sowie Bernd Bublitz für seine Ermutigungen und die Bereitschaft, mit mir die Arbeit unseres Alltags zu teilen.

Eva Schindele

Einleitung

Charlotte war hochschwanger, als ich mit ihr folgendes, hier skizziertes Gespräch führte: Ich fragte sie, was sie in der 16. Schwangerschaftswoche bewogen hat, eine Fruchtwasseruntersuchung an sich durchführen zu lassen. Sie antwortet: Einfach so, weil es ab 35 ärztlicherseits empfohlen wird, und immerhin sei sie schon 36 geworden. Ich frage, was sie mit dieser Untersuchung bezwecken wollte, und sie sagt: Stell dir vor, ein behindertes Kind, wie schrecklich und wieviel Arbeit das macht. Da kann ich meinen Beruf gleich an den Nagel hängen. Ich frage weiter, will von ihr wissen, wie hoch denn das Risiko ist, in ihrem Alter ein behindertes Kind zu gebären. Sie sagt: Wenn mir mein Frauenarzt das empfiehlt, dann wird die Gefahr schon sehr groß sein. Hat sie denn darüber nachgedacht, was sie gemacht hätte, wenn der Befund... Charlotte unterbricht mich, so als würde ich mit dem Aussprechen Schlechtes heraufbeschwören, und meint, sie habe sowieso nicht angenommen, daß das Kind krank sei. Warum habe sie denn dann die Untersuchung überhaupt machen lassen? Ja, sagt Charlotte – ich habe dir doch schon alles gesagt.

Solche oder ähnliche Gespräche charakterisieren die Hilflosigkeit, mit der Frauen auf die neuen diagnostischen Untersuchungen in der Schwangerschaft reagieren. Sie zeigen, wie sich Frauen mitunter auf der Grundlage unzureichender Informationen für oder gegen eine vorgeburtliche Diagnostik entscheiden.

Aber auch mit dem Wissen über Durchführung und Risiken dieser Methode fällt die Entscheidung nicht unbedingt leichter. Aus den zahlreichen Gesprächen mit Frauen weiß ich, wie sie sich oftmals hin- und hergerissen fühlen zwischen Ängsten und eigenen Sehnsüchten, gesellschaftlichen Erwartungen und leiblicher Identität.

Alle Ideen von dem heilen, möglicherweise auch perfekten Kind machen manchmal vergessen, daß das Kontrollieren der Qualität des Fötus nur über und durch den weiblichen Körper möglich ist: Schwangere Frauen bürgen mit ihrem Leib für dieses »Kind im Bauch«, sie bangen und hoffen; sie sind es, die möglicherweise gezwungen sind, ihr »Wunschkind« tot zu gebären, und sie sind es auch, die mit Tränen und Verzweiflung eine solche Trennung verarbeiten müssen.

Auch ich wurde mit der Frage für oder gegen eine Fruchtwasseruntersuchung konfrontiert: In der Schwangerschaft mit meinem zweiten Kind – ich war damals gerade 35 – mußte ich beim Gynäkologen unterschreiben, daß ich auf diese Untersuchung verzichten will und selbst das Risiko trage, falls das Kind behindert auf die Welt kommen sollte. Was als scheinbar freiwillige Serviceleistung angeboten wird, gerät so unterderhand, zumindest ab einem bestimmten Alter, zur Routineuntersuchung. Frauen geraten dabei mehr und mehr unter Rechtfertigungsdruck.

Immer wieder fragen mich schwangere Frauen, was ich ihnen denn empfehlen würde. Es ist schwierig, in dieser Frage zu raten, da die Konsequenz der Entscheidung jede Frau alleine oder im günstigen Falle das Paar gemeinsam zu tragen hat. Aber Frauen und ihre Partner können diese Entscheidung reflektiert treffen. Dieses Buch will die Grundlage für eine solche Entscheidung schaffen. Und es will eine öffentliche Diskussion zu diesem Thema anregen, denn Frauen werden Entscheidungen »privat« aufgebürdet, die nur im gesellschaftlichen Kontext zu lösen sind.

Technologische Neuerungen und das fragmentarische Wissen um genetische Zusammenhänge haben in den letzten zwei Jahrzehnten Zeugung, Schwangerschaft und Geburt zunehmend unter Kategorien von Plan- und Machbarkeit gestellt. Im Teil 1 dieses Buches gebe ich einen Überblick über das moderne Management des »Kindermachens«. Weiter zeige ich, wie die Medizin die »anderen Umstände« einer Schwangerschaft in einen risikoreichen, fast krankhaften Zustand umgedeutet hat und so jede ärztliche Kontrolle rechtfertigt. Im »Medizinischen Tanz ums fötale Gen« (Teil 2) würdige ich das Comeback der deutschen Humangenetiker und skizziere medizinische Methoden, Risiken und Ergebnisse vorgeburtlicher Diagnostik. Im Teil 3 widme ich mich betroffenen Frauen (und einem Mann). Neun Porträts zeigen die Konflikte, die die modernen Methoden vorgeburtlicher Diagnostik in Schwangerschaften tragen, unabhängig davon, ob sich die einzelne dafür oder dagegen entscheidet. Der letzte Teil ist den kritischen Ansichten und widerständigen Perspektiven gewidmet. Anne Waldschmidt, beheimatatet in der »Krüppelbewegung«, skizziert ihre Kritik an der Humangenetik, während Anna Dorothea Brockmann in ihrem Beitrag den feministischen Begriff der »Selbstbestimmung« vor dem Hintergrund vorgeburtlicher Diagnostik reflektiert. Zum Schluß stelle ich das Konzept der Bremer »Initiativgruppe Pränataldiagnostik« vor, die einen »Raum für reflektierte Entscheidungen« in der Schwangerschaft schaffen will.

Bremen, im Mai 1990

Teil 1
Schwangerschaften
im Zeitgeist

Kindermachen
Eine Einführung

»Endlich haben wir Licht in das Dunkel des weiblichen Gebärapparates gebracht«, verkündete stolz vor einigen Jahren ein führender deutscher Reproduktionstechniker in der Tagesschau.[1]

Tatsächlich blieb bis vor wenigen Jahren der Beginn des Lebens und seine Entwicklung bis zur Menschwerdung dem Auge verschlossen und damit auch dem Zugriff einer sezierenden Naturwissenchaft. Noch als ich aufwuchs – das war in den 50er und 60er Jahren –, existierten keine konkreten Bilder, weder von sich entwickelnden Embryonen noch von der menschlichen Befruchtung. Was wir kannten, waren schwangere Frauen und die Phantasien, die sich verschämt oder weniger verschämt um ihren immer dicker werdenden Bauch rankten, aus dem irgendwann ihr Kind herausschlüpfen würde. Das in der Gebärmutter entstehende Kind schien untrennbar mit dem Körper seiner Mutter verwoben zu sein, nicht lebensfähig ohne sie.

Das erste konkrete Bild, das mir von einem Embryo zugetragen worden ist, war das Foto eines zerstörten Embryos, oder besser gesagt, die großformatige bunte Abbildung einzelner Embryonalteile. Ich erinnere mich noch an den Schock und die Verzweiflung, die dieses Bild bei mir auslöste. Das war auch der Sinn und Zweck der Kampagne, die die amerikanische Gruppierung »Recht auf Leben« initiiert hatte, um gegen Schwangerschaftsabbrüche zu polemisieren. Zu dieser Zeit, Ende der 60er Jahre, waren im wesentlichen noch alle Vorstellungen von der menschlichen Entwicklung im Mutterleib abgeleitet von toten Föten, die nach einem Schwangerschaftsabbruch oder einer Fehlgeburt zur Verfügung standen. Wenige Jahre später – mit der Entwicklung der endoskopischen Techniken und des Ultraschalls – hielten Wissenschaftler erstmals den Werdegang eines Fötus im Mutterleib in Bildern fest. Angefangen von der Verschmelzung der Ei- und der Samenzelle über die Ausbildung der einzelnen Organe bis hin zur Geburt, war zumindest die körperliche Menschwerdung für das Auge nachvollziehbar geworden. Eine an sich aufregende Erkenntnis, die allerdings weitreichende problematische Folgen nach sich zog. Eine strukturelle Veränderung von Zeugung, Schwangerschaft, aber auch Mutterschaft ist dadurch eingeleitet worden.

Das sich im Dunkel der Leibeshöhle entwickelnde Kind war plötzlich seiner schützenden Umgebung entrissen und zum Objekt öffentlicher Schaulust gemacht: »Heute gibt es den Fötus auch schon auf der Autobahn. Auf sieben mal fünf Meter Plakatfläche stellt er sich als ›ein Leben‹ vor«[2], schreibt die Historikerin Barbara Duden.

Mit dem Bild, das sich jedermann/jedefrau von den Entwicklungsstadien zum menschlichen Leben machen konnte, wurde der »öffentliche Fötus« etabliert, eine scheinbar unabhängige »Person«, die, so wird vielfach nahegelegt, nicht nur eigenständig existieren, sondern sich auch ohne die Frau entwickeln kann. Die Beziehung zwischen Schwangerer und dem in ihr wachsenden Kind ist ausgeblendet; sie verschließt sich der Abbildung im Ultraschall. Für wahr wird genommen, was zu sehen ist, und das ist ein Abstraktum, das sich für eigene Zwecke jederzeit benutzen läßt: Je nachdem wird dann nüchtern-naturwissenchaftlich vom »Zellhaufen«, »Prä-Embryo«, »Embryo«, »Fötus« gesprochen, oder es wird fundamental-dogmatisch als »Leben« betitelt. Jede Bezeichnung deutet das eigene Interesse an: »Prä-Embryo« ist eine »begriffliche Zeugung« von Wissenschaftlern, um Experimente an frühen Embryonen zu rechtfertigen, dem »Embryo« und »Fötus« gehört das besondere Interesse der Gynäkologie und zunehmend der Humangenetik, das »Leben« ermöglicht militanten Abtreibungsgegnern, statt von Schwangerschaftsabbruch von »Tötung« zu sprechen und damit Frauen erpreßbar zu machen. Ginge es nach ihnen, dann würde die alte Redewendung, »eine Frau schenkt einem Kind das Leben«, nicht mehr gelten.

Auflösung der Lebenseinheit von Schwangerer und Fötus

So unterschiedlich die Auffassung von »Lebensschützern« und Protagonisten moderner Wissenschaft auch sein mag, in einem vermutlich entscheidenden Punkt treffen sie sich: Beide leugnen die symbiotische Verbindung, die die Frau in einer Schwangerschaft eingeht – ob sie es will oder nicht. Und sie vernachlässigen, daß der Mensch bereits in seinen ersten Anfängen eine Beziehung braucht, die ihn trägt und ihm hilft, sich zu entwikkeln. Über die Qualität dieser Beziehung bestimmt nicht zuletzt die Einigung, die eine schwangere Frau mit sich selbst über das werdende Leben in ihr und über ihre zukünftige Rolle als Mutter findet. Sicherlich wird diese Einigung beeinflußt vom kulturellen und auch individuellen Kontext einer Frau. Aber letztendlich ist es ein Zwiegespräch der schwangeren Frau mit sich selbst, möglicherweise auch mit der Seele der sich entwikkelnden Leibesfrucht. Weder Gesetzgeber noch Ärzte, noch potentielle Väter haben über dieses besondere Verhältnis einer Frau zu ihrer Schwangerschaft zu urteilen. Beziehung läßt sich nicht erzwingen, auch nicht im Zeitalter, in dem alles machbar, alles beliebig herstellbar erscheinen mag.

Beim Schreiben kommt mir die Frage in den Sinn, welche Bezeichnungen eine schwangere Frau für ihren Zustand als angemessen empfindet. Ist es der neutrale »Fötus« oder die blumig-altmodische »Leibesfrucht« oder vielleicht schon die »kleine Anna« oder der »ungeduldige Max«? Eigentlich kenne ich keinen Begriff, der dem besonderen Verhältnis in der Schwangerschaft gerecht werden könnte. Schwangere Frauen reden meist von »ihrem Kind«, selbst die, die »ihr Kind« durch eine Fehl- oder Totgeburt verloren haben. Ich selbst habe in meinen Schwangerschaften »von dem Kind in meinem Bauch« gesprochen, manchmal auch zärtlich »vom Baby, das Purzelbäume schlägt oder rülpst«. Von einem Fötus zu reden, hätte mich sehr befremdet. Zu einem Fötus kann ich keine Beziehung aufnehmen, für ihn stricke ich weder Babyjäckchen, noch kaufe ich einen Stubenwagen; der Fötus gehört der Überwachung und Kontrolle durch die Medizin. Daß diese Begrifflichkeit auch in Frauenkreisen durch die Diskussionen um den § 218 in Mode gekommen ist, zeigt die gedankliche Anpassung an diejenigen, zu deren Geschäft es gehört, die besondere Beziehung in der Schwangerschaft zu leugnen. Begriffe wie Fötus und Embryo drücken Distanz oder Abwehr aus. »Mein Kind« bedeutet im Munde einer Schwangeren auch weniger ein Kind aus Fleisch und Blut, als vielmehr die Beziehung oder Bindung, die Wünsche und Vorstellungen, die sich mit dem eigenen, dikker werdenden Bauch verbinden. »Es« braucht in der Regel neun Monate der Entwicklung im Leib der Frau und muß von ihr geboren werden, um als Mensch leben zu können.

»Seit Beginn der 60er Jahre ist der intra-uterine Raum auf eine seinerzeit unvorstellbare Weise vielfältig und dazu außerordentlich rasch medizinisch erschlossen worden«,[3] schwärmte vor kurzem Erich Saling, einer der führenden deutschen Gynäkologen. Und tatsächlich: Die Medizin hat in den letzten Jahren nicht nur den Embryo definiert, sondern sich auch seiner bemächtigt. Die technisch-wissenschaftliche Entwicklung der letzten 20 Jahre hat der Gynäkologie zu einer »neuen« Klientel verholfen: den intra-uterinen Patienten. Parallel zu dieser Entwicklung wurde die schwangere Frau mehr und mehr anonymisiert, zum mütterlichen Umfeld abgewertet, austauschbar und vielleicht irgendwann durch Maschinen ersetzbar. Dies wäre, folgt man der Logik einer solchen Wissenschaft, durchaus im Sinne des Fötus, denn dieses müttliche Umfeld wird mit zunehmender Durchleuchtung »zu einem höchst risikoreichen Ort, einer geradezu gefährlichen Umgebung für den Embryo umgedeutet«.[4]

Von der Zeugung zur Er-Zeugung

Wissenschaft begnügt sich vielfach nicht mit Bildern. Sie will eingreifen, gestalten, manipulieren. Mit der Geburt des ersten Retortenbabys Ende der 70er Jahre wurde die Zeugung menschlichen Lebens selbst zum erstenmal unter Kategorien von technischer Machbarkeit und Planbarkeit gestellt. Die Gentechnologie und die rasant zunehmende Entschlüsselung des menschlichen Genoms entwickelten sich parallel zur Reproduktionstechnik und eilten denjenigen zu Hilfe, die das Retortenbaby marktschreierisch feilbieten: »Retortenbabys sind gesünder und intelligenter«, ließ dann auch der australische Repro-Pionier Carl Wood verlauten.

Obwohl von den Fortpflanzungsmedizinern öffentlich als Routinebehandlung ausgegeben, ist die Befruchtung außerhalb des Mutterleibes weltweit bislang wenig erfolgreich. Abgesehen von dem Schaden, den Frauen durch die Eingriffe an Leib und Seele nehmen können, führt selbst in renommierten Kliniken nicht einmal jeder zehnte Befruchtungsversuch zu einem erwünschten Kind.[5] Eine australische Studie vergleicht die Wahrscheinlichkeit, trotz Spirale schwanger zu werden, mit der Chance, nach einer Reagenzglasbefruchtung ein gesundes Kind zu gebären.[6] Nach und nach dringt an die Öffentlichkeit, daß mit Hilfe von Fortpflanzungsmedizinern erzeugte Kinder gehäuft krank auf die Welt kommen. Nach einer australischen Studie leiden die Neugeborenen vielfach an offenem Rücken, Chromosomenschäden und Störungen des Herz-Kreislauf-Systems.[7] Vermutlich werden diese Schäden durch die starken Hormongaben zur Stimulierung der Eierstöcke verursacht. In der BRD wird eine erhöhte Fehlbildungsrate von im Reagenzglas gezeugten Kindern bislang abgestritten; eingeräumt wird allerdings eine hohe Anzahl von Fehlgeburten aufgrund von Schädigungen des Fötus. Wieso dieser Unterschied zu Australien? Werden hierzulande gehäuft Schwangerschaftsabbrüche nach Reagenzglasbefruchtungen aufgrund von Fehlbildungen vorgenommen? Immerhin veranlassen auch hierzulande Ärzte Frauen vielfach, nach einer In-vitro-Fertilisation eine Fruchtwasseruntersuchung in der 16. Schwangerschaftswoche durchführen zu lassen, um so chromosonal geschädigte Kinder durch den Abbruch der Schwangerschaft verhindern zu können.

Allerdings wird zur Zeit weltweit an effektiveren Möglichkeiten der Auslese fehlerhafter Embryonen gearbeitet. Neben der verbissen betriebenen weiteren Entschlüsselung des Erbgutes experimentieren Forscher mit der »Embryobiopsie«, einer Methode aus der Rinderzucht, die jetzt auch beim menschlichen Embryo Anwendung finden soll. Danach wird im Achtzell- oder Sechzehnzell-Stadium eine Zelle herausgenommen, um diese auf ihre genetischen Qualitäten zu untersuchen. Durch die Diagnostik wird die Zelle verbraucht. Währenddessen wartet der übrige Embryo im Gefrierschrank, ob die Diagnose günstig ausgefallen ist oder nicht. Wenn ja, wird der Restembryo aufgetaut und in die Gebärmutter der Frau transferiert, wenn nicht, wird er in den Ausguß gekippt oder für die Forschung freigegeben. Dies wäre eine »saubere« Lösung, ein Schwangerschaftsabbruch erübrigt sich. Erbleiden könnten, nach Ansicht von Humangenetikern, auf diesem Weg sogar ein für allemal ausradiert werden. Die mit großen ethischen Bedenken etikettierte Keimbahntherapie könnte damit unterlaufen bzw. uninteressant werden.

Geht es den Reproduktionstechnikern bislang vor allem um das Know-how der Kindererzeugung, zielen die gentechnischen Anstrengungen auf die Qualität des Nachwuchses. Im Zusammenwirken von Gentechnik, Reproduktionstechnik und der dazu notwendigen Forschung an Embryonen gewinnen die modernen Fortpflanzungstechnologien ihre Brisanz. Wer vermag schon den frühen Embryo vor Aussonderung oder gar genetischen Manipulationen zu schützen, wenn er vielbeachtet und trotzdem beziehungslos in der Petrischale liegt? Aber auch die ganz »normalen« Schwangerschaften werden zunehmend von Ideen der Plan- und Machbarkeit des Nachwuchses beherrscht. Dabei spielt der genetisch orientierte Check-up des Ungeborenen – wie ich in diesem Buch zeigen werde – eine zunehmend wichtige Rolle.

»Prädikation« und »Prävention«, »Voraussage« und »Vorbeugen«, möglichst bis in den Mutterleib hinein, das sind die Gebote der modernen Zeit – für die jetzt die wissenschaftlichen Voraussetzungen geschaffen werden. Ein amerikanisch-japanisches Milliardenprojekt hat sich bis zur Jahrtausendwende die Sequenzierung und Entschlüsselung der menschlichen Erbsubstanz vorgenommen. Amerikanische Forscher streben ein Copyright für Gene an, d. h., jeder, der die Gendatei nutzt, muß ein Entgelt an die Urheber bezahlen. Die Sequenzierung der Gene ist die Voraussetzung für lukrative Geschäfte. Schon heute kommen immer mehr kommerziell hergestellte Markergene und biochemische Tests auf den Markt, die mögliche Abweichungen in der Genstruktur feststellen können. Sie kommen auch in der vorgeburtlichen Diagnostik zunehmend zur Anwendung. Das große Geld hofft man mit Untersuchungen zur Ermittlung der Prädisposition einzelner Menschen für schwere Erkrankungen wie Herzleiden oder Krebs verdienen zu können. Genau dieses Geschäft will sich die Europäische Gemeinschaft nicht entgehen lassen. Mit ihrem Forschungsprogramm »Prädiktiv-Medizin«, zu deutsch »Voraussagende Medizin«, will sie veranwortliche Gene für heutige Volkskrankheiten wie Diabetes, Krebs, Autoimmunkrankheiten, Herzkranzgefäßerkrankungen oder Psychosen identifizieren. Statt umweltbedingte Risikofaktoren auszuschalten, hoffen die Wissenschaftsmanager, durch das Wissen um genetische Dispositionen »stark gefährdete Personen vor Krankheiten zu schützen, für die sie von der genetischen Struktur her äußerst anfällig sind, und gegebenenfalls die Weitergabe der genetischen Disponiertheit an die folgende Generation zu verhindern«. Dieses Projekt stieß in der Bundesrepublik auf heftige Kritik und wurde vorläufig auf Eis gelegt.[8]

Vieles mag noch wie Zukunftsmusik klingen; trotzdem prägt genetisches Wissen bereits unser Fortpflanzungsgebaren mehr, als wir wahrhaben wollen. Fruchtwasseruntersuchung und Chorionzottenbiopsie als übliche Methoden vorgeburtlicher Diagnostik haben sich innerhalb weniger Jahre zur Routineuntersuchung in der Schwangerenvorsorge, zumindest von Frauen über 35, entwickelt. Heute ist die Diagnostik der fötalen Zellen noch auf die Grobstruktur der Chromosomen gerichtet. Vermutlich werden aber zunehmend mehr Gentests in den nächsten Jahren marktreif, und schwangere Frauen und ihre Partner werden versucht sein, ihren Sehnsüchten nach dem perfekten Kind nachzugeben. Bereits heute haben schwangere Frauen ihr Bewußtsein und ihren Leib für die Möglichkeiten eines genetischen Zeitalters zu öffnen begonnen.

Die Einführung genetisch orientierter Diagnostik in die Schwangerschaft geschah weitgehend abseits von Phantasien, die sich in der Öffentlichkeit um den Begriff der Gentechnik ranken. Kein spektakulärer Homunculus lehrte uns das Fürchten, noch hielt uns ein Millionär in Atem, der sich in hundertfacher Ausfertigung hat kopieren lassen. Die Entwicklungen verliefen subtiler und ambivalenter. Wer in erster Linie nach (männlichen) Drahtziehern, Terror und staatlichem Zwang Ausschau hält, übersieht die alltägliche Praxis, die sich dagegen nicht nur harmlos ausnimmt, sondern, zumindest kurzfristig gesehen, auch neue Entscheidungsspielräume für die einzelne Frau oder den einzelnen Mann eröffnet. Tückisch ist diese Technik da, wo sie auf persönliche Wunschbilder trifft, gekoppelt mit gesellschaftlichen Normvorstellungen, die diese Wunschbilder immer wieder neu und in anderen Variationen reproduzieren.

Ganz offensichtlich wird es, wenn es um Planung und Planbarkeit unseres Nachwuchses geht, wo Erzeugung, statt Zeugung, wo Kontrollieren und Werten statt Wachsenlassen im Mittelpunkt stehen. Natürlich fallen uns als erstes immer wieder die Retortenkinder ein, aber es geht auch um das im geschlechtlichen Verkehr gezeugte Kind, um die übliche Schwangerschaft und die regelrechte Vorsorge. Mit Hilfe vorgeburtlicher Diagnoseverfahren erfährt das im geschlechtlichen Verkehr gezeugte Kind bereits im Mutterleib eine konkrete Individualität: Im Ultraschall erkennen wir Hände und Beine, Kopf und Wirbelsäule, die Fruchtwasseruntersuchung sagt uns, ob es ein Junge oder ein Mädchen ist, stellt fest, ob es durch diese oder jene genetische Normabweichung geprägt ist, und legt uns die Entscheidung nahe, ob es sich überhaupt lohnt, dieses *bestimmte* Kind auf die Welt zu bringen oder nicht. Nicht selten wird diese Haltung mit der Hoffnung verknüpft, beim nächsten Versuch etwas »Besseres« zustande zu bringen.

Egal wie praktikabel Fortpflanungsmedizin, Gentechnik und vorgeburtliche genetische Check-ups auch letztendlich sein werden – ihre versteckte Botschaft hat bereits Spuren in unserem Bewußtsein hinterlassen. Sie macht glauben, daß Wissenschaftler und Ärzte den integrativen Prozeß von Zeugung, Schwangerschaft und Geburt im Griff haben. Sie reduziert den lebendigen Prozeß einer Schwangerschaft zum chemischen Vorgang, erklärt die schwangeren Frauen zum mütterlichen Umfeld, Föten zum Produkt. Der Leib der Frau, der bislang die Identität des Ungeborenen vor den Zugriffen von außen geschützt hat, wird zum gefährlichen Ort umgedeutet, während gleichzeitig der lebende Embryo zum vielfachen Objekt der wissenschaftlichen Begierde wird.

Diese Entwicklungen werden das Bewußtsein vom Kinderkriegen, aber auch de facto Zeugung, Schwangerschaft und Geburt nächster Generationen wesentlich beeinflussen. Es liegt nicht zuletzt an uns Frauen, die wir die Nutzerinnen und, wie wir häufig irrtümlicherweise glauben, auch die Nutznießerinnen dieser Technik sind, ob wir diesen Entwicklungen folgen.

Von Schwangerschaft, Geburt und anderen Komplikationen

Von den ganz »normalen« Kindern sei jetzt die Rede, von denen, die lustvoll oder mit Unlust, im gemeinsamen Bett oder anderswo, absichtlich oder unabsichtlich von einer Frau und einem Mann gezeugt worden sind. Es ist die Rede von normalen Schwangerschaften und der normalen Schwangerschaftsvorsorge. Denn auch dort hat inzwischen die Ideologie der Machbarkeit die Vorstellung von Wachsen- und Gedeihenlassen und dem natürlichen Fortgang einer Schwangerschaft und einer Geburt mehr und mehr verdrängt. Dabei geht es mir weniger um das Alltagsarrangement, das jede Schwangere mit ihrem Hausgynäkologen trifft, ob sie ihn freundlich, zuvorkommend oder autoritär-verunsichernd empfindet. Vielmehr konzentriere ich mich auf die Struktur moderner Schwangerenvorsorge und Geburtshilfe. Denn sie nimmt im Prozeß der Schwangerschaft und Geburt die medizinische Überwachung der Schwangeren und des Fötus wichtiger als ihre Begleitung und Unterstützung.

Schwangerschaft bedeutet immer Veränderung von Körper *und* Seele. Vor allem beim ersten Kind ist es eine Zeit des inneren Umbruchs und der Suche nach neuer Identität. Es ist eine Zeit, in der sich Freude, Unsicherheit und Angst vor dem, was auf einen zukommen mag, abwechseln. Es ist eine Zeit der Auseinandersetzung mit der eigenen Biographie und der Suche nach der eigenen (guten) Mutter. Es ist eine Zeit, in der Frauen aus der Normalität heraustreten und eines verständnisvollen und unterstützenden Umfelds bedürfen.

Gesellschaftliche Strukturen, die auch die gängige Medizin prägen, ignorieren diese Wünsche und Ängste der schwangeren Frau. Sie geben ihr nicht den Schonraum, dessen sie bedarf, es sei denn, sie nimmt gesellschaftliche Isolation mit in Kauf. Wo sie das einfühlende Gespräch braucht, winken die Apparate. Sie soll am Laufen gehalten werden wie eine Maschine, deren Funktionen der Gynäkologe kennt und die er notfalls wie ein Mechaniker reparieren kann. Nach neun Monaten wird ein fehlerfreies Produkt erwartet.

Schwangersein heißt Wachsen und Wachsenlassen – Prozesse, die, wie alles andere Lebendige auch, Unberechenbares beinhalten. In solch einer Situation lockt die herkömmliche Medizin mit ihrem Versprechen, Sicherheit zu garantieren. Sich ihr als Schwangere unterzuordnen oder gar auszuliefern, bedeutet, an dieser Illusion von Macht und Machbarkeit teilzunehmen, wenn auch nur als Objekt. Nur wenn wir diesen Machbarkeitswahn auch in uns selbst erkennen, können wir dieses Bündnis mit der Institution Medizin aufkündigen. Damit entlassen wir die herkömmliche Medizin in einen längst fälligen Prozeß des Nachdenkens und schenken uns einen anderen Umgang mit unseren körperlich-seelischen Möglichkeiten und Kräften, die in Schwangerschaften und bei Geburten auf einzigartige Weise mobilisiert werden können.

Schwangerschaft als kultureller Anachronismus

Die Hebamme lachte, als ich sie anrief und um Literaturtips zum Thema Schwangerschaft und Geburt bat. »Lassen Sie es sich gutgehen, darüber freut sich ihr Kind am meisten«, sagte sie und vereinbarte mit mir einen Termin, an dem sie mich zu Hause besuchen wollte. Ich war damals in der 8. Woche schwanger und konnte mir einfach nicht vorstellen, daß da ein Kind in mir heranwuchs ohne mein Zutun, aber auch ohne die Möglichkeit direkter Kontrolle. Ich hatte, wenn nicht gerade Angst, so doch große Bedenken vor dem, was auf mich zukommen würde. Meine Vorstellungen von Schwangerschaft und Geburt schwankten zwischen dem Bild einer hochschwangeren Frau, die selbstbewußt und fröhlich mit dem Fahrrad durch die Gegend kutschiert, und der Schwangeren, der alles zuviel ist, die unter ihrer Last stöhnt, sich von einem Arzttermin zum anderen rettet, bei der diese und jene Untersuchung gemacht wird und die dann im 8. Monat ins Krankenhaus eingeliefert wird, weil die Gebärmutter das Kind nicht mehr ausreichend versorgt. So schwankte ich zwischen Vorstellungen, wie eine »moderne« Frau Schwangerschaft und Geburt erleben sollte, vermittelt durch Bücher und Zeitschriften, und Horrorgeschichten, die mich schon von Kind an begleitet haben. Ich vernahm wieder die Stimme des Pfarrers meiner frühen Schulzeit, der uns Mädchen predigte: »Ich will dir Schmerzen schaffen, wenn du schwanger bist, und unter Schmerzen sollst du gebären«, ein Satz, der sich drohend über mir aufzurichten begann, ein Fluch, der mich mit den Generationen meiner Mutter, Großmütter und Urgroßmütter zu verbinden schien.

Natürlich wußte ich, daß ich nicht so gefährdet bin wie meine Urgroßmütter, die beide um die Jahrhundertwende nach der Geburt ihres achten bzw. zehnten Kindes starben. Immerhin bewegt sich die Müttersterblichkeit inzwischen auf Null[9], während noch im letzten Jahrhundert Schätzungen zufolge jede vierte Frau im gebärfähigen Alter im Kindbett oder unter der Geburt starb.[10] Vor allem bessere Lebensbedingungen von Frauen, hygienischere Verhältnisse, die Entdeckung von Sulfonamiden zur Behandlung von Infektionen und die Möglichkeiten des Kaiserschnitts bei schwierigen Kindslagen hatten zu einer stetigen Verringerung der Müttersterblichkeit in diesem Jahrhundert geführt. Die moderne technisierte Geburtsmedizin hingegen, die in den 60er Jahren mehr und mehr die Kreißsäle erreichte, senkte die Zahl der Frauen, die bei der Geburt starben, nur noch unwesentlich. Die Medikalisierung der Schwangerschaft und Geburt hatte auch weniger die Wöchnerin im Sinn als den Fötus, den es mit Hilfe technischer Hochrüstung unter allen Umständen zu retten galt. Diese Tendenzen haben zu einem rapiden Anstieg der Kaiserschnitte geführt, was in den letzten Jahren die Müttersterblichkeit wieder leicht ansteigen ließ.[11]

Doch trotz der Segnungen moderner Geburtshilfe und der relativ hohen Sicherheit, die öffentlich immer propagiert wird, hörte ich allerorten Frauen von traumatischen Erfahrungen erzählen, von komplizierten Geburten und schwierigen Schwangerschaften, von Ärzten, die dies und jenes nicht rechtzeitig erkannt hatten, von Schmerz, Selbstaufgabe und Tod. Inzwischen, mit der Erfahrung der Geburten meiner Kinder, frage ich mich, warum gerade unter Frauen so viel von schweren Schwangerschaften und Geburten und so wenig von tiefen Schwangerschafts- und Geburtserlebnissen die Rede ist. Ist es die Betonung weiblicher Aufopferung, das Wichtig-genommenwerden-Wollen in seinem Schmerz oder das gesellschaftliche Tabu eines kraftvollen weiblichen Aktes, was Komplikationen zur Sensation stilisiert, um dabei die wirkliche Sensation, das Ausbilden dieser einmaligen körperlich-seelischen Symbiose bis hin zur exzeßhaften Loslösung in der Geburt, vergessen zu machen? »Generationen von Frauen bis heute bleiben mit ihren Erfahrungen allein, konnten sie nicht verarbeiten und deshalb am Schicksal anderer Frauen nicht wirklich teilnehmen, weil sie sonst wieder auf ihr Eigenstes gestoßen wären... Die Botschaft geht weiter an die Töchter, die auf diese Weise die einsame Furcht lernen und die Muster ausbilden, die mitbeteiligt sind an ihrer eigenen Art zu gebären«,[12] so die Schweizer Psychotherapeutin Irene Kummer, selbst Mutter zweier Kinder.

Die ohnmächtige Botschaft meiner Geschlechtsgenossinnen, diese häufig stereotyp erzählten Leidensgeschichten machten es mir anfangs schwer, eine natürliche Einstellung zu meinem sich verändernden Körper zu finden. Zumal Ängste, Zweifel, Ambivalenzen, Phantasien, Gefühle, die zu jeder Schwangerschaft gehören, kaum gesprächsfähiges Thema waren. Im nachhinein denke ich, daß diese vielfach unverarbeiteten Horrorerzählungen bei mir auf fruchtbaren Boden fallen konnten, da ich bei der Geburt meines ersten Kindes sehr verunsichert war, nicht wußte, was auf mich zukommen würde und um meine berufliche Entwicklung und meine finanzielle Autonomie fürchtete. Viele dieser Sorgen suchten sich Raum in Ängsten vor körperlichen Komplikationen und in der Furcht, mit dem Kind könnte nicht alles in Ordnung sein. Wie viele Frauen war auch ich anfangs erschrocken, daß in mir ein eigenständiges Wesen heranwuchs, was sich meiner rationalen Kontrolle weitgehend entzog – hatte ich doch mühsam gelernt, vernunftgeleitet und kontrollierend mit meinem Leben umzugehen.

Fertige Säuglinge sind (noch) nicht im Supermarkt zu haben, und Schwangerschaften sind mehr als ein »bißchen Chemie«. Schwangerschaft ist ein integrativer Prozeß, eine sensible Verbindung von hormonell gesteuerten Vorgängen, seelischen Befindlichkeiten und lebensgeschichtlichen Gegebenheiten. In den neun Monaten wächst nicht nur ein Fötus zu einem Kind heran, das geboren werden will, sondern es entwickelt sich auch die Frau zur Mutter, mit allen Widersprüchlichkeiten, die dieser Prozeß heute vielfach in sich birgt. Denn Kinderkriegen ist vom körperlichen Risiko mehr und mehr zum sozialen Risiko für die Mutter geworden: Sie muß um ihr häufig hart erkämpftes »Stück eigenes Leben« bangen, um ihre berufliche Perspektive und nicht zuletzt um ihre finanzielle Unabhängigkeit und langfristige ökonomische Absicherung.

Das Bild der glücklichen Schwangeren, die ihren Bauch liebevoll streichelt, entpuppt sich schnell als ein Klischee, unter dessen Oberfläche sich unverblümt das gesellschaftlich weit verbreitete Unverständnis gegenüber Schwangeren und später gegenüber Müttern zeigt. Denn ist auch der Prozeß der Schwangerschaft eine individuelle Erfahrung, so ist doch die Wahrnehmung der körperlichen und seelischen Veränderungen durch die Frau weitgehend kulturell bestimmt. Davon hängt es letztendlich auch ab, ob sie die körperlichen und seelischen Erfahrungen dieser Zeit als abenteuerlich und bereichernd wahrnimmt oder als unangenehm und beängstigend, ob Schwangerschaft für sie nicht nur eine Zeit des unnützen Wartens ist, sondern vor allem eine Zeit des Wachsens.

Die sinnliche Lust, fruchtbar zu sein, die Erfahrung, leiblich *und* kreativ gleichzeitig zu (er)leben, sind Phänomene, die sich in unserer Zeit gegenseitig auszuschließen scheinen. »Alles, was leiblich war, erinnert an das Geborensein, an die Mutter«,[13] schreibt die Philosophin Annegret Stopczyk und hält die Tabuisierung der Mutterschaft für eine Voraussetzung zur »Entdekkung der Vernunft«. Doch Schwangerschaft und Mutterschaft als ausschließlich weibliche Erfahrungsweise wurden in den letzten Jahrzehnten auch von Feministinnen diskreditiert. Sie fürchteten zu Recht, daß Frauen von der männlichen Norm weiterhin auf Schwangerschaft und Mutterschaft als einzige Lebenserfüllung reduziert werden, und ignorierten damit selbst die Erfahrungen weiblicher Stärke, die mit Schwangerschaft und Geburt verbunden sein können. Im Grunde antizipierten sie die männliche Sicht von Schwangerschaft und Geburt, die in diesem Prozeß nichts als Qualen, Schmerzen und Ausgeliefertsein sieht. Vielleicht ist die Diskriminierung der Fähigkeit zum Schwangersein der männliche Versuch, das eigene körperliche Defizit auszugleichen. Im modernen Sprachgebrauch wird diese männliche Sichtweise in scheinbar objektive medizinische Begriffe gekleidet, in Risikofaktoren und Komplikationen, die jede Überwachung und Kontrolle rechtfertigen. Sicherlich prägt diese kulturelle Haltung auch die Gefühle, die Frauen zu ihrer Schwangerschaft entwickeln. Sie verunsichert, anstatt zum neugierigen Beobachten der eigenen körperlichen Potenzen zu ermutigen, sie normiert und verbietet damit jede erotische Lust, die eigene Fruchtbarkeit auszuleben: Ich erinnere mich an das Gefühl meiner Schwangerschaften, als mein Bauch immer dicker und die Brüste voller wurden, als die kleinen Füße gegen meine Blase traten und meine ganze Bauchwand bebte, wenn das Kind einmal einen Schluckauf hatte. Und das überwältigende Erlebnis der Geburt: ganz aufzugehen in der schmerzhaften Öffnung des Körpers, Sekunden für Ewigkeiten zu halten und Ewigkeiten für Sekunden. Dann das Zutzeln und später das kräftige Saugen an meiner Brust, das mich erlöste von den Spannungen, die die Milchproduktion verursacht.

33jährig und von der Schwangerschaft im ersten Moment überrumpelt und erst im zweiten Moment freudig überrascht, fühlte ich mich nicht nur unvorbereitet, sondern von der Umwelt allein gelassen. Bald bekam ich zu spüren, daß ein dicker Bauch, wohlgemerkt nur ein weiblicher dicker Bauch, nicht ins öffentliche Leben paßt. Auch von Kollegen und Kolleginnen wurde ich mißtrauisch beäugt, war für sie plötzlich nicht mehr einschätzbar, ob ich den Leistungsanforderungen auch in Zukunft gewachsen sein würde. Ich fand nur wenig Verständnis für meinen langsamer gewordenen Lebenstakt. Mit meinem schwangeren Bauch fand ich mich im Widerspruch zu einer gesellschaftlichen Realität, die ich zwar immer kritisiert hatte, von der ich aber jetzt merkte, wie sehr ich sie selbst auch repräsentierte. Ich spreche von einer gesellschaftlichen Wirklichkeit, in der Zweckrationalität, Kontrolle-über-sich-Haben und Funktionieren, um abstrakten Leistungsnormen zu genügen, zu den höchsten Idealen gehören.

Funktionierst du nicht, bist du krank – das ist ein Verständnis vom Körper, das mehr die Maschine zum Vorbild hat als lebendige Prozesse. Oder hat es gar den Mann im Blick, denjenigen, der 365 Tage im Jahr »seinen Mann« steht, so lange, bis er umfällt? Zeichen des Körpers sind dabei tunlichst zu ignorieren, die eigene innere Uhr sollte möglichst schon im Säuglingsalter abgestellt worden sein. Das Maschinenmodell läßt sich auf Frauen, so sehr sie sich auch subjektiv bemühen, nicht so durchgängig anwenden, sind sie doch noch in einen zyklischen Rhythmus eingebunden, der sich nur bedingt willentlich beeinflussen läßt: Selbst die vielbeschworene »moderne Frau« menstruiert und hat dann auch mal über die eine oder andere Unpäßlichkeit zu klagen, auch wenn sie bemüht ist – und das muß man ihr zugute halten –, mit Hilfe von Pillen die Zeit vor, während und nach den Tagen zu überbrücken. Wenn frau nun schwanger wird, ist sie häufig den Leistungsanforderungen noch weniger gewachsen, und der Griff nach der Tablette ist eher gefährlich als entlastend.

Schwangere Frauen funktionieren nur bedingt. Phasenweise ist ihnen übel, oder sie sind müde, das lange Sitzen an der Schreibmaschine oder am Fließband kann zu Rückenschmerzen, das Tragen der schweren Einkaufstaschen zu Bauchziehen und die Hektik im Büro zu frühzeitigen Wehen führen. In unserer Gesellschaft heißt das: »Die schwangere Frau Maier ist nicht mehr so richtig zu gebrauchen«, und weiter: Im Prinzip ist das ganze Geschlecht nicht so richtig verwertbar, deshalb lieber keine Frau einstellen oder mit dem Arbeitsvertrag gleich die Gebärmutter im Glas als Gegenleistung verlangen, wie es kürzlich über einen Chefarzt der Gynäkologie berichtet worden ist.[14]

Frauen neigen dazu, ihre kulturell produzierte Minderwertigkeit auszugleichen, indem sie gerade in der Schwangerschaft den Beweis antreten wollen, daß sie auch als Schwangere voll einsatzfähig sind, sei es, daß sie Angst haben, ihren Arbeitsplatz zu verlieren, von ihrem Partner glauben, nur so anerkannt zu werden, oder befürchten, sich selbst sonst nicht mehr akzeptieren zu können.[15] Diese Anpassung gelingt allerdings oft nicht. »Man versucht zwar, den Alltag wie gewohnt zu bewältigen, merkt aber, daß es ohne Hilfe nicht geht. Gleichwohl will man alles selber machen... das ist schon irgendwie zum Trotz ausgeartet... ich war schon gar nicht mehr ich selbst, und das hat mich zusätzlich genervt«[16], so zitiert die Psychoanalytikerin Marlies Köster-Schlutz eine schwangere Frau, die aufgrund frühzeitiger Wehentätigkeit an ihre Praxis überwiesen wurde.

Der Körper einer schwangeren Frau ist unangepaßter und hellhöriger, auch sinnlicher. Er erscheint der Frau als autonome Instanz, die nicht mehr gewillt ist, der gesellschaftlichen Norm des Funktionierens zu entsprechen. Die innere Uhr kollidiert mit dem Räderwerk einer patriarchalen Leistungsgesellschaft. Schwangere Frauen erfahren so am eigenen Leib, was es heißt, in einer Gesellschaft zu leben, in der weibliche Erfahrungsweisen nicht an sich existieren, sondern definiert sind als die vom männlichen Prinzip abweichenden. »Hierin begründet ist einerseits die gesellschaftliche Sicht, das Weibliche als das Minderwertige zu betrachten. Hierin liegt andererseits aber auch eine Möglichkeit für Frauen, sich einer totalen Verwertung durch die Gesellschaft zu entziehen. Denn weibliche Subjektivität läßt sich nicht völlig unter patriarchale Ordnung subsummieren... Somit sind der schwangere Körper und seine Sinnlichkeit ein Ort, an dem Auseinandersetzungen zwischen individueller Eigenart und kollektiven Normen unausweichlich werden – ein Schauplatz der Anpassung ebenso wie des Widerstands.«[17]

Der Konflikt zwischen gesellschaftlichen Normen und der inneren Uhr kann von schwangeren Frauen als »kulturelle Ausgrenzung« wahrgenommen und als persönliche Desorientierung erlebt werden. Die Frau fühlt sich in der Zwickmühle, denn sie kann auch im Hinblick auf das in ihr wachsende Kind nicht mehr so ohne weiteres über die eigenen Bedürfnisse hinweggehen. Wem soll sie also genügen, den Anforderungen ihrer Umwelt oder den Bedürfnissen des Ungeborenen?

In solchen Zeiten kann das in einem wachsende Kind dann schnell zum Monster werden, zum Vampir, der die werdende Mutter aussaugt: »Wie ein Dieb in der Nacht hast du dich eingeschlichen und meinen Körper, mein Blut und meinen Atem gestohlen. Und jetzt wirst du mir meine ganze Existenz stehlen. Das werde ich dir nicht erlauben.«[18] Oriana Fallaci beschreibt in ihrem »Brief an ein nie geborenes Kind« den Konflikt einer schwangeren Journalistin, die mit Hingabe und Erfolg ihren Beruf ausübt und mit den Ansprüchen, die das noch Ungeborene bereits an die Schwangere stellt, ringt. Begleitet von großer Verzweiflung, verliert sie ihr Kind im 4. Monat. Oriana Fallaci schreibt sich von der Seele, was bei Frauen gerade in der Schwangerschaft aufbricht: das Erlebnis, daß ein Kind im eigenen Körper heranwächst, verbunden mit der Erfahrung von scheinbar »passivem Hervorbringen und Geschehenlassen von Natur«, das in Kollision gerät mit der Vorstellung von aktiver Selbstbestimmung.

Nicht selten versuchen schwangere Frauen unbewußt, diesen Konflikt mit der Bildung von Symptomen, z. B. frühzeitigen Wehen, aufzulösen. Frau darf »krank« sein, mit Erlaubnis des Arztes kann sie aus dem stressigen Alltag aussteigen, ohne daß sie sich dafür schämen müßte. »Also ich habe bemerkt, daß ich eine Blutung hatte, als ich zur Schule ging, damit hätten wir's also, hab' ich da gedacht. Und ich war richtig froh, als der Arzt gesagt hat, ich muß sie jetzt krank schreiben.«[19] Frauen mit Blutungen oder frühzeitigen Wehen, wie die hier zitierte Lehrerin, gelten als »Risikoschwangere«. Frühzeitige Wehen können zu Frühgeburten führen, einem der häufigsten Gründe für die Säuglingssterblichkeit. Die medizinische Behandlung, die Ärzte Risikoschwangeren üblicherweise angedeihen lassen, ist das mechanische Verschließen des Gebärmutterhalses durch eine Naht (Cerclage genannt), das die vorzeitige Öffnung des Muttermunds verhindern soll, und das Verabreichen von Medikamenten mit wehenhemmender Wirkung, deren Nutzen allerdings umstritten ist.[20] Häufig ist dies verbunden mit einem Krankenhausaufenthalt, bei dem die Frau dann ständig liegen muß, an den Cardiotokographen (CTG) angeschlossen wird, um die Wehentätigkeit und die Herztöne des Kindes zu messen, sich ständigen Laborkontrollen zu unterziehen hat und auch ansonsten den Anweisungen des medizinischen Personals ausgeliefert ist. Diese ganze Maschinerie wirkt gerade auf Risikoschwangere noch weiter verunsichernd: Sie umschreiben dieses Ausgeliefertsein als »Bibberpartie«[21], als einen Leistungszwang, dem sie ja paradoxerweise gerade durch ihre Symptombildung unbewußt zu entgehen hofften. Hautnah werden sie mit dem bei uns üblichen Begriff von Gesundheit konfrontiert, hinter dem sich ein Leistungsanspruch verbirgt, der eng verknüpft ist mit der Forderung an die Patientin, sich passiv unterzuordnen. So wiederholt sich auf der Ebene der institutionalisierten Medizin aufs neue der gesellschaftliche Konflikt, der als Auslöser für die frühzeitige Wehentätigkeit angesehen werden kann. Was zur Entlastung von Berufsstreß oder sonstiger Überforderung »gedacht« war, wird zur Belastung durch das medizinische Management.

Kann die von Frauenärzten/innen in den letzten Jahren beobachtete Zunahme frühzeitiger Wehentätigkeit als ein Indikator für eine zunehmende kulturelle Verunsicherung schwangerer Frauen gesehen werden? Steht sie für die Verschärfung des Konflikts zwischen weiblicher Subjektivität und den patriarchalen Verhaltensnormen, die sich in scheinbar objektiven Leistungsanforderungen ausdrücken? Es gibt inzwischen einige Ansätze, diese Störung im Schwangerschaftsverlauf nicht wie üblich durch die klinische Behebung ihrer Symptome zu behandeln, sondern mögliche seelische Ursachen frühzeitig zu erkennen und zu versuchen, sie zu bearbeiten. Ein Beispiel ist die Arbeit einer Frauengesundheitspraxis, in der Frauenärztinnen, Hebammen und eine Psychologin zusammenarbeiten und die gute Erfolge in der Prävention von Frühgeburten hat. Als eines ihrer Prinzipien gilt von vornherein, jede Schwangere darin zu unterstüzen, »die eigenen Bedürfnisse als gesund und wichtig zu begreifen und nicht als den Lebens- und Arbeitsablauf störend«.[22] Voraussetzung für einen solchen Ansatz ist eine Schwangerenvorsorge, die versucht, die Frau während ihrer Schwangerschaft und auch noch danach medizinisch *und* seelisch zu betreuen und sie nicht nur als Lieferantin medizinischer Daten anzusehen.

Eine bewußte Beziehung zum eigenen Körper zu entwickeln und ihn in seiner Veränderung anzunehmen gehört zu den wichtigen Aufgaben in der Schwangerschaft. Über diesen Prozeß entwickelt sich auch die Beziehung zum »Kind« im Bauch. Der Dialog mit sich selbst kann durchwachsen sein mit gefühlsmäßigen Erschütterungen und Ambivalenzen, gegen die es kein medizinisches Wundermittel gibt, aber kollektive Verarbeitungsmöglichkeiten, die in unserer patriarchalen Kultur allerdings völlig verschüttet sind.

In meinen Schwangerschaften war es mir wichtig, mich ein

Stück weit an die Hand genommen zu fühlen und durch den Prozeß der Schwangerschaft und Geburt begleitet, mitunter auch geführt zu werden. Diese Wünsche sind zumindest tendenziell erfüllt worden. Ich war froh, an einen Frauenarzt geraten zu sein, der nicht nur ein Anhänger der natürlichen Geburt war, sondern auch mit einem Kreis von Hebammen eng zusammenarbeitete. Beide begleiteten mich durch die Schwangerschaft, die Hebamme weitgehend allein durch die Stunden bei der Geburt und auch die erste Zeit danach, was mir gerade bei dem ersten Kind half, mit den Anforderungen des Neugeborenen vertrauter zu werden. Ohne das Dogma der modernen Geburtshilfe mit einem neuen Dogma der natürlichen Hausgeburt vertauschen zu wollen, halfen mir Frauenarzt und Hebamme, zu einem aktiven, selbstbestimmten Umgang mit meinem schwangeren Körper zu finden. So konnte ich meine beiden Schwangerschaften und Geburten als bereichernde und abenteuerliche Erfahrungen wahrnehmen, die mir Zonen von vorher nie gekannter Stärke und Vertrauen zu meinem Körper eröffnet haben.

Der rituelle Gang zum Frauenarzt

Der Ratschlag meiner Hebamme, es mir gutgehen zu lassen, in mich zu horchen und meine innere Uhr ernst zu nehmen, ist nicht die heute übliche Weise, mit Schwangeren umzugehen. Denn seit Schwangerschaft und Geburt aus den Händen der Hebammen fast ausschließlich in den Verantwortungsbereich der Gynäkologen übergegangen sind, hat sich auch die Sichtweise verändert. Die »anderen Umstände« wurden mehr und mehr zum »riskanten biologischen Zustand« erklärt, zu einer Komplikation, die von der Medizin unter Kontrolle gehalten werden muß. Und so reproduzieren Mediziner in jeder Schwangerschaft und bei jeder Geburt aufs neue die Gefährlichkeit dieses Zustands, gleichsam, um das medizinische Management zu rechtfertigen.

Die nach dem Risiko fahndende Schwangerenvorsorge bemuttert keine werdenden Mütter. Sie reduziert Schwangere auf ihre körperlichen Funktionen und biologischen Vorgänge. Sie negiert die Schwangerschaft als weiblichen Gestaltungsprozeß, als Ausdruck eines vielschichtigen Beziehungsgeflechts körperlicher und seelischer Elemente. Sie interessiert sich kaum für die fruchtbare Symbiose zwischen schwangerer Frau und dem Ungeborenen. Was zählt, ist nicht Schwangerschaft als persönlicher Weg, sondern einzig und allein das Produkt, das die Frau nach neun Monaten »ausliefert«. Aus diesem Grunde werden schwangere Frauen und ihre Leibesfrüchte auseinanderdividiert, der Fötus unter Beobachtung genommen und die Frau zu einer Apparatur degradiert, die – so wird zumindest vermittelt – nur unter der Aufsicht der Mediziner ordentlich funktionieren kann.

In einer Broschüre für Schwangere liest sich das dann so: »Natürlich ist die Geburt die natürlichste Sache der Welt. Aber ist das ein Grund, die Gesundheit eines ungeborenen Kindes auf die leichte Schulter zu nehmen? Heißt das, getrost wider ärztlichen Rat zu rauchen und zu trinken . . . und uns Ärzte dann um das Leben eines Kindes kämpfen zu lassen, dessen Schicksal uns genauso schmerzt wie die Eltern? Ebenso bedrückt uns, daß viele Frauen zu spät, erst im 4. oder 5. Monat, ihre Vorsorgeuntersuchungen wahrnehmen. Viel häufiger droht diesen Eltern die Geburt eines kranken Kindes . . . wollen Sie das im Ernst riskieren? Ist es denn so schwer, sich vorzustellen, daß ein Kind im Mutterleib erkranken kann und einen Arzt braucht, schneller, als auch die erfahrenste Schwangere es spürt?«[23]

Ärzte als Angstmacher, als Verbreiter von Panik, als solche, die den Schwangeren drohen und sie stigmatisieren, falls sie sich nicht ihrer »Fürsorge« unterordnen. Und Ärzte als scheinbare Garanten für ein gesundes Kind, omnipotent und heldenhaft, jedem Schicksal überlegen, allerdings nur, wenn sich Frauen auch ihrer Fachkompetenz voll und ganz anvertrauen, sprich unterwerfen.

Im Grund hat jeder Mensch, der krank ist, das Bedürfnis, sich anzulehnen. Schwangere Frauen sind nicht krank, aber sie sind erfahrungslos und verunsichert durch ihre »anderen Umstände«. Sie kennen kaum Vorbilder, haben weder Ort noch Gemeinschaft oder Familienverband, die sie auf diese Zeit im Leben vorbereiten. Sie suchen nach Struktur und Orientierung. Sie haben den Wunsch, ihre Freude und ihren Kummer zu teilen, gesehen zu werden mit ihrem täglich wachsenden Bauch. Sie fürchten sich, Fehler zu machen, und begeben sich aus dieser Angst in die Obhut der Medizin. »Sie wollen es richtig machen, aber wissen nicht, wie«, schreibt die Sozialwissenschaftlerin Elisabeth Beck-Gernsheim, »also greifen sie zunehmend zu dem, was gewissermaßen in der modernen Gesellschaft Religion und Tradition ersetzt: die Anweisung von Experten.«[24]

Der Experte für Schwangerschaft und Geburt ist der Gynäkologe, und er scheint die Gesundheit eines Kindes zu garantieren. Seine Hilfsmittel sind technische Messungen und Apparaturen, die die individuelle Befindlichkeit von Frauen oder ihre Körpererfahrungen überflüssig machen. So stellen chemische Tests die Schwangerschaft fest, nach dem Ultraschallbild wird der voraussichtliche Geburtstermin errechnet, und das CTG (Cardiotokograph, zu deutsch Herztonwehenschreiber) alarmiert bei vorzeitigen Wehen. Mit Hilfe seiner Apparatur weiß der Arzt scheinbar immer besser Bescheid als die schwangere Frau selbst, denn er hat die Objektivität der Zahlen auf seiner Seite. Und was ist schon das subjektive Erleben gegen die Stichhaltigkeit von Testergebnissen?

Die Diagnosen in der Schwangerschaft werden häufig nicht im Dialog mit der Schwangeren gestellt. In den Gesprächen, die ich mit Schwangeren und Müttern führte, hörte ich immer wieder von ärztlichen Einschätzungen wie »Risikoschwangere« oder »zu hoher Blutdruck« oder »zuviel Fruchtwasser« oder »zu kleiner Kopfumfang«, die die Frauen dann zu Hause im Mutterpaß meist mit lateinischen Fachausdrücken eingetragen fanden. Entweder hatte der Arzt während der Kontrolluntersuchung darüber kein Wort verloren, oder sie verstanden die Fachtermini nicht und wagten nicht, genauer nachzufragen. Zu mächtig und unnahbar erscheint vielfach der »Doktor«. Anstatt selbstbewußt das Wissen des Arztes zu nutzen, für das Frau schließlich bezahlt und das ihr zusteht, wird noch zu oft vor der ärztlichen (meist männlichen) Autorität gekuscht. Ängstlich und aufgeregt reagieren die schwangeren Frauen auf unklare oder unverständliche Diagnosen, was dann nicht selten zu weiterer Symptombildung, wie frühzeitigen Wehen, führen kann.

Das passive Modell der Schwangerenvorsorge verhindert geradezu, den sich verändernden Körper anzunehmen und zu verstehen. Eigener Körperlichkeit und Intuition wird mißtraut. Das Wissen um Risiken ersetzt das Wissen um sich selbst und um das Ungeborene. Diese Enteignung der Schwangerschaft durch die Medizin hat dazu geführt, daß Schwangere einfache Veränderungen ihres Körpers bereits nicht mehr deuten können und schnell mit panischer Angst um das Ungeborene reagieren. Solche diffusen Ängste können selbst bei einer kleinen Unpäßlichkeit schon das dringende Bedürfnis nach medizinischer Beobachtung auslösen. Das wiederum verstrickt Frauen immer mehr in das Netz medizinischer Versorgung und raubt ihnen die innere Sicherheit und das Vertrauen in den eigenen Körper, beides Voraussetzungen, um Schwangerschaft und Geburt positiv erfahren zu können. Sie delegieren die Verantwortung für sich und das Kind an den Arzt und erwarten, daß alles medizinisch Machbare gemacht wird. Sie enteignen sich damit selbst ihres Körpers und sind dann erstaunt, wenn sie zum Opfer des medizinischen Managements werden. »In dem Maße, wie die Veränderungen in der Schwangerschaft den Frauen fremd geworden sind, sind sie auf die Erklärungen der Experten geradezu angewiesen, deren Autorität und Glaubwürdigkeit wiederum zum Teil auf der Unmündigkeit ihrer Patientinnen beruht.«[25]

Trotz des Autoritätsverhältnisses (oder gerade deshalb?) scheinen schwangere Frauen »ihrem« Arzt zu trauen. Sie vertrauen ihm sogar so stark in allen Sorgen und Notlagen, daß sie sich selbst nichts mehr zutrauen. In diesem Zusammenhang sind auch die Ergebnisse einer Studie zu werten, nach der nur noch 9% aller Schwangeren sich eigenständige Entscheidungen zum Verhalten in der Schwangerschaft und unter der Geburt zugestehen und 90% ausschließlich »ihren« Frauenarzt als kompetenten Entscheidungsträger ansehen. Andere Untersuchungen zeigen, daß Frauen in der Schwangerschaft immer häufiger einen Arzt aufsuchen, inzwischen durchschnittlich 14mal, Mittelschichtsfrauen tendenziell noch weitaus häufiger.[26]

Medikalisierung der Schwangerschaft

Die Medizin gibt vor, die Prozesse in der Schwangerschaft und unter der Geburt nicht nur wissenschaftlich erklären zu können, sondern sie vorhersagen und damit auch kontrollieren zu können. Dies stimmt nur sehr bedingt. So weiß man z. B. bis heute noch nicht, warum ein Fötus in der Frühschwangerschaft aufhört zu wachsen, warum eine Frau plötzlich frühzeitige Wehen bekommt oder warum das Kind an jenem Freitag und nicht am darauffolgenden Mittwoch, an dem doch eigentlich der errechnete Geburtstermin sein sollte, das Licht der Welt erblikken will. Ebensowenig kann die Wissenschaft genau erklären, warum ein Neugeborenes untergewichtig ist oder mit dieser oder jener Behinderung auf die Welt kommt. Die Liste ließe sich noch um viele Punkte verlängern. Die Weltgesundheitsorganisation (WHO) kommt in einer großangelegten Studie über Schwangerschaft und Geburt in europäischen Ländern zu dem Schluß, entweder zuzugeben, »daß sich das Ergebnis einer Schwangerschaft bis jetzt noch nicht mit großer Genauigkeit voraussagen läßt, so daß jede Schwangerschaft als normal betrachtet werden sollte, bis Schwierigkeiten auftreten«, oder aber jede Schwangerschaft von vornherein als ein Risiko zu betrachten.[27]

Im deutschen Sprachraum neigt das Gesundheitssystem zur zweiten Ansicht, was erhebliche Konsequenzen für die Schwangerenvorsorge, für die Geburtshilfe und vor allem für die schwangere Frau hat. Denn eine derartig ausgerichtete Schwangerenvorsorge orientiert sich kaum an der Befindlichkeit der Frau und ihren sozialen und psychischen Bedingungen, sondern vielmehr an einem mehr oder minder fragwürdigen medizinischen Kenntnisstand, dem jede Schwangere untergeordnet wird. Mit der Idee, daß aus jeder Risikoschwangerschaft eine Risikogeburt werden könnte, begibt sich der Arzt zur »Fahndung nach Risikoschwangerschaften«, die ihm aber nur annähernd gelingen kann, wenn er alle schwangeren Frauen einem medizinischen Überwachungsprogramm unterordnet. Und da eine Prognose trotzdem immer noch schwierig ist, wird versucht, alle denkbaren Probleme, die in einer Schwangerschaft vorkommen können, als Risikofaktoren zu definieren. Im Mutterpaß von 1986 werden 52 Risiken aufgeführt, die als Indikatoren für mögliche Gefährdungen von Mutter und Kind gelten. Dabei wird unterschieden zwischen anamnestischen Risiken, die aus der Lebens- oder Krankengeschichte der Frau bereits zu Beginn der Schwangerschaft festgestellt werden, und Störungen, die im Laufe der Schwangerschaft auftreten. Zu den ersteren gehören das Alter (z. B. Erstgebärende über 34), frühere Komplikationen bei Geburten wie Kaiserschnitt und Zangengeburt, Mehrlingsgeburten, Früh- und Totgeburten oder geschädigte Kinder. Zu den befundeten Risiken zählen alle möglichen Störungen während der Schwangerschaft, z. B. nicht der Norm entsprechende Gewichtszunahme, erhöhter

Blutdruck, von der Norm abweichende Laborwerte des Blutes oder des Urins, vorzeitige Wehen, aber auch Infektionskrankheiten und Wassereinlagerungen im Körper sowie Unklarheit über den Entbindungstermin.

In einem solchen System der Überwachung wird die schwangere Frau nicht nur zur Patientin, sondern mindestens jede zweite gleich zur Risikopatientin.[28] »Die Orientierung am Risiko hat zu einer drastischen Zunahme von Risikoschwangerschaften geführt«[29], schreibt denn auch die WHO. Und die Zahl nimmt weiter zu. Nach einer neueren Untersuchung[30] werden inzwischen 60–80 % der Schwangeren mit dem Stempel »Risikoschwangere« versehen, mit allen Folgen der Verunsicherung, die eine solche Klassifikation von vornherein für die schwangere Frau mit sich bringt. Denn allein schon die Angst, etwas könne nicht in Ordnung sein, kann erst zu wirklichen Komplikationen in der Schwangerschaft führen.

Die Voraussagekraft, welche Risikoschwangerschaft auch wirklich eine Risikogeburt nach sich zieht, ist trotz breitgefächerter Risikofaktoren relativ gering. In Untersuchungen wurde herausgefunden, daß bei etwa 30 % der Frauen, die im Schwangerschaftsverlauf keine Risiken zeigten, trotzdem unter der Geburt Komplikationen auftraten. Andererseits hatten mindestens 50 % der vorher als Risikoschwangeren eingestuften eine normale Geburt.[31] Vermutlich ist die Aussagekraft noch geringer als angegeben, da nicht selten erst durch das medizinische Eingreifen in den Geburtsverlauf Komplikationen produziert werden. Aber darüber später. Jedenfalls kommen inzwischen auch Fachleute zur Überzeugung, daß ein Risikokatalog, der von Arzt zu Arzt unterschiedlich interpretiert wird und dem außerdem lebensgeschichtliche und psychosomatische Komponenten fehlen, eher schädlich als nützlich ist.[32] Zudem ist auch zu fragen, inwiefern Ärzte, die ja privatwirtschaftlich organisiert sind, nicht manchmal leichtfertig die Frau in die Kategorie Risikoschwangere einordnen, da ihnen eine solche Zuweisung mehr Möglichkeiten gibt, diagnostische und therapeutische Behandlungen abzurechnen und damit auch mehr Geld in die eigene Tasche zu wirtschaften. So einfach und oftmals für die schwangere Patientin undurchsichtig passieren Einordnungen, die häufig einen folgenreichen Einfluß auf die Schwangerschaft und Geburt selbst haben.

Vermutlich gibt es einen direkten Zusammenhang zwischen

dem beträchtlichen Anstieg an Risikoschwangerschaften und der zunehmenden Dichte an ärztlicher Versorgung, denn je mehr sich eine Frau unter die Fittiche der Medizin gibt, um so mehr begibt sie sich in die Gefahr, daß irgendeine Normabweichung festgestellt wird.[33] Bei rund 150 Einzeluntersuchungen, die schon die normale Schwangerschaftsvorsorge vorschreibt, ist das kein besonderes Kunststück. Entweder ist der Blutdruck zu hoch oder die Gewichtszunahme zu stark oder der Eisenwert zu niedrig, am Ultraschall stimmt die Größe des Kopfes nicht mit dem errechneten Geburtstermin zusammen... Die Liste ließe sich noch um ein Vielfaches verlängern. Dazu kommt, daß viele der Tests auch Fehlerquoten aufweisen, also zu Befunden kommen, die gar nicht vorhanden sind.[34] So kann es passieren, daß sich eine Frau wohl fühlt in der Schwangerschaft, auch über keine besonderen Beschwerden klagt und daß sie trotzdem zur Risikopatientin aufgrund irgendeiner Abweichung vom Normalen wird. Diese Einstufung wird vom Arzt meist ohne Rücksprache mit der Frau vorgenommen und im Mutterpaß, den jede Frau zu Beginn der Schwangerschaft bekommt, dokumentiert. Nicht selten wird erst damit die Frau zutiefst beunruhigt, so die Beobachtung von Frauenärztinnen, wenn sie schreiben: »Wer sich mit den psychosomatischen Aspekten der Schwangerschaft auseinandersetzt, kennt die massiven und hartnäckigen Ängste der Schwangeren, die mit der akribischen Dokumentation meßtechnischer Abweichungen ausgelöst werden und kaum noch das Erleben einer ganz normalen Schwangerschaft erlauben.«[35]

Nicht selten wird erst damit eine ganze Ereigniskette ausgelöst, die die Frau dann wirklich zur Risikopatientin macht: Sie gerät in ein noch intensiveres Überwachungsprogramm, sie wird vielleicht zu weiteren diagnostischen Tests in eine Spezialklinik überwiesen, wo wiederum ein anderer Mangel festgestellt wird, der zu neuen Verunsicherungen und damit zu neuen Beschwerden führt. Es werden Medikamente gegeben, deren Wirkung auf den Fötus vielfach unbekannt ist usw. Doch auch wenn die Störung dem Arzt harmloser erscheint, kommt kaum eine Frau von einem Arztbesuch ohne ein Rezept in der Tasche nach Hause. Eine medikamentöse Behandlung in der Schwangerschaft wird selbst von Fachleuten als mitunter risikoreich und meist wenig effektiv angesehen.[36]

Überhaupt sind die medizinischen Behandlungsmöglichkeiten während der Schwangerschaft gering. »Die wichtigsten Maßnahmen sind zweifellos diejenigen, mit denen weder auf den Arzt noch auf die Patientin besonders Eindruck zu machen ist: die konservative der Ruhigstellung.«[37] Was an weiteren Möglichkeiten bleibt, ist das vorzeitige Abbrechen einer Schwangerschaft durch Kaiserschnitt und die anschließende Behandlung des Neugeborenen mit den Mitteln der Intensivmedizin. Außerdem wurde in den letzten Jahren zunehmend mit Therapien und Operationen des Fötus im Mutterleib experimentiert.

Keine therapeutische Maßnahme, wenn auch zunehmend als solche ausgegeben, ist der Schwangerschaftsabbruch, der bei Diagnose einer Schädigung des Fötus gesetzlich bis zur 24. Schwangerschaftswoche erlaubt ist. Diese letzte Möglichkeit hat durch die genaueren diagnostischen Techniken, angefangen beim Ultraschall bis zur Fruchtwasseruntersuchung und Chorionbiopsie, in den letzten Jahren zunehmend an Bedeutung gewonnen, und ich werde sie noch ausführlich im Teil 5 des Buches behandeln.

Die medizinisch-therapeutischen Eingriffsmöglichkeiten in den Prozeß der Schwangerschaft sind gering, häufig wenig erfolgsversprechend und auch zwiespältig. In jedem Fall stehen sie in keinem Verhältnis zu dem breitgefächerten Risikokatalog und dem kostenintensiven und aufwendigen diagnostischen Instrumentarium, das in jeder Schwangerschaft zum Einsatz kommt. Und trotzdem kann man kaum in einem anderen Bereich die schnelle Ausbreitung der Technik so nachvollziehen wie in der Schwangerschaftsvorsorge und Geburtshilfe. Die Bundesrepublik ist auch hier, wie generell in der technisierten Medizin, weltweit führend. Ein Beispiel dafür sind die Ultraschalluntersuchungen.

Ultraschall – öffentlicher Blick in die Gebärmutter

Einst für besonders gefährdete Schwangere entwickelt, setzten die Mediziner den Ultraschall (Fachausdruck: Sonographie) innerhalb weniger Jahre als diagnostisches Instrumentarium in der ganz normalen Schwangerschaftsvorsorge durch. Der Ultraschall gehört im weiteren Sinne zur Pränataldiagnostik, da eine seiner zentralen Funktionen die Aufdeckung von Mißbildungen des Fötus ist. Zudem bildet die Sonographie die Grundlage für alle anderen invasiven vorgeburtlichen Diagnosetechniken wie die Fruchtwasseruntersuchung oder Chorionbiopsie.

Zwei Ultraschalluntersuchungen sind inzwischen in den Mutterschaftsrichtlinien vorgeschrieben[38], einmal zwischen der 16. und 18. Schwangerschaftswoche und das zweite Mal zwischen der 32. und 36. Woche, bei Bedarf öfter, wobei die Einschätzung ganz dem Arzt und mitunter auch seiner Wirtschaftlichkeitsberechnung unterliegt. Denn rentieren müssen sich die Geräte, sonst würden sie sich nicht inzwischen in fast jeder deutschen oder österreichischen Frauenarztpraxis befinden, im übrigen, ohne daß ihr Nutzen wirklich eindeutig bewiesen worden wäre. So verglich eine britische Studie zwei Gruppen von Frauen, wovon eine regelmäßig mit Ultraschall untersucht wurde, während bei der anderen durch das übliche Tasten das Wachstum der Gebärmutter kontrolliert wurde. Die Ergebnisse sprachen nicht für die Notwendigkeit einer routinemäßigen Anwendung der Ultraschalluntersuchung.[39] Viel vorsichtiger als in der Bundesrepublik gehen die Gesundheitsbehörden einiger anderer Länder, z. B. der USA, Englands, Norwegens, Schwedens und Dänemarks mit den Ultraschalluntersuchungen um, da die Unschädlichkeit der Ultraschallwellen für Mutter und Kind noch nicht eindeutig bewiesen ist. Und der europäische Repräsentant der WHO für »Mother and Childcare«, Marsden Wagner, hält den Ultraschall nur bei wenigen gezielten Indikationen für angebracht; ansonsten warnte er auf einem Gynäkologenkongreß die Teilnehmer eindringlich vor dem schnellen Gebrauch: »Alle Ärzte, die den Ultraschall in der Schwangerschaft sowohl teratogen [Mißbildungen bewirkend] als auch genetisch als absolut unbedenklich einstufen, sollten öfter daran denken, daß es auch bei den Röntgenstrahlen 50 Jahre gedauert hat, bis iatrogene [durch ärztliche Einwirkung entstandene] Schäden nachgewiesen werden konnten.«[40] Die Ultraschallgeräte sind erst seit den 60er Jahren auf dem Markt.

»Hallo Baby . . . Wie geht's dir in meinem Bauch?« heißt es in einer Broschüre für Schwangere. Und weiter: »Ultraschall ist einer der wesentlichen Fortschritte in der vorsorglichen Erfassung von Schwangerschaftsrisiken. Ein geübter Arzt kann mit einem guten Gerät die Gesundheit ihres Babys vom zweiten Schwangerschaftsmonat an überwachen. Er kann Ihnen schon so früh auf Tage genau sagen, wie alt ihr Baby wirklich ist. Er kann schon zwischen dem 3. und 4. Monat grobe Fehlbildungen z. B. am Kopf, an der Wirbelsäule, Armen und Beinen sehen.«[41] Was ist die Konsequenz für die werdende Mutter, wenn sie die Diagnose »Mißbildungen der Hände« oder »zu großer Kopf« erfährt? Dazu ist in der Broschüre keine Aussage zu finden. Man könnte fast meinen, die Diagnose wäre schon die Therapie. Damit wird verschwiegen, daß es für Mißbildungen in den allermeisten Fällen keinerlei Therapie gibt und daß das einzige »therapeutische« Angebot zumindest bei schweren Schädigungen heißt: Verhinderung der Geburt des Kindes durch Abbrechen der Schwangerschaft. Und was ist, wenn es sich nur um leichtere Mißbildungen handelt, um das Fehlen einiger Finger zum Beispiel? Oder was heißt es für die Frau, wenn die Aussagen des Arztes noch unkonkreter sind oder er nur einen Verdacht äußert? Zum Beispiel den Verdacht, das Kind könnte sich nicht »normal« entwickelt haben, da es eine Differenz zwischen errechnetem Alter des Fötus und seinem auf dem Ultraschall abgebildeten Entwicklungsstand gibt. Eine, wie ich von einigen Schwangeren weiß, sehr beunruhigende Diagnose, die sich allerdings meist nach mehreren Kontrolluntersuchungen in Luft auflöst. Es hatte sich schlicht und einfach »nur« um eine falsche Berechnung des Entbindungstermins gehandelt. Wie häufig allerdings solche Fehlinterpretationen vorkommen, zeigt eine Untersuchung, nach der fast die Hälfte der Riskoschwangeren aufgrund eines falsch berechneten Entbindungstermins in die Risikogruppe aufgenommen worden sind.[42]

Die Ultraschalluntersuchung zählt, wie bereits erwähnt, zur vorgeburtlichen Diagnostik. Eine ihrer wesentlichen Aufgaben liegt in der Feststellung von Entwicklungsstörungen oder äußeren Fehlbildungen des Fötus. Bei Verdachtsmomenten können weitere genetisch orientierte Untersuchungen des Fötus folgen. In 40% der Fälle bestätigt sich bei der Fruchtwasseruntersuchung die Diagnose zur Fehlbildung nicht.[43] Darüber hinaus erfüllt der Ultraschall noch andere Aufgaben in der Schwangerenvorsorge, z. B. die, zu kontrollieren, ob eine regelrechte Einnistung des Embryos in die Gebärmutter gelungen ist und ob Mehrlingsschwangerschaften vorliegen, oder die, einen genaueren Entbindungstermin zu errechnen oder den Sitz der Plazenta, die Kindslage und die Menge des Fruchtwassers zu bestimmen. Die Anwendung des Ultraschalls wird zweimal in der Schwangerschaft empfohlen, angewandt wird er allerdings sehr viel häufiger. Schätzungen zufolge durchschnittlich fünfmal. Das fängt bereits mit der Feststellung der Schwangerschaft an, geht weiter, wenn die Entwicklung des Fötus nicht der Normtabelle entspricht oder Verdacht auf Fehlbildungen besteht, oder »es wird einfach nur einmal schnell geguckt, ob alles in Ordnung ist«. Das Ultraschallbild macht den Fötus für den Arzt oder die Ärztin sichtbar. Ein umständliches Befragen oder gar Abtasten der Schwangeren, um auf die Entwicklung des Fötus zu schließen, erübrigt sich damit; der Fötus wird auf direkte Weise für die MedizinerInnen handhabbar. Ich weiß auch von FrauenärztInnen, die den Ultraschall anschalten, weil sie hoffen, damit die Ängste von Frauen abbauen oder eine Beziehung der werdenden Mutter zu dem Ungeborenen herstellen zu können.

»Mit dem Ultraschall wird zu oft nicht sorgfältig und besonnen genug umgegangen. Übereilte, von wenig Verantwortungsbewußtsein zeugende ärztliche Entscheidungen sind die Folge«, so das Ergebnis einer Untersuchung.[44] Fallbeispiele: Bei einer Schwangeren gab es Unklarheiten bezüglich des Entbindungstermins, der mit dem Entwicklungsstand nach dem Ultraschall kollidierte. Dies führte zu großer Verunsicherung, vorzeitigen Wehen und zur Verordnung strikter Bettruhe. Vier Wochen vor dem »Termin« gebar die Frau dann ein fast reifes Kind. In einem anderen Fall löste eine Routineuntersuchung in der 35. Schwangerschaftswoche einen Verdacht auf Nierenmißbildung aus. Die Frau wurde sofort in die Klinik aufgenommen, wo zwei Tage später das Kind mit einem Kaiserschnitt geholt wurde. Wie sich später herausstellte, war das Kind völlig gesund. Die Mutter: »Zwei Tage lagen zwischen Ultraschall und Geburt, in denen ich unsagbare Ängste ausstand, mein Kind zu verlieren oder ein behindertes Kind zur Welt zu bringen. Unmittelbar nach der Geburt wurde mir das Neugeborene weggenommen und fünf Tage in der Kinderklinik untersucht.«

»Der Ultraschall ist eine Zwangsjacke für den Arzt. Es gibt so viele Variationen zum Normwert, und jede kleinste Abweichung kann zur Beängstigung der Schwangeren führen«[45], weiß ein niedergelassener Gynäkologe. Er hat sich inzwischen entschlossen, nicht jede Auffälligkeit gleich der Schwangeren mitzuteilen, sondern abzuwarten, um nicht unnötig Sorgen und

Ängste hervorzurufen, die dann zu anderen Symptomen in der Schwangerschaft führen können. Andererseits glauben Schwangere an die hundertprozentige Aussagekraft von Ultraschallbildern und verkennen die große Gefahr von Fehlinterpretationen, die teilweise auch mit dem sonographisch wenig geschulten Blick des niedergelassenen Gynäkologen zusammenhängen können. Allerdings hat sich in den vergangenen Jahren die Bildqualität des Ultraschalls zunehmend verbessert, so daß die ehemals verschwommenen Bilder des Embryos deutlich an Aussagekraft dazugewonnen haben. Mit der sonographischen Neuentwicklung, der sog. Vaginalsonde, einem phallusähnlichen Instrument, das in die Vagina eingeführt wird, ist das Ungeborene noch klarer zu erkennen, greifbar nahe und doch unerreichbar.

»Am liebsten hätte ich ein Gerät zu Hause, damit ich es jeden Tag sehen kann«, kommentiert eine Schwangere den Ultraschall.[46] Am wichtigsten ist den Frauen, das werdende »Kind als Ganzes« zu sehen, einzelne Körperteile oder Organe interessieren nur nebenbei. Ich bin in meiner ersten Schwangerschaft sehr unbedarft an die Ultraschalluntersuchungen herangegangen. Mein Arzt begleitete die Untersuchung nur mit der Bemerkung: »Nun schauen wir mal, ob alles in Ordnung ist.« Dies hat mich nicht sonderlich beunruhigt, weil bei jeder Untersuchung in der Schwangerschaft nichts anderes getan wird als nachgesehen, ob auch alles in Ordnung ist. Ich fand es nur spannend, auf diese Art in meinen Bauch hineinschauen zu können, die Umrisse meines Kindes auf dem flimmernden Monitor zu erahnen und das Zappeln und Purzelbäume-Schlagen zu beobachten. Es war weniger die Gestalt des Fötus, sondern der emotionale Gehalt, der mich berührte, denn erkennen konnte ich außer Schatten und Strukturen sehr wenig. Genauso verschwommen war das erste Ultraschallfoto, auf dem nur mit viel liebevoller Phantasie ein Köpfchen zu erkennen war: mein Kind. Sorgsam nahm ich es mit nach Hause und zeigte es freudig dem werdenden Vater.

Der Ultraschall als Babyfernsehen für die ganze Familie, als eine Möglichkeit, auch den zukünftigen Vater mehr in das Geschehen Schwangerschaft einzubeziehen? Ein Vater, der begeistert vom ersten Ultraschallerlebnis berichtet, schreibt: »Die Ultraschall-Technologie ist, da bin ich sicher, besonders von Männern begrüßt worden: Wir können nie fühlen, wie das Kind in uns wächst, aber nun haben wir zumindest die Möglichkeit, etwas von dem Mysterium mit eigenen Augen zu sehen.«[47]

Mit eigenen Augen sehen, was verborgen in der schwangeren Frau schlummert, eine Symbiose technisch für Momente lang aufzulösen, um eine Idee zu bekommen von einem »Subjekt«, das in der Realität noch keines ist, zu visualisieren, was für die Schwangere zu spüren ist, das alles kann Frauen von ihrem Körper und ihrer Leibesfrucht entfremden. Ein Aspekt, der bislang wenig in der medizinischen Literatur erwähnt wird. Überhaupt ist die Rolle der bildgebenden Verfahren im Bindungsprozeß zwischen Schwangerer und Ungeborenem bislang nur positiv eingebracht worden, damit verbundene Probleme waren ausgeblendet. Statt die schwangere Frau und ihren Partner eine Vorstellung von ihrem Nachwuchs entwickeln zu lassen, übernehmen die Gynäkologen aktiv die Gestaltung der Phantasie. Ein werdender Vater: »Was ich auf dem Monitor sah, den durchdrungenen Körper, das Skelett des Ungeborenen, war eine Reduktion auf etwas Totes. Ich empfand es als vouyeuristische Gewalt gegenüber dem kleinen Leib im großen Leib, der für mich als Mann ja so vermittelt, erst als Beziehung im Zeichen der Erwartung existent war.« Mitunter reagieren auch Frauen darauf mit einer Art Zuschauergefühl: Es ist »ein eigenartiges Gefühl, weil ich das, wozu ich einen inneren Bezug hatte, plötzlich auf einem Bildschirm fremd vor mir sah«[48]. Schon aus diesem Grund ist der Ultraschall als therapeutisches Instrumentarium denkbar ungeeignet, um der Schwangeren »Muttergefühle« näherzubringen.

Gefühl für die Zweiheit des eigenen Körpers zu entwickeln, in sich hineinhorchen, spüren, selbst entdecken sind die Abenteuer einer Schwangerschaft. Der Ultraschall hat darin, wenn überhaupt, einen untergeordneten Platz. Es ist nichts weiter als eine technische Visualisierung, die in unsere Zeit paßt, in der Sichtbares mehr gilt als Spürbares und dem Auge mehr Vertrauen geschenkt wird als dem Gefühl und der Intuition. Eine Frau formuliert das so: »Meine Erfahrung von den ersten Kindsbewegungen waren dem Arzt unwichtig. Er meinte, das wüßte er schon alles vom Ultraschall. Scheinbar ist das, was mir Sicherheit im Gefühl zum Kind gibt, inzwischen Nebensache oder technisch überholt.«[49]

»Technische Revolution im Überwachungsmanagement«

Beide, Patientin und Arzt, werden in der modernen Schwangeren- und Geburtsmedizin zum Objekt von Daten und Apparaten. Der Arzt entwickelt sich zunehmend zum Überwachungsmanager, dem der rechte Bezug zur Frau und ihrem schwangeren Körper fehlt: Dazu der Gynäkologe Heinrich Wulf, der die Diskussion um die moderne Geburtshilfe in der Bundesrepublik wesentlich beeinflußt hat: »Der unbestrittene Fortschritt in der Geburtshilfe wurde erkauft durch eine lükkenlose Medikalisierung von Schwangerschaft und Geburt, verbunden mit einer technischen Revolution im Überwachungsmanagement... Nicht minder eindrucksvoll als die Medikalisierung hat sich die Technifizierung vollzogen. Unsere Kreißsäle sind von ihrer personellen Besetzung und ihrer technischen Ausrüstung her mit Intensivüberwachungseinheiten vergleichbar. Moderne Geburtshilfe und Perinatologie sind zu einem Hochleistungssystem geworden, kompliziert, kostenintensiv und anfällig.«[50]

Und tatsächlich, was den »Fortschritt« anbelangt, scheint die Statistik dem Gynäkologen auf den ersten Blick recht zu geben. Heute sterben nicht mehr 2% der Neugeborenen, wie noch 1974, sondern die Zahl ist inzwischen weit unter 1% gerutscht. Nur ist zu bezweifeln, daß der Rückgang der Säuglingssterblichkeit in unserem Lande in erster Linie der technischen Aufrüstung der Geburtshilfe und der prophylaktischen Überwachung jeder Schwangeren zu verdanken ist. In vielen Studien wurde ein Zusammenhang zwischen Säuglingssterblichkeit und sozialer Schicht nachgewiesen und wurden andere Möglichkeiten der Betreuung von Schwangeren, z. B. durch Familienhebammen, erfolgreich getestet.[51] Außerdem gibt es noch eine ganze Reihe von anderen Faktoren, die zur Senkung der Säuglingssterblichkeitszahlen beigetragen haben: z. B. die Liberalisierung des § 218, die den Abbruch einer unerwünschten Schwangerschaft möglich machte, oder die in den letzten Jahren vermehrten Abtreibungen geschädigter oder normabweichender Föten, herausgefiltert mit Hilfe pränataler Diagnostik. Auch die Lebenserhaltung immer jüngerer Frühgeburten, allerdings unter Inkaufnahme schwerer Erkrankungen,[52] drückt sich in der Statistik aus. Worüber allerdings die Statistik schweigt, sind die Schädigungen, die Neugeborene erst durch den vorschnellen Einsatz von Technik in der Schwangerschaft und vor allem der Geburt erlitten haben. Selbsthilfegruppen von geburtsgeschädigten Kindern nennen erschreckend hohe Zahlen, die fragen lassen, ob dieses Technikmanagement letztendlich dem/der einzelnen nicht mehr schadet als nützt.

Es steht außer Zweifel, daß jede Mutter und jedes Kind, die die Geburt gut überstehen, Anlaß zu großer Freude sind. Doch muß die Frage erlaubt sein, wie dieses Ziel zu erreichen ist. Zu denken gibt, daß gerade in den skandinavischen Ländern, wo Hebammen noch eine große Rolle in der Schwangerschafts-, Geburts- und Nachgeburtsbetreuung spielen, die Sicherheit von Mutter und Kind mit am besten gewährleistet ist.

»Schwangerschaftsvorsorge hat etwas mit Spüren, mit Sehen, Hören und Zuhören zu tun. Die Apparate können das nicht ersetzen«, sagte mir vor kurzem eine Hebamme. Sie weiß, wovon sie spricht. Seit 30 Jahren begleitet sie Frauen durch Schwangerschaft, Geburt und die Wöchnerinnenzeit. Lange Jahre arbeitete sie in den Armenvierteln von Mexiko, bis sie sich als freie Hebamme in der Schweiz niederließ. Sie geht einem Beruf nach, der in dieser Form vom Aussterben bedroht ist. Die Weltgesundheitsorganisation stellt in ihrer Studie über Schwangerschafts- und Geburtsmedizin fest: »Der Status- und Machtverfall der Hebamme läßt sich überall in der entwickelten Welt beobachten. Das heißt, daß die schwangeren Frauen immer öfter die Kenntnisse entbehren müssen, die ihnen die Hebammen herkömmlicherweise bieten konnten, Kenntnisse, die von vornherein das Schwergewicht darauf legten, daß eine Schwangerschaft normal ist, daß die Kontinuität der Betreuung wichtig ist und die psychosozialen wie die klinischen Bedürfnisse der Frau zu berücksichtigen sind.«[53]

Die Kontinuität der Betreuung, die vormals die Hebamme schaffte, soll heute der Mutterpaß gewährleisten, denn Schwangerschaft, Geburt und die Zeit nach der Geburt gelten inzwischen als drei voneinander getrennte klinische Situationen, in denen die Frau jeweils mit unterschiedlichem Personal konfrontiert ist. Wird sie in der Schwangerschaft vor allem von einem niedergelassenen Gynäkologen medizinisch betreut, sieht sie sich in der sensiblen Phase der Geburt plötzlich völlig fremden Leuten ausgeliefert. In den Tagen danach, in denen die Frau liebevolle Zuwendung braucht, um sich selbst zu erholen und sich in die praktischen Anforderungen des Neugeborenen hineinzufinden, ist sie wieder mit anderem Betreuungspersonal konfrontiert. Durch diese Zerrissenheit in der Betreuung, vor allem im Übergang von der letzten Phase der Schwangerschaft bis in die Geburtsklinik, entstehen dann auch viele Risiken für Mutter und Kind.

Die Frauen selbst kritisieren am meisten an der Schwangerenvorsorge diesen Mangel an Kontinuität, dem sie sich durch das klinisch orientierte System ausgesetzt fühlen. Meine Entscheidung, beide Kinder zu Hause auf die Welt zu bringen, ging auf den Wunsch nach Begleitung während der Geburt durch eine erfahrene, mir vertraute Hebamme zurück. Auf dieses für mich selbstverständliche Anliegen ging, »aus organisatorischen Gründen«, wie es hieß, Mitte der 80er Jahre keine der umliegenden Kliniken ein. Mit dieser Entscheidung, mich nicht der mir fremden Institution »Krankenhaus« mit mir fremdem Personal auszusetzen, erntete ich in meiner Umgebung vielfach Unverständnis bis hin zu Bemerkungen wie: »Ich würde das Leben meines Kindes nicht unnötig aufs Spiel setzen.« Doch ich fühlte mich mit der Vorstellung von einer erfahrenen und mir bekannten Hebamme an meiner Seite sehr viel ruhgier als mit der einer noch so modernen und hochtechnisierten Geburtshilfe-Abteilung. Die Intimität einer Geburt wollte ich nicht in der Anonymität des Krankenhauses erleben. Denn weder Ärzte noch Hebammen oder computergesteuerte Herztonwehenschreiber können ein Kind zur Welt bringen. Nur die Mutter kann das Kind gebären. Dazu muß sie ihren Körper weit öffnen. Das nimmt die gesamten Kräfte einer Frau in Anspruch.

Von »natürlicher« oder »sanfter« Geburt zu reden ist in den letzten Jahren in Mode gekommen. Leider drückt sich in dem leichtfertigen Gebrauch dieser Bezeichnungen mitunter eine Haltung aus, die »natürlich« sagt und »alltäglich« und »selbstverständlich« meint. Dies negiert die tiefe Erfahrung solcher Stunden, die Einmaligkeit dieses Erlebnisses, in dem Frauen in Verbindung stehen mit einer höheren Ordnung, die sie konkret und aktuell gestalten und vollziehen. Im emotionalen Weggerücktsein, das durch die Ausschüttung körpereigener

Hormone unterstützt wird, berichten Frauen von dem nochmaligen Erleben ihrer eigenen Geburt. Sie stehen dann in Verbindung mit Mutter, Großmutter, Urgroßmutter, empfinden ihre Eingebundenheit in den Kreislauf des Lebengebens und des Sterbens. Solche Erlebnisse brauchen Raum und gesellschaftliche Wertschätzung. Beides müssen sich Frauen selbst schaffen.[54]

Teil 2
Der medizinische Tanz ums fötale Gen

Zuletzt beschrieb ich die zunehmende Enteignung der Schwangerschaft durch eine Medizin, die ihren Blick auf das Krankhafte, die Abweichung richtet und weniger auf den normalen Schwangerschafts- und Geburtsverlauf. Sie unterstützt die Frau kaum im natürlichen Gang ihrer Schwangerschaft. Statt dessen sucht sie nach dem Risiko und verliert dabei die Schwangere selbst aus den Augen. Die genetisch ausgerichteten Methoden vorgeburtlicher Diagnostik wie Fruchtwasseruntersuchung oder Chorionbiopsie passen in dieses Konzept. Ihr Interesse gilt der *Qualität* des Ungeborenen.

Fruchtwasseruntersuchung (im Fachjargon: Amniocentese) und Chorionzottenbiopsie sind *invasive* Methoden vorgeburtlicher Diagnostik. Anders als beim Ultraschall, der ebenfalls zur Diagnose möglicher fötaler Fehlbildungen eingesetzt wird, bleiben diese Methoden pränataler Diagnostik weder der Schwangeren noch dem Embryo äußerlich: Arzt oder Ärztin dringt in den Leib der Frau ein, um an das Produkt, genauer gesagt, an dessen Zellen zu kommen. Die Zellen werden einer genetischen Analyse unterworfen, die Aussagen über im Fötus ruhende Entwicklungspotenzen machen kann. Heute stehen wir noch am Anfang der diagnostischen Möglichkeiten. Doch weltweite Großprojekte, die auf eine Genkartierung des Menschen hinauslaufen, werden sicherlich im nächsten Jahrzehnt einen sprunghaften Anstieg der Zahl bereits pränatal feststellbarer Krankheiten und Eigenschaften initiieren. Insofern liegt in der vorgeburtlichen Diagnostik noch eine immense Entwicklungstendenz verborgen. Diese Dynamik ist beim Ultraschall oder anderen heute verfügbaren Methoden pränataler Diagnostik nicht zu erwarten.

Immer mehr Schwangere unterziehen sich diesen Untersuchungen, von denen sie hoffen, sie könnten ihnen zu einem gesunden Baby verhelfen. Inwieweit diese Erwartungen medizinisch erfüllt werden können, werde ich in diesem Teil des Buches untersuchen. Dabei sollen die Methoden, ihre Risiken für Schwangere und Föten sowie ihre diagnostische Aussagekraft genauer betrachtet werden. Zuvor noch einige Ausführungen zur Geschichte genetisch orientierter vorgeburtlicher Diagnostik in der Bundesrepublik, zu dem Aufbau humangenetischer

Beratungsstellen und den derzeitigen Beratungsstrukturen, in denen schwangere Frauen Entscheidungen für oder gegen diese genetisch orientierte Diagnostik treffen.

Fruchtwasseruntersuchung und das Comeback der Humangenetik

Großangelegte, ausschließlich medizinisch orientierte Studien, finanziert mit öffentlichen Mitteln, etablierten in den 70er Jahren die genetisch orientierte pränatale Diagnostik in der Bundesrepublik.[1] Gesellschaftliche Rahmenbedingungen wurden geschaffen, die die vorgeburtliche Diagnostik auch als ein Angebot für eine breitgestreute Klientel schwangerer Frauen verfügbar machte: Humangenetiker gründeten mit staatlicher Unterstützung Labors und humangenetische Beratungsstellen, die der Bevölkerung Beratung und Diagnostik anboten. Die gesetzlichen Krankenkassen übernahmen die Kosten für die Fruchtwasseruntersuchung. Die Liberalisierung des § 218 erlaubte bei schweren Fehlbildungen des Fötus einen Schwangerschaftsabbruch bis zur 22. Woche nach Empfängnis. Zynischerweise wird in dem Zusammenhang häufig von einer »kindlichen Indikation« gesprochen; andere Autoren sprechen unverbrämter von einer »eugenischen Indikation«.[2] Im übrigen handelt es sich bei der Fristsetzung für die »eugenische Indikation« um ein Zugeständnis an die Methode der Fruchtwasseruntersuchung. Bei der Fruchtwasseruntersuchung steht in der Regel das Ergebnis der genetischen Diagnostik erst nach der 20. Schwangerschaftswoche zur Verfügung und damit auch die Entscheidungsgrundlage über die Zukunft des Fötus.

Die Möglichkeiten vorgeburtlicher Diagnostik bescherten den bundesdeutschen Humangenetikern ein glorreiches Comeback. Die wissenschaftliche Disziplin Humangenetik, vormals Rassenhygiene genannt und nach dem Krieg wegen ihrer Verbrechen im Dritten Reich in das gesellschaftliche Abseits gedrängt, wurde plötzlich wieder salonfähig. Diesmal als medizinische Disziplin mit dem verlockenden Angebot, präventiv und individuell Leiden verhindern zu helfen. Für ein solches »Projekt« mußte der Staat als Geldgeber gewonnen werden. Ganz in der Tradition unseres Wirtschaftssystems versuchten HumangenetikerInnen die maßgebende Öffentlichkeit von der finanziellen Nützlichkeit humangenetischer Prävention zu überzeugen. Man machte Kosten-Nutzen-Bilanzen auf, rechnete vor, wieviel Kosten dem Staat erspart werden, wenn er die Geburt geschädigter Kinder mit Hilfe humangenetischer Beratung verhindern hilft. Dabei erinnern viele Aussagen in Sprachgebrauch und Zielsctzung an die Zeit des Faschismus. Wie damals im großangelegten Euthanasieprogramm der Nationalsozialisten[3] geht es wieder einmal um die Beseitigung »unnützer Esser«. Humangenetiker G. G. Wendt, Initiator der ersten humangenetischen Beratungsstelle in Marburg: »Die gegenwärtige Situation der Behindertenhilfe läßt sich vergleichen mit der Situation eines Menschen, der sich mit wachsendem Eifer bemüht, das Wasser aus einem Keller zu schöpfen, der aber überhaupt nicht daran denkt, zugleich die defekte Wasserleitung, so gut das geht, zu verstopfen. Aus dieser defekten Wasserleitung kommt der tägliche Zustrom an Kindern, die mit einer Behinderung geboren werden. Man kann doch nicht vernünftig bezweifeln, daß eine Drosselung der Zahl Neugeborener mit einem genetischen Defekt oder einer exogenen Behinderung unser Problem höchst wirksam an seinem Ursprung angehen würde.«[4] Wer solche Worte liest, fragt sich, warum sich in den 70er Jahren nicht mehr Protest gegen diese Idee genetischer Prävention regte und warum die humangenetischen »Wohltäter« so wenig öffentliches Mißtrauen provozierten.[5] War das eugenische Denken ein so alltäglich vertrautes, daß die eugenischen Entwürfe dieser Wissenschaft nicht weiter auffielen? Oder war die Öffentlichkeit so beeindruckt von den sich eröffnenden Möglichkeiten moderner Genetik, daß sie die eugenischen Rezepte überhörte und die Beteiligung dieser Disziplin an der Politik der Ausmerzung im Dritten Reich schlichtweg verdrängte? Erst Anfang der 80er Jahre fingen KritikerInnen vor allem aus der Behindertenbewegung an, Fragen nach persönlichen und geistigen Kontinuitäten in der Humangenetik zu stellen und sie als Instrument sozialer Kontrolle zu charakterisieren. (Darüber mehr in dem Aufsatz von Anne Waldschmidt im Teil 5 des Buches.)

Das Comeback der Humangenetik ist gelungen, Kosten-Nutzen-Rechnungen sind (vorerst) in den Schubladen verschwunden. Wie kaum ein anderer Bereich der Medizin wurde die Humangenetik in den letzten 20 Jahren staatlich gefördert und ausgebaut. 56 humangenetische Beratungsstellen sorgen inzwischen bundesweit für die genetische Versorgung der Bevölkerung[6], und die Enquetekommission »Chancen und Risiken der Gentechnologie« empfiehlt den weiteren qualitativen und quantitativen Ausbau. Die angekündigte Kostensenkung im Gesundheitswesen konnte bislang durch die Screening-Maßnahmen nicht erreicht werden: Die Zahlen von geschädigten Neugeborenen sind durch die Pränataldiagnostik nicht nachweisbar gesenkt worden.

Die Wirtschaftlichkeitsberechnungen haben öffentliche Anklagen provoziert, in denen die Humangenetik beschuldigt wird, wieder einmal behindertes Leben leichtfertig oder mit Kalkül zur Disposition zu stellen. Allerdings sind im Moment bevölkerungspolitische Argumentationen mit Kosten-Nutzen-Aufstellungen hierzulande weder en vogue noch nutzbringend.[7] Dem Zeitgeist entspricht die Hinwendung zur/zum einzelnen, das Bonbon eines glücklichen Lebens, das denjenigen versprochen wird, die zu einem kalkulierten Leben bereit sind. Die Humangenetik trägt zu diesem »Glück« mit technischen Lösungen und Deutungswissen bei. Auf Schwangerschaft bezogen heißt das: Eine genetische Diagnostik mit der entsprechenden wissenschaftlich-objektiven Interpretation verspricht Leid und Belastung von Müttern/Eltern fernzuhalten, indem bereits vorgeburtlich genetische Unruhestifter identifiziert werden. Dies erfolgt selbstverständlich in Form von klientenzentrierter Beratung; auf die freie Entscheidung der/des einzelnen Ratsuchenden wird zumindest in der Öffentlichkeit großer Wert gelegt.[8] Doch bei genauerem Betrachten verliert diese Freiheit an Glaubwürdigkeit, denn schließlich ist es die genetische Diagnostik, die bereits im Mutterbauch vorgibt, was als krank und was als gesund zu betrachten ist. Diese Intrepretationshilfen wirken gerade in der Schwangerschaft zwingend, da sich eine genetische Normabweichung des Ungeborenen jeder unmittelbaren Erfahrung und somit auch jeder Prüfung entzieht. Hannah, die sich aufgrund eines solchen unklaren Befundes zu einem Schwangerschaftsabbruch durchrang, beschreibt im Teil 3 des Buches den Zwang, den solche genetischen Denkweisen ausüben. Ihr potentielles Kind – nicht zu sehen, aber für sie zu spüren – geriet in der genetischen Diagnostik zu einem nüchternen Krankheitsmerkmal, das vernünftigerweise abgetrieben werden sollte.

Die Humangenetik entwickelte sich in den letzten drei Jahrzehnten von der »Sozialtechnologie«, die durch direkte staatliche Maßnahmen das Fortpflanzungsverhalten regeln will, zu einer Wissenschaft, die die »Selbststeuerung« des Individuums propagiert.[9] Diese Veränderung der Ziele ist eng verbunden mit der Etablierung der Humangenetik als medizinische Fachrichtung, die durch die Entdeckung genetischer Strukturen und die Entwicklung naturwissenschaftlicher diagnostischer Methoden möglich geworden war. Mitte der 50er Jahre fanden Forscher die korrekte Chromosomenzahl, wenige Jahre später entdeckten andere Wissenschaftler Abweichungen von dieser Regel, denen sie bestimmte Krankheitsbilder zuordneten: dem dreifachen statt normalerweise zweifachen Chromosom 21 das »Down-Syndrom«, dem einfachen statt zweifachen weiblichen Geschlechtschromosom x das »Turner-Syndrom« usw. Mit der Entdeckung der Chromosomen verfügten Humangenetiker endlich über »ihr Organ« wie Gynäkologen über »ihren Unterleib« oder Neurologen über »ihr Gehirn«.[10] Mikroskop und Reagenzglas traten neben Stammbaumerstellung und Wahrscheinlichkeitsberechnung. Mit der Entwicklung relativ einfach anzuwendender diagnostischer Instrumentarien wie der Fruchtwasseruntersuchung stand der Integration in die Medizin nichts mehr im Wege. Als medizinischer Fachrichtung war der Humangenetik das Vertrauen der Bevölkerung weitgehend sicher.

Vorgeburtliche Diagnosemethoden ermöglichen eine gezieltere Selektion von Föten nach genetischen Kriterien. Damit sind sie nicht nur für Paare mit familiengeschichtlichen Risiken interessant, sondern tendenziell für alle Schwangeren. Diese Möglichkeit zur Differenzierung erübrigt den sozialen Druck, der noch vor zwanzig Jahren ausgeübt wurde, um Menschen mit einem erblichen Risiko von ihrer Fortpflanzung *generell* abzuhalten. Außerdem machen objektive naturwissenschaftliche Befunde Einschätzungen, in die noch ganz offensichtlich subjektive Einstellungen der genetischen Berater einfließen, schlichtweg überflüssig. Humangenetische Begutachtungen wie »Eltern sehr einfach«, »Vetter Dauerstudent«, »Tante Spätentwickler«, »Großvater sehr sensibel«[11] wirken angesichts der Methoden moderner Genetik lächerlich. Zwar sind die Ergebnisse pränataler Diagnose ebenso deutungsbedürftig, doch überzeugen sie erst einmal durch ihre Faktizität. Dabei geht es nicht mehr vorrangig um gesund oder krank, sondern um die diagnostizierte Abweichung von der genetischen Norm. Und diese Abweichung legt den Eltern nahe, ob das Kind lebenswert oder nicht lebenswert ist. Die Auseinandersetzung um die Geschlechtschromosomenanomalien ist dafür eines von vielen Beispielen, auf die ich im folgenden noch näher eingehen werde. »Es geht den Eltern nicht um das perfekte Kind, sondern um das normale Kind«, ist die Erfahrung einer Humangenetikerin.[12] Aber was als normal gilt, wird zunehmend von genetischen Kriterien bestimmt sein und davon, was bereits vorgeburtlich zu erkennen ist und was nicht. Es ist zu befürchten, daß die rasante Dynamik humangenetischer Forschung die Grenzen des Krankheitsbegriffes sprengen oder zumindest um den Faktor Disposition oder Risiko in den nächsten Jahren erweitern wird. Denn im Zeitalter der Risikovermeidung gehört es nicht nur zur Bürgerpflicht, von vornherein Risiken auszuschalten, sondern es verspricht auch den einzelnen NutzerInnen ein »leichteres« Leben.

Risikovermeidung braucht erst das Bewußtsein über Risiken. Bis in die 70er Jahre wurde die Geburt fehlgebildeter oder kranker Kinder vermutlich als ein Schicksalsschlag erlebt, gottgegeben oder zumindest unvermeidbar. Die Sichtweise, durch vorgeburtliche Untersuchungen die Geburt behinderter Kinder zu verhindern, mußte erst in die Köpfe der Leute. Die in den 70er Jahren um sich greifende medizinische Sichtweise von Schwangerschaft als »Risiko« und die dadurch möglich gewordene Vereinnahmung durch die Gynäkologie erhöhte nicht nur die allgemeine Sensibilität für Probleme, sondern sie schuf auch eine hohe Akzeptanz für technische Lösungen. Humangenetiker unterstützten diesen Trend. Sie starteten Werbefeldzüge, lenkten die Medien auf den medizinischen »Fortschritt«, klärten ärztliche Kollegen über die Pränataldiagnostik auf und proklamierten nicht zuletzt das Recht der Eltern, über den aktuellen Wissensstand der pränatalen Medizin informiert zu sein. Sogar die »Lebenshilfe für geistig Behinderte«, eine Selbsthilfeorganisation von Eltern geistig Behinderter, die heute vorgeburtlicher Diagnostik eher skeptisch gegenübersteht, unterstützte damals den Aufbau humangenetischer Beratungsstellen.[13] Und nicht zuletzt forderten und fordern nach wie vor PolitikerInnen das genetisch verantwortungsbewußte Handeln von Eltern. Allerdings gerät das Recht aufgeklärter

BürgerInnen auf Information in ihrem Munde doch häufiger zu einer Pflicht. Ein Beispiel von vielen, entnommen einer Ärztezeitung: Die bayerische Staatssekretärin Barbara Stamm wies in einer öffentlichen Diskussion darauf hin, daß jede zweite Schwangere ein erhöhtes Risiko hat. (Wie diese Risikozahlen entstehen, habe ich im vorhergehenden Teil beschrieben.) Sie kommt deshalb zu folgender Empfehlung: »*Verantwortungsbewußte* Eltern sollten die angebotene genetische Beratung und Diagnostik vor der Geburt nutzen.«[14] Daß das Wörtchen »nutzen« bei einem normabweichenden Befund schlicht Schwangerschaftsabbruch bedeutet, scheint der CSU-Politikerin entgangen zu sein.

Ende der 80er Jahre ist die genetisch orientierte Pränataldiagnostik gut eingeführt. Die Fruchtwasseruntersuchung hat sich von der humangenetischen Ausnahmeuntersuchung für sog. familiengeschichtlich belastete Frauen zur Routineuntersuchung schwangerer Frauen über 35 gemausert. »Pränataldiagnostik ist heute bereits eine Routineuntersuchung, die im Bewußtsein der Frauen gar nichts mehr mit Genetik zu tun hat«[15], so die Erfahrung eines genetischen Beraters. Längst wird sie nicht mehr nur von öffentlichen Labors betrieben. Nach Ansicht eines Humangenetikers werden etliche Kollegen darüber nicht traurig sein: »Die gängige vorgeburtliche Chromosomenuntersuchung ist keine Arbeit für einen Humangenetiker, einen Forscher. Der will neue Gene finden, Vererbungsgänge erklären und sein Labor nicht mit solcher Routine belasten.«[16] Die momentane Entwicklung gibt dem recht. Es findet ein Generationswechsel statt. Fruchtwasserentnahmen laufen zunehmend »privat« beim niedergelassenen Frauenarzt, und Privatlabors entdecken eine neue Einnahmequelle. Die Fruchtwasseruntersuchung ist zu einer alltäglichen Untersuchung geworden. Vermutlich wird die Chorionbiopsie, die seit einigen Jahren auf dem Markt ist, in den 90er Jahren ebenso zur Routine werden.

Ähnlich dem wissenschaftlichen Programm zur Einführung der Fruchtwassermethode läuft derzeit eine bundesrepublikanische Studie zur Chorionbiopsie, einer bislang nur bedingt ausgereiften vorgeburtlichen Diagnosetechnik. Die bisher dazu veröffentlichten Daten zeigen, wie mancherorts diese neue Methode hemmungslos an schwangeren Frauen ausprobiert wurde.[17] Inwieweit die Frauen vor dem Eingriff über die hohen Fehlgeburtsquoten, Komplikationen nach dem Eingriff oder diagnostischen Unsicherheiten informiert wurden, kann ich nur mutmaßen. Die Befürchtung liegt nahe, daß Frauen vielfach als Versuchskaninchen benutzt werden, um eine neue Methode in Anwendungsreife zu bringen. Immerhin läßt es sich die Bundesregierung 15 Millionen Mark kosten, die Methode auch hierzulande einzuführen. Ethische und psychosoziale Fragestellungen interessieren dabei ebensowenig wie bei der Einführung der Fruchtwasseruntersuchung. Trotzdem wird sie schon vielfach als *die* Methode der Zukunft gefeiert. In einigen Jahren wird auch sie sich vermutlich weitgehend etabliert haben, um auf dem »freien Markt« als Alternative zur Fruchtwasseruntersuchung angeboten werden zu können. Und glaubt man Medizinern und Humangenetikern, steht die weibliche Klientel heute schon Schlange nach diesen neuen Möglichkeiten.[18]

Pränataldiagnostik: Genetischer Service für Schwangere?

Schaut man die rasante zahlenmäßige Entwicklung der Amniocentesen an, ist man geneigt, diesen Prognosen, zumindest auf den ersten Blick, zu glauben. Neuesten Schätzungen zufolge, unterziehen sich inzwischen ca. 50000 Schwangere jährlich einer genetisch orientierten Pränataldiagnostik[19]: Das bedeutet eine Steigerungsrate von rund 200% in den letzten zehn Jahren. Anders ausgedrückt: Bei einer Geburtenrate von rund 650000 im Jahr 1988 nahmen knapp 9% aller Schwangeren genetische vorgeburtliche Diagnostik in Anspruch.[20]

Der Anteil der Frauen, die aufgrund einer bereits vorhandenen Krankheit oder Behinderung in der Familie diese Methoden in Anspruch nehmen, sinkt immer mehr. Inzwischen liegt er unter 1% (vgl. Tabelle 2). Dagegen sind Frauen über 35 mit fast 75% inzwischen die weitaus häufigsten Nutzerinnen vorgeburtlicher Diagnostik, gefolgt von Frauen mit sog. »psychischen» Indikationen wie Angst. Die Akzeptanz der Pränataldiagnostik steigt mit dem Ausbildungsgrad. Ebenso wird sie von Frauen, die in der Stadt leben, mehr als von ländlicher Bevölkerung wahrgenommen. Diese Daten im Kopf, verwundert es nicht, daß sich in Universitätsstädten wie Münster inzwischen 90% aller Schwangeren über 35 pränataler Diagnostik unterziehen.[21]

Tabelle 1
Einführung der pränatalen Diagnostik in der BRD

Jahr	Anzahl untersuchter Fruchtwasser (FW)	Anzahl untersuchter Chorionzotten (CVS)
1970–73	171	
1974	295	
1977	2956	
1979	3424	
1982	15883	
1984	22506	
1985	26130	924
1986	31180	2092
1987	33535	3100
1989 (Schätzwerte)	50000	6000

Aus: Traute M. Schroeder-Kurth (Hrsg.), Medizinische Genetik in der Bundesrepublik Deutschland, Chancen und Risiken 18, Neuwied/Frankfurt 1989; ergänzt.

Frauen ab 35 raten Gynäkologen und Humangenetiker zum fötalen genetischen Check-up. Begründet wird diese Empfehlung mit einem erhöhten Risiko für Chromosomenanomalien. Bei genauerem Studium der Daten fällt auf, daß schon 28jährige geringfügig mehr Risiko haben als 20- oder 18jährige und 35jährige mehr als 30jährige, zumindest was die Geburt eines Kindes mit Down-Syndrom anbelangt (siehe Tabelle 3 auf Seite 88). Aber das sind Unterschiede, die statistisch sehr gering sind, und trotzdem entwickeln Frauen, zumindest seit es das Angebot pränataler Diagnostik gibt, ab 35 zunehmend mehr Ängste als Frauen, die 33 oder 34 sind. Sie glauben an ihre sprunghaft gestiegene Anfälligkeit für das Down-Syndrom; das »Risiko« wird in der Regel weit überschätzt. Im übrigen auch von den GynäkologInnen, die ich befragt habe. Dabei ist die »magische Grenze 35« eine willkürliche Grenzziehung, hochgerechnet aus einem Fehlgeburtenrisiko nach Amniocentese (nicht nach Chorionbiopsie, bei dieser Methode liegt die Fehlgeburtsrate um ein Vielfaches höher!) von ca. 1%, dem statistischen Risiko für eine Chromosomenanomalie, das etwa auch bei 1% liegt, und der bundesdeutschen Laborkapazität. Die Laborkapazität als Begrenzung entfällt allerdings zunehmend,

Tabelle 2

Indikationsspektrum für pränatale Diagnostik aus Fruchtwasser und Chorionbiopsie (auf der Basis von Angaben von 42 bzw. 45 Laboratorien 1984 und 1986)

Jahr	Pränatale Diagnosen insgesamt (Anzahl der Laboratorien)	Alter		Indikationen			
		mat. >35 J.	pat. >40 J.	Vorwiegend psychisch (Angst)	Wieder-holungs-risiken	Gynäkolo-gische Auf-fälligkeiten	AFP (Alpha-Fetoprotein) im mütterlichen Serum erniedrigt
1984	22506	16628	1220	2406	2252	–	–
	(42)	73,9 %	5,4 %	10,7 %	10,0 %	–	–
1986	29789	23408		5432	104	562	282
	(45)	78,57 %		18,24 %	0,35 %	1,89 %	0,96 %

Aus: Traute M. Schroeder-Kurth (Hrsg.), Medizinische Genetik in der Bundesrepublik Deutschland, Gentechnologie Chancen und Risiken 18, Neuwied/Frankfurt 1989, S. 30.

da sich auch private Labors immer mehr fötaler Zellen annehmen und Chromosomenanalysen durchführen.

Diese Tendenz geht Hand in Hand mit dem Wunsch immer jüngerer Frauen, auch an dem medizinischen »Fortschritt« teilzuhaben. Ohne jegliches weiteres »Risiko« als dem, die das Kinderkriegen eben beinhaltet,[22] pochen sie auf ihr *Recht*, eine Fruchtwasseruntersuchung machen lassen zu können. Vorausgesetzt, sie verleihen ihrem Wunsch genügend Nachdruck, werden meist auch sie von Humangenetikern oder Frauenärzten bedient und die entstehenden Kosten mit der Krankenkasse unter dem Stichwort »Angstindikation« abgerechnet. Neuerdings pflegen Humangenetiker in dem Zusammenhang von einer »psychologischen Indikation« zu sprechen, die sinnvoll sei, um »übersteigerte Ängste« abzubauen.[23] Und sie fordern eine weitere Altersöffnung. »Eine gewisse Offenheit bei der mütterlichen Altersgrenze in Richtung auf die jüngeren Eltern hin ist sicherlich sinnvoll.«[24] Stimmen von Fachleuten, die zukünftig die Fruchtwasseruntersuchung als Serviceleistung für *alle* Schwangeren fordern, unabhängig von einem spezifischen Risiko, sind nicht mehr zu überhören: »Mit einer Erniedrigung der Fehlgeburtsrate insgesamt im zeitlichen Zusammenhang mit der Amniocentese ist es anzustreben, daß allen Schwangeren eine Fruchtwasseruntersuchung angeboten werden kann«, schreibt der Bremer Humangenetiker Werner Schloot.[25] Und der Chefgynäkologe Dieter Langnickel will allen Schwangeren nach einem abgestuften System die Pränataldiagnostik zugute kommen lassen, denn »nur 30% der mongoloiden Kinder werden von Frauen geboren, die 35 Jahre oder älter sind«[26]. Sicherlich auch mit eugenischem Blick auf eine behinderungsfreie Gesellschaft halten es zunehmend mehr Mediziner und Humangenetiker für unzumutbar, daß jüngere Frauen Kinder mit Down-Syndrom gebären sollen. Ihre Begründung ist vielfach eine suggestive Frage: Wer will denn schon ein behindertes Kind?

Der verständliche Wunsch nach gesundem Nachwuchs produziert nicht selten blindes Vertrauen in die Möglichkeiten pränataler Diagnostik. Diese Erwartungen können nur zum geringen Teil mit Hilfe dieser Methode erfüllt werden. »Wir verteilen keine Steifftierknöpfe ins Ohr«[27], kritisiert ein Mitarbeiter einer humangenetischen Beratungsstelle salopp die Konsumhaltung vieler Frauen gegenüber vorgeburtlicher Diagnostik.

Doch vielfach sind die Erwartungen in den letzten Jahren erst von den Medizinern geschürt worden. Denn welche Frau hat vor zwanzig Jahren an die medizinische Machbarkeit von gesundem Nachwuchs geglaubt? Frauen waren »guter Hoffnung«, ein properes Kind wurde, abhängig von der eigenen Lebenseinstellung, als Geschenk oder als Selbstverständlichkeit wahrgenommen, aber nicht als Resultat ärztlichen Handelns oder gar eines genetischen Check-ups.

»Damit es ein gesundes Baby wird«[28] lautet der Titel eines medizinischen Ratgebers für Schwangere. Schlagzeilen in gängigen Zeitschriften assoziieren Ähnliches. »Bekommen wir ein gesundes Kind«[29], steht da zu lesen, oder: »Unsere Babys sind die besten, warum die Babys heute so schön gesund auf die Welt kommen«[30]. Auch die »Stiftung für das behinderte Kind« propagiert mit mißverständlichen Angaben die Pränataldiagnostik. So heißt es in einer Verlautbarung, durch die pränatale Diagnostik ließen sich bei über 95 % aller Schwangeren Krankheiten des Fötus ausschließen.[31] Nur zu gerne lassen sich Frauen von der Sehnsucht nach dem eigenen tollen Baby mitreißen und glauben der Propaganda für vorgeburtliche Diagnostik.

Sicherlich gibt es auch unter den Humangenetikern inzwischen solche, die sich fragen, welchen Geist sie eigentlich mit der Einführung pränataler Diagnosemethoden heraufbeschworen haben. Es sind Stimmen, die vor dem leichtfertigen Gebrauch vorgeburtlicher Diagnostik warnen, die Frauen wegen ihrer Anspruchshaltung kritisieren, die ethische Fragen ins Spiel bringen. So schreibt die Heidelberger Humangenetikerin Traute Schroeder-Kurth: »Humangenetiker, genetische Berater und Frauenärzte, als diejenigen, die die Methode für pränatale Diagnostik bereitstellen und Beratungen durchführen, tragen die Verantwortung, daß sich keine Automatismen und keine Handlungsmuster oder Handlungszwänge entwickeln.«[32]

Ob eine humangenetische Beratung bei einer Beratungsstelle oder beim Frauenarzt allein dieser Tendenz entgegensteuert, bezweifle ich. Medizin und Humangenetik werden eindeutig von schwangeren Frauen mit dieser Methode identifiziert.[33] Auch eine non-direktive Beratung, wie sie heute vielfach angestrebt wird, ändert nichts an dieser Einschätzung. Gerda, die im Teil 3 zu Wort kommt: »Frauenarzt und Humangenetikerin hatten doch schon ihre Meinung, ich mußte sie mir erst mit Kopf und Bauch erarbeiten.« Für Gerda war das ein schwieriger Entscheidungsprozeß. Sie fühlte sich zerrissen zwischen eigenen Sehnsüchten, dem Wunsch nach Sicherheit, gesellschaftlichen Normen und vagen Zukunftsängsten. Dieser Konflikt wurde durch das Angebot zur Fruchtwasseruntersuchung verschärft. Mit pränataler Diagnostik werden technische Lösungen für Schwangerschaftsambivalenzen angeboten, die wiederum neue Risiken produzieren und schwangere Frauen in andere Zwickmühlen bringen.

Humangenetische Beratung

Um es vorweg zu sagen: Vorgeburtliche Diagnostik ist ein medizinisches *Angebot* an Schwangere, keine Pflichtuntersuchung der Schwangerenvorsorge. Gesetzgeberische Empfehlungen betonen diese Freiwilligkeit, die unabhängig von dem möglichen Risiko für die Geburt eines behinderten Kindes besteht. Ebenso kann keine Frau zu einem Schwangerschaftsabbruch nach einem normabweichenden Befund gezwungen werden.[34] Das bedeutet auch, daß Schwangeren die Verantwortung für die Untersuchung und die damit verbundenen Risiken zugeschoben werden.

Freiwilligkeit setzt die Freiheit und Ermutigung, zwischen möglichen Alternativen zu wählen, voraus. Dies beinhaltet auch, sich mit der eigenen Entscheidung, egal wie sie ausfällt, von der Umwelt akzeptiert zu fühlen. So gesehen, bricht sich die formal zugesicherte Freiwilligkeit von Pränataldiagnostik vielfach an der Realität, in der Frauen sich für oder gegen solche Untersuchungen entscheiden. Zu dieser Realität gehören auch die Beratung über das medizinische Instrumentarium sowie die Strukturen, in denen diese stattfindet.

Wichtigste Bezugspersonen von schwangeren Frauen sind heute GynäkologInnen. Sie gelten als die ExpertInnen für Schwangerschaft. Vielfach raten Sie, was Frauen in der Schwangerschaft zu tun oder zu lassen haben. Ohne viele Erläuterungen führen sie die Untersuchungen der Schwangerenvorsorge aus, führen den Mutterpaß und empfehlen schwangeren Frauen, eine Fruchtwasseruntersuchung oder gar Chorionbiopsie durchführen zu lassen. In diesem Kontext wird die genetisch orientierte Diagnostik zur alltäglichen Untersuchung in der Schwangerschaft, heute noch auf Frauen über 35 bezogen, morgen vielleicht schon auf alle Frauen.

Die hohe Akzeptanz vorgeburtlicher Diagnostik wurde vor allem durch die niedergelassenen ÄrtzInnen erreicht. Sie nutzen das mehr oder weniger große Vertrauensverhältnis zu ihren Patientinnen, um die Methoden an die Frau zu bringen. Zwar wußten die meisten Frauen, die ich gesprochen habe, schon vor dem Arztbesuch durch Presse oder von Freundinnen von der Möglichkeit einer Fruchtwasseruntersuchung. Doch den Ausschlag hatte meist das Anraten des Frauenarztes gegeben. Das ist auch die Erfahrung humangenetischer Beratungsstellen, nach deren Aussage sich Frauen aufgrund der Empfehlung des Frauenarztes bereits vor einem Beratungsgespräch für die Pränataldiagnostik entschieden haben. »Viele Frauen kommen bereits mit fertigen Instruktionen vom Frauenarzt zu uns, was unseren Vorstellungen von der persönlichen Entscheidung der Frau in Sachen Pränataldiagnostik widerspricht«[35], so eine Mitarbeiterin der humangenetischen Beratungsstelle Heidelberg. Das Beratungsgespräch bei einer humangenetischen Beratungsstelle übernimmt dann nur noch die Funktion, eine bereits getroffene Entscheidung zu bestätigen.[36]

Dieser zentralen Bedeutung bei der Entscheidungsfindung werden Frauenärzte und Frauenärztinnen nur selten gerecht. Sie informieren meist nur bruchstückhaft. Emotionale Implikationen dieser Untersuchungen wie beispielsweise Auswirkungen auf die Schwangerschaft oder die Konsequenz einer späten Abtreibung werden nur selten thematisiert. Für Zweifel und Ängste von Frauen ist in der GyänokologInnenpraxis vielfach weder Zeit noch Raum. Die Beratungen gleichen vielfach eher Handlungsanweisungen als Hilfestellungen für eine Entscheidungsfindung. »Er hat mir eine Überweisung geschrieben und damit hat es sich gehabt«, erzählt mir eine Frau und eine andere: »Beim genaueren Nachfragen hat er gesagt, in Ihrem Alter würde ich das machen – als Absicherung.« Ein anderer Gynäkologe zu einer 35jährigen: »Eine Frau – in Ihrem Alter – unbedingt. Ab 35 *muß* man das machen.«[37]

Nicht allen Frauen ist die direktive Art ihrer Frauenärzte unangenehm. Ganz im Gegenteil. Sie wollen an einem Arzt-Patientinnen-Verhältnis festhalten, das vielfach von Reglementierungen geprägt ist. Sie sind an Vorschriften gewöhnt und finden es irritierend, ausgerechnet in dieser komplexen Frage alleine entscheiden zu sollen. Dieses Dilemma zeigt die Klage von Eltern eines Kindes mit Trisomie 21. Sie beschuldigten die behandelnde Ärztin, der 38jährigen Mutter nicht ausdrücklich zu einer Amniocentense geraten zu haben. Die Eltern verloren den Prozeß in beiden Instanzen.[38] Trotzdem demonstriert der Fall, wie sehr sich Schwangere an den Rat der ÄrztInnen klammern. Die Autorität des Arztes und der Institution Medizin lassen es zu, die Verantwortung abzugeben. Dies gilt sowohl für die Nutzung der vorgeburtlichen Diagnostik wie auch für einen indizierten Schwangerschaftsabbruch nach »eugenischer Indikation«. Möglicherweise glauben sich Schwangere dadurch vor einem Konflikt bewahrt, in den sie durch eigenständige Entscheidungsfindung hätten geraten können. Denn nicht selten bringt schon die Entscheidung für oder gegen die Pränataldiagnostik schwangere Frauen in eine widersprüchliche Haltung zu sich selbst. Einerseits fühlen sie sich rundrum gut mit ihrem wachsenden Bauch, andererseits legt die Medizin nahe, dem nicht so ganz zu trauen. Sie sollen eine vernünftige, vorausschauende Entscheidung treffen, für die sie letztendlich mit ihrem eigenen Körper geradestehen. Sie sollen ihren schwangeren Körper dafür einem medizinischen Experten und die fötalen Zellen einem unbekannten Labor anvertrauen. In diesem Grundkonflikt, auf dessen verschiedene Facetten ich im Teil 4 noch genauer eingehen werde, wirkt der Rat des vertrauten Gynäkologen vielfach entlastend. Doch Erfahrungen zeigen, daß nicht durchdachte und durchfühlte Entscheidungen bei Komplikationen, Fehlgeburten, normabweichenden Befunden und einem dadurch indizierten Abbruch der Schwangerschaft zu erheblichen seelischen Konflikten führen können.

Es gibt keine gesetzlichen Regelungen, die Frauen zur Fruchtwasseruntersuchung zwingen. Trotzdem geraten sie mehr und mehr unter Rechtfertigungsdruck gerade gegenüber Frauenärzten, wenn sie den genetischen Check-up nicht machen lassen wollen. Typisch die Erfahrung einer 35jährigen Schwangeren. Sie hatte die Untersuchung als freiwilliges Angebot verstanden und war überrascht, daß der Arzt, als sie ablehnte, pikiert ein Formblatt herausholte, mit der Bemerkung: »Also, Sie wollen die Untersuchung verweigern, dann müssen Sie hier unterschreiben, daß ich Sie ausführlich über die Möglichkeiten dieser Untersuchung informiert habe und Sie sich in voller Kenntnis dessen gegen diese Untersuchung entscheiden.« Auch ich mußte ein solches Formblatt unterschreiben, weil ich mich als 36jährige gegen die Untersuchung entschieden hatte. Eine Tatsache, die mir Verantwortung zuschob, die leicht zur Schuld werden kann, falls mit meinem Kind nicht alles in Ordnung sein sollte. Diese Unterschrift mobilisierte mitunter während der Schwangerschaft Ängste, die ich bei meinem ersten Kind so nicht kannte. Dabei war ich jetzt nur knapp drei Jahre älter, und das Risiko war kaum gestiegen.

Diese Unterschrift, wenn Frauen eine, wie immer betont wird, *freiwillige* Untersuchung ablehnen, ist inzwischen in vielen Gynäkologenpraxen üblich. Der Grund ist die Absicherung des Arztes gegen mögliche Schadenersatzforderungen von Patientinnen. Hintergrund sind juristische Klagen von Müttern oder Eltern, die sich nicht »eindringlich genug« über die Möglichkeiten pränataler Diagnostik aufgeklärt fühlten und sich *deshalb* um die Chance gebracht sahen, ihr mongoloides Kind abzutreiben. In dem maßgeblichen Amniocenteseurteil des Bundesgerichtshofes wurden die Schadensersatzansprüche gegen den verklagten Arzt für Rechtens erklärt, da die Mutter glaubhaft behaupten konnte, sie hätte nach einem normabweichenden Befund einen Schwangerschaftsabbruch durchgeführt. Allerdings gibt es auch Urteile, die dem Arzt oder der Ärztin zwar eine umfassende Informationspflicht zuschreiben, ihnen aber ebenso zugestehen, ihren Patientinnen von einer Fruchtwasseruntersuchung abzuraten.[39]

Auch das Krankenhauspersonal erleben Frauen vielfach direktiv. Gerda rief im Krankenhaus an, um sich noch ein paar Tage Bedenkzeit vor der Fruchtwasseruntersuchung auszubitten. Daraufhin die Sekretärin: »Was gibt es da noch zu überlegen. Sie sind doch Jahrgang 53.« In einem anderen Fall hörte eine Frau, die ihren Termin wieder abblies, weil sie sich kurzfristig gegen die Fruchtwasseruntersuchung entschieden hatte, daß sie undankbar sei. »Schließlich ist die Amniocentese eine Serviceleistung vom Krankenhaus!«

Angst vor Schadenersatzforderungen ihrer Patientinnen und standesrechtliche Empfehlungen in Richtung genetische Prävention schränken den Spielraum von niedergelassenen GynäkologInnen in Sachen Pränataldiagnostik mehr und mehr ein. So gibt es Empfehlungen der Bundesärztekammer zur pränatalen Diagnostik mit dem Ziel, »Sicherheit und Nutzen« dieser Methoden zu erhöhen. Im dunklen bleibt dabei allerdings, wessen Nutzen nun gefördert werden soll. Viele Paragraphen lassen auf den Wunsch einer medizinischen Effektivierung und die rechtzeitige Beseitigung pathologischer Fälle, sprich Föten, schließen. Wie selbstverständlich wird davon ausgegangen, daß dies auch den Wünschen der Frauen entspricht. So kommen schwangere Frauen so gut wie überhaupt nicht in den Empfehlungen vor. Eine Kostprobe: »Ergibt sich nach Abschluß der pränatalen Diagnostik der Verdacht auf einen pathologischen Befund, so wird angeregt, daß die zuständigen Ärzte gemeinsam die praktischen Folgerungen aus den erbobenen Befunden abwägen. Die abschließende Beratung der Eltern kann durch den am besten informierten Arzt für den jeweiligen Fall erfolgen.« Außerdem werden die Ärzte angewiesen, Frauen, die familiengeschichtlich belastet sind, bereits fehlgebildete Kinder geboren haben, zwei oder mehr Fehl- oder Totgeburten unbekannter Ursache hinter sich haben oder die ein erhöhtes Alter haben, sprich über 35 sind, bereits »vor der Schwangerschaft, spätestens aber bis zur 8. Schwangerschaftswoche« einer genetischen Beratung zu unterziehen bzw. sie zu einer solchen zu veranlassen.[40] Diese Empfehlung der Bundesärztekammer bedeutet für Schwangere, daß sie sich bereits bei der Feststellung der Schwangerschaft durch Arzt oder Ärztin auf einen genetischen Check-up des Fötus einstellen müssen. Die innere Annahme der Schwangerschaft, ambivalente Phantasien um die eigene Mutterschaft, Freude, Angst, Ablehnung werden auf *nachher* verschoben. Nachher bedeutet bei der Fruchtwasseruntersuchung die 20. Schwangerschaftswoche, denn das ist der früheste Zeitpunkt, an dem mit einem Befund zu rechnen ist. »Mir tut es nicht gut, wenn ich 10 Wochen mit meiner Liebe aussetzen muß», sagte Gerda, die sich nach vielem Hin und Her gegen diese Untersuchung aussprach.

FrauenärztInnen fühlen sich vielfach durch die verlangte genetische Beratung überfordert. In den 10- oder 15minütigen Zeittakt einer Sprechstunde paßt keine Auseinandersetzung über das Für und Wider pränataler Diagnosen, selbst wenn Arzt oder Ärztin offen für ein solches Gespräch wäre. Zudem wird eine solche Beratung von den Kassen nur gering honoriert. Außerdem halten sich viele Frauenärzte fachlich nicht für kompetent genug, um in Details der genetisch orientierten Methodik einzusteigen. Und mitunter haben sie auch ethische Zweifel, ist doch gerade durch die Pränataldiagnostik das Berufsethos des Arztes als Helfer und Heiler in Frage gestellt. Die kurative Praxis der Medizin wird hier durch präventives Vermeiden, oder, besser gesagt, Selektieren ersetzt; eines Problems entledigt man sich kurzerhand durch Beseitigung des Problemträgers. Die Verhütungsmentalität wird zur Beseitigungsmentalität, Krankheit und Leiden werden zu Pannen im System ihrer Vermeidung, so jedenfalls die Meinung von einigen Kinderärzten.[41]

Nur wenige der von mir befragten Frauen mit einer sog. Altersindikation hatten vor der Fruchtwasserentnahme eine Beratung, weder vom niedergelassenen Frauenarzt noch von einer humangenetischen Beratungsstelle. Meist wurden sie direkt vom Gynäkologen zur Fruchtwasserentnahme in eine Klinik überwiesen. Konkrete medizinische Informationen über Risiken etc. bekamen sie erst wenige Minuten vor dem Eingriff vom Krankenhauspersonal vorgelegt. Eine Praxis, die inzwischen auch den Humangenetikern Sorge bereitet. Sie stellen fest, daß im Moment nicht einmal die Hälfte aller Frauen *vor* einer Pränataldiagnostik ausführlich beraten wird. Die Tendenz steigt mit zunehmenden vorgeburtlichen Diagnosen. Sie befürchten, eine weitere Privatisierung könnte zu einer nicht mehr kontrollierbaren Ausweitung vorgeburtlicher Diagnostik führen. So wird ein niedergelassener Gynäkologe zitiert, der mit 1400 genetischen Beratungen im Jahr die sechsfache Kapazität eines genetischen Beraters einer humangenetischen Beratungsstelle aufweist. Zweifel an der Gründlichkeit der Beratung sind sicherlich angebracht.[42]

Es ist zu befürchten, daß zunehmend Gesetze des freien Marktes eine Dynamik bestimmen, die zum gedankenlosen Konsumieren der Pränataldiagnostik verleitet. Deshalb die Forderung einiger HumangenetikerInnen, »daß kein ärztlicher Eingriff zum Zweck der pränatalen genetischen Diagnostik vorgenommen werden darf ohne vorangegangene ausführliche, kompetente genetische Beratung«[43].

Verschiedene humangenetische Institute versuchen, dem Trend zur selbstverständlichen genetischen Pränataldiagnostik durch Aufklärung *vor* solchen Untersuchungen entgegenzutreten. Durch Absprachen mit Kliniken, die Amniocentese und Chorionbiopsie *nur* nach einer Beratung bei der humangenetischen Beratungsstelle durchführen, haben sie so etwas wie eine Pflicht zur Beratung eingeführt. »Wir akzeptieren kein Fruchtwasser, ohne die Frau vorher gesehen zu haben«, so die Heidelberger Humangenetikerin Traute Schröder-Kurth.[44]

Ich habe einen Termin bei der humangenetischen Beratungsstelle in Heidelberg, nicht als Schwangere, die beraten werden will, sondern als eine, die versucht, sich ein Bild zu machen. Wie die meisten Beratungsstellen ist auch die Heidelberger an eine Universität angeschlossen, d. h. der Forschung nahe, möglicherweise zu nahe. In den Betonbauten des Universitätsgeländes suche ich nach einem Hinweis auf die Beratungsstelle. Als ich auf Parolen an Häuserwänden wie »Humangenetik – faschistisch« oder »brave new world« stoße, wähne ich mich schon nah. In der Beratungsstelle werde ich freundlich begrüßt. Auch während des Gesprächs habe ich nicht den Eindruck, wie es mir sonst in manchen genetischen Instituten passiert ist, daß mit Antworten hinter dem Berg gehalten wird. »Wir gehen auf ein genetisches Zeitalter zu«, sagt der Arzt und Leiter der Beratungsstelle, und im Nachsatz: »Alles wird gemacht, was machbar ist. Wir können dem im Grunde nur geringfügig entgegensteuern. Die Gesellschaft verlangt danach.« Hat er resigniert? »Wir stellen fest, daß es, kaum ist ein neuer Test erfunden, bereits eine Nachfrage gibt.« Und der Arzt phantasiert, daß jetzt, wo möglicherweise, der veranwortliche Genabschnitt für Allergien lokalisiert worden ist, morgen eine Patientin kommt und wissen will, ob ihr Ungeborenes eine Allergie gegen Blütenpollen hat, weil ein Kind mit Blütenpollenallergie vielleicht nicht in ihren Alltag als Gärtnerin paßt. Und was macht die humangenetische Beratungsstelle gegen diese Entwicklung, frage ich und weiß gleichzeitig, wie absurd es ist, ausgerechnet von einer humangenetischen Institution eine Begrenzung zu erwarten, die andererseits in Form von genetischer Forschung weltweit fieberhaft diese Tendenzen vorantreibt. Bei meinem Gegenüber empfinde ich ein Schulterzucken, ein Gefühl, machtlos einer gesellschaftlichen Entwicklung ausgeliefert zu sein, und gleichzeitig den Anspruch, im Kleinen zu helfen. »Die Leute sehen eben die ganzen Nachteile dieser Gesellschaft erst, wenn sie überhaupt Kinder haben, und erst recht, wenn sie kranke Kinder haben. Die Isolation, die ökonomischen Einbußen usw. Dann überlegen sie natürlich, wie sie das individuell verhindern können.« Und die Sozialarbeiterin: »In das perfekte Kinderzimmer gehört eben auch das perfekte Kind.« Die Sozialarbeiterin führt mich in das Wartezimmer. Broschüren liegen aus, Informationen über Selbsthilfegruppen für Eltern behinderter Kinder, Ratgeber. Ansonsten leere Stühle. »Wenn wir Sprechzeiten haben, ist es hier immer proppenvoll.« Ein Schmunzeln über die Bilder berühmter Genetiker, die dichtgedrängt an den Wänden hängen, kann ich nicht unterdrücken. Wie stimulierend wohl ein gutmütiger Pater Mendel oder zeitgemäßer der smarte Herr Crick auf die Schwangeren wirkt? Oder ist es nur die Demonstration geistiger Potenz, die sich über den Köpfen der Frauen erhebt? Immer noch besser die Suggestion von »Autorität« als die Suggestion von »Abfall«, grüble ich. Ich weiß um die entwürdigenden Aufnahmen nackt fotografierter Behinderter, die andere Beratungsstellen »zieren«. Die Sozialarbeiterin ahnt wohl meine Gedanken, als sie sagt, sie würden den Raum ja gerne freundlicher einrichten, aber ihr oberster Chef, Humangenetiker seines Zeichen, bestehe auf dieser Ahnenreihe. Nun, eine freundliche Einrichtung ersetzt noch keine kompetente Beratung. Auf Aufklärung wird in Heidelberg viel Wert gelegt. Schon bei der Terminabsprache werden Frauen in Grundzügen informiert. »Wenn eine Schwangere bei uns anruft und sagt, sie möchte gerne diese Vorsorge machen, dann klären wir sie auf, daß das keine Vorsorgeuntersuchung im eigentlichen Sinne ist.«

Das Beratungsgespräch findet einige Wochen vor der Fruchtwasserentnahme statt und ist überhaupt Voraussetzung, um zu einer Pränataldiagnostik zugelassen zu werden. Ausdrücklich werden Frauen auf die mögliche Konsequenz eines späten Schwangerschaftsabbruches hingewiesen. »Wir betonen immer, daß es für die meisten durch die Pränataldiagnostik erkannten Fehlbildungen keine Therapie gibt, so daß es nicht um Heilung oder Vermeidung von Krankheit, sondern um den Abbruch dieser Schwangerschaft geht.« Einige Frauen sind von dieser Konsequenz überrascht und verzichten aus diesem Grunde auf die Diagnostik, andere finden, daß die diagnostischen Möglichkeiten oder das eigene geringe Risiko für ein behindertes Kind die mit der Prozedur verbundenen Risiken nicht rechtfertigen. Die Sozialarbeiterin schätzt, daß etwa 20% der Frauen nach der telefonischen Information oder der persönlichen Beratung auf die vorgeburtliche Diagnostik verzichten. »Die anderen wollen häufig ganz auf Nummer Sicher gehen, obwohl wir ihnen sagen, daß wir diese Sicherheit nicht bieten können.« Der Gründlichkeit halber erstellen die genetischen BeraterInnen dann auch noch von jeder Schwangeren und ihrer Familie Stammbäume, um noch zusätzliche familiäre genetische Risiken zu klären. Auf mein befremdetes Nachfragen: »Da kommen oft noch ganz wichtige Dinge heraus.« Eine problematische Praxis, die eine verordnete Routineberatung zur Pränataldiagnostik mit möglichen familialen Wahrscheinlichkeiten für Krankheiten koppelt. Ich persönlich würde mich gegen ein solches Vorgehen entschieden verwahren. »Die Frauen kommen ja zur genetischen Beratung, um über genetische Risiken aufgeklärt zu werden«, bekomme ich zu hören. Ist das wirklich in den meisten Fällen so? Suchen Frauen nicht eher nach der Beruhigung, der Bestätigung, nach einem Ort, wo sie über ihre Konflikte sprechen können?

Ist die Beratungspflicht der Heidelberger und einiger anderer humangenetischer Beratungsstellen ein Versuch, dem gedankenlosen Konsumieren solcher Untersuchungen entgegenzuwirken, so bezweifle ich, daß eine verordnete Beratung Frauen wirklich hilft, zu einer tragfähigen Entscheidung zu kommen. Noch problematischer finde ich, das auf gesetzgeberischer Ebene festzulegen. Geht es nach den Beschlußempfehlungen des parlamentarischen Ausschusses für Forschung und Technologie, so soll die genetische Beratung »verpflichtende Voraussetzung für die freiwillige pränatale Diagnostik sein und einige Tage vor der Zellentnahme für die Durchführung einer pränatalen Diagnostik erfolgen«[45]. Die Pflicht zur Beratung prägt von vornherein die Haltung, in der Informationen aufgenommen werden, und sie macht schwangeren Frauen und ihren Partnern tendenziell vor, sie müßten eine eindeutige Haltung gegenüber Berater oder Beraterin einnehmen. Astrid Bühren, psychotherapeutisch ausgebildete Ärztin bei der humangenetischen Beratungsstelle Homburg, bestätigt dies: »Ich sage immer erst, sie bekommen den Schein schon, aber wir sollten vorher noch mal über die Gründe und Ängste, die dahinterstehen, reden.«[46] Eine Aussage, die mich an die Situation bei der Indikationsstellung im Zusammenhang mit dem § 218 erinnert, bei der Frauen auch ihre Konflikte tunlichst für sich behalten, um das Einverständnis des Arztes zu erreichen.

Eine Zwangsberatung bei einer genetischen Beratungsstelle, die gleichzeitig von Schwangeren mit der Bereitstellung pränataler Diagnostik identifiziert wird, ist nicht der Ort, wo Frauen in der Regel ihre Konflikte auf den Tisch legen. Im Gegenteil, sie sind die Fordernden, diejenigen, die das Angebot nutzen wollen, die scheinbar zweifelsfrei in der vorgeburtlichen Diagnostik die Chance erblicken, ein gesundes Kind zu gebären. Konsumhaltung und Konfliktfreiheit bestätigen auch die wenigen Untersuchungen im deutschsprachigen Raum. So fand eine Münchener Untersuchung heraus, daß »nur« rund ein Viertel der Klientinnen einer humangenetischen Beratungsstelle in München Schwierigkeiten bei der Entscheidungsfindung haben. Diese Frauen wurden dann auch kurzerhand als »Problemgruppe« eingestuft, die ihre Entscheidungen für oder gegen Pränataldiagnostik häufig erst während oder nach dem Beratungsgespräch treffen. »Weiter zeigen unsere Ergebnisse, daß es gerade in der Problemgruppe einen signifikant höheren Anteil von Frauen gibt, die positiv zur Geburt eines eigenen behinderten Kindes eingestellt sind bzw. einen Schwangerschaftsabbruch bei Vorliegen einer kindlichen Behinderung ablehnen, als unter den Frauen, die keine Entscheidungsschwierigkeiten haben.«[47]

Diese Studien, meist im Rahmen humangenetischer Institute angefertigt, vermitteln den Eindruck, als wäre die Pränataldiagnostik ein Service, den Schwangere bereitwillig und freudig annehmen. Sicherlich stimmt das auch für einen Teil der Frauen. Allerdings erlebt nach meinen Recherchen die Mehrzahl der Frauen diese Untersuchungen zumindest als einen Konflikt in ihrer Schwangerschaft. Ich frage mich, wo die schwangeren Frauen ihre Ambivalenzen lassen, ihre Ängste, Sehnsüchte, emotionalen Konfusionen, die mit dieser Untersuchung verbunden sind und die in den deutschen Fragebogenaktionen kein Thema sind.

Genetische Beratung informiert über Risiken und alle möglichen Eventualitäten. Das liegt sozusagen in der Sache selbst. Und sich alle möglichen Komplikationen, und seien sie noch so selten, vor Augen zu führen, löst immer Ängste aus. Wen wundert es, daß sich schwangere Frauen vielfach vor dem Wissen um mögliche Fehlbildungen des Kindes, potentielle Komplikationen, genetische Risikoquoten schützen. Sie fürchten Beunruhigung und eine Störung der Beziehung zum Ungeborenen. Eine Befragung von Frauen vor und nach einer ausführlichen non-direktiven Beratung bei einer humangenetischen Beratungsstelle bestätigt diese Bedenken. So zeigten sich nach der Beratung fast alle Schwangeren stärker beunruhigt als vor der Beratung.[48] Manche Beratungsstellen tragen dem Rechnung, indem sie gerade das zu benennen versäumen, was erst den »Sinn« der Pränataldiagnostik ausmacht. Gemeint ist der Schwangerschaftsabbruch nach einem normabweichenden genetischen Befund. »Warum schon vorher die Pferde scheu machen, wo es doch nur in 3 % der Fälle aktuell wird.«[49] Eine problematische Praxis, die (unnötig) Ängste durch die Aufzählung von allen möglichen Risiken produziert und damit indirekt eine Methode propagiert, deren Konsequenzen sie aber dann verschweigt. So, als wäre der Schwangerschaftsabbruch im 6. Monat ein leicht verkraftbares Ereignis.

Schwangere Frauen, so habe ich immer wieder erfahren, wollen »es« lieber doch nicht so genau wissen, ziehen es vor, auf ihren Arzt zu hören oder sich nach einer gesellschaftlichen Stimmung zur richten. Bereitwillig vertrauen sie einer Methode, die wie eine »black box« wirkt, undurchschaubar in vielen Punkten, aber dafür eine Projektionswand für alle Sehnsüchte, die Frauen und Paare mit dem Kinderkriegen verbinden. Fälschlicherweise bekommt diese Methode dadurch eine Bedeutung, die dem, was sie zumindest heute vermag, nicht entspricht und die die tiefgehenden Auswirkungen auf Schwangerschaft und Frauenpsyche ausblendet. Propagandisten wissen um die Wünsche schwangerer Frauen, und sie nutzen sie für ihre Ziele:

Aus einer Broschüre für Schwangere: »Amniozentese. Ein winziges bißchen Fruchtwasser erzählt so viel von Ihrem Baby.«[50] Welche poetische Verbrämung von Tatsachen, in der wesentlichste Elemente einfach verschwiegen werden. Zum Beispiel der Eingriff selbst, bei dem zur Gewinnung des Fruchtwassers eine Nadel durch die Bauchdecke gestoßen werden muß, wobei es öfter mehrere Anläufe braucht, bis genügend Fruchtwasser gewonnen werden kann, und es auch zu Komplikationen, vereinzelt sogar zu Fehl- oder Totgeburten kommen kann. »Erzählen« heißt, der Fötus wird einem Testverfahren unterworfen, das nur dann rechten Sinn macht, wenn das »Baby«, um in der Sprache der Broschüre zu bleiben, bei normabweichendem Befund auch beseitigt wird. Denn die Fruchtwasseruntersuchung ist genauso wie die Chorionbiopsie keine Methode, die zu einem gesunden Baby verhilft. Vielmehr wird mit ihrer Hilfe bereits in der Schwangerschaft versucht, Normabweichungen im genetischen Strickmuster des Fötus zu erkennen, um ihn noch in der gesetzlichen Frist bis zur 24. Schwangerschaftswoche abtreiben zu können.

Reichen Aufklärung und Information, die im Zusammenhang mit diesen genetischen vorgeburtlichen Untersuchungen angeboten werden, aus, um Frauen und ihren Partnern zu einer Entscheidung zu verhelfen, die sie emotional tragen können?

Die momentane Praxis der Frauenärzte leistet das nicht, und die humangenetischen Institute repräsentieren bei aller individuellen Bemühung von einzelnen BeraterInnen in erster Linie die Institution, die diese Methoden bereitstellt, erfaßt und dokumentiert. Zu verwoben und für die Öffentlichkeit undurchschaubar ist die Verknüpfung von humangenetischen Beratungsstellen mit der wissenschaftlichen Disziplin Genetik. Es läßt sich ohne viel Phantasie spekulieren, daß sich aus den interessanten »Fällen« der genetischen Beratung zumindest ein Teil der humangenetischen Forschung nährt. Und die Wissenschaft selbst: Zu ihrem Wesen gehört der Blick auf das Risiko, die Abweichung von der Norm im genetischen Strickmuster. Danach liegt das Augenmerk eben nicht auf den 96% aller Neugeborenen, die gesund auf die Welt kommen, sondern auf den 1% oder 2%, die eine mögliche genetisch verursachte Schädigung haben. Diese Sichtweise impliziert von vornherein die Selektion, unabhängig davon, wie klientenzentriert sich einzelne genetische BeraterInnen verhalten.

Beratung von Schwangeren heißt mehr als nur Information über genetische Risiken, Krankheitsbilder, medizinische Methoden. Sie sollte Konfliktberatung sein, die Ängste und Widersprüchlichkeiten bei Frauen und auch ihren Partnern wahrnimmt, die unterstützend wirkt, egal, welchen Weg sich die Frau oder das Paar zu gehen entschließt. In Bremen hat eine Arbeitsgruppe aus Hebammen, Ärztinnen und Therapeutinnen eine erste Konzeption für eine solche Aufklärungsarbeit entwickelt, die an keine humangenetische Institution gebunden ist. Darüber mehr im letzten Teil.

»Braucht es denn die Information, die Aufklärung?« hörte ich öfter schwangere Frauen fragen. »Ich weiß doch auch nicht genau, was beim Blut alles getestet wird und was die anderen Vorsorgeuntersuchungen beinhalten.« Doch Aufklärung und Beratung vor einer Pränataldiagnostik sind wichtige Voraussetzungen, um sich überhaupt für oder auch gegen diese Untersuchungen entscheiden zu können. Die genetischen Pränataldiagnosen unterscheiden sich von den anderen Untersuchungen der Schwangerenvorsorge. Sie sind eindringender und eindringlicher in ihren Auswirkungen auf die Schwangerschaft. Deshalb will ich Frauen ermutigen, sich vor der Fruchtwasserentnahme die Methoden und ihre Implikationen vor Augen zu führen, zu reflektieren, daß eine nüchterne genetisch orientierte Betrachtungsweise des Fötus Probleme erzeugen kann, nicht nur bei unklaren oder falschen Befunden, und daß die emotionale Bindung einer schwangeren Frau, und sei sie noch so widersprüchlich, dem objektiven Kalkül eines genetischen Check-up widerspricht. Mir ist wichtig, bewußtzumachen, daß Schwangere mit dieser Untersuchung den »öffentlichen« Zutritt in ihre schützende Höhle gewähren, in der vielleicht ein lang ersehntes Wunschkind wachsen will. Sie legt schon im 4. oder 5. Monat der Schwangerschaft offen, was seit jeher 9 Monate brauchte, um sich in Ruhe und Geborgenheit zu entwikkeln. Die invasive Pränataldiagnostik kann in Einzelfällen die Schwangerschaft gefährden oder zur Disposition stellen. Im Regelfall initiiert sie eine Schwangerschaft auf Probe.

Im folgenden Kapitel werde ich die pränatalen Methoden und ihre Risiken darstellen, fragen, ob die Altersindikation mehr ist als eine willkürliche Grenzziehung der HumangenetikerInnen, über einzelne Krankheitsbilder berichten und ein paar Schlaglichter auf zukünftige Entwicklungen richten. Stichworte sind: DNA-Diagnostik, intrauterine Operationen, kurzum: die gläserne Gebärmutter.

Suche nach der genetischen Abweichung

Wenn landläufig von Fruchtwasseruntersuchung (im Fachjargon: Amniocentese) oder Chorionzottenbiopsie (auch Chorionbiopsie) gesprochen wird, ist meist beides gemeint: die Gewinnung von fötalem Zellmaterial sowie seine Analyse im Labor. Im folgenden werde ich die Entnahmetechniken darstellen, auf ihre medizinischen Risiken für Schwangere und Fötus eingehen und die Aussagekraft der Befunde problematisieren. Ich habe dafür verschiedene nationale und internationale wissenschaftliche Studien herangezogen, die mich in ihrer Ergebnisbreite, vor allem was das Risiko des Eingriffs anbelangt, immer wieder verblüfft haben. Oft spiegelt sich die Interessenlage der ForscherInnengruppe: so, wenn beispielsweise die Effizienz der Chorionbiopsie durch einen Vergleich mit der Amniocentense bewiesen werden soll und plötzlich die Risiken der Amniocentese um ein Vielfaches höher eingestuft werden als bislang allgemein üblich.[51] Bringt erst die Konkurrenz der Methoden die (statistische) Wahrheit ans Licht? Ich will diese Zahlenvielfalt den LeserInnen nicht vorenthalten, auch wenn sie möglicherweise verunsichert. Im Grunde zeigen diese Differenzen, wie wenig diese diagnostischen Methoden bislang erprobt sind, auch wenn sie den Frauen vielfach als unproblematische und risikoarme Routine der Schwangerenvorsorge verkauft werden. Auffallend ist auch, daß auf nationaler wie auf internationaler Ebene Untersuchungen fehlen, die Schwangerschaftsverläufe mit Pränataldiagnostik mit Schwangerschaften ohne diesen Eingriff vergleichen. Immerhin ist zu vermuten, daß bereits die Anspannung vor den Untersuchungen Einfluß auf den Schwangerschaftsprozeß haben wird.

Methoden und ihre Risiken

Fruchtwasseruntersuchung

Die Entnahme des Fruchtwassers erfolgt normalerweise im zweiten Drittel der Schwangerschaft zwischen der 16. und 18. Schwangerschaftswoche. Erst zu diesem Zeitpunkt ist genügend Fruchtwasser mit abgelösten Hautzellen des Fötus vorhanden, um eine Zellkultur anzulegen. Routinemäßig werden diese Zellen dann einer *Chromosomenanalyse* unterzogen, die Hinweise auf bestimmte Abweichungen in der Grobstruktur des genetischen Aufbaus gibt. Außerdem werden noch routinemäßig einige biochemische Tests durchgeführt. Auf den Befund muß die Schwangere zwischen 3 und 4 Wochen warten. Mitunter wird ihr dann angeraten, die Entnahme nochmals wiederholen zu lassen, weil das Ergebnis unklar ist oder sich die Zellkultur nicht genügend entwickelt hat. Insgesamt wird die Fehlerquote bei Fruchtwasserbefunden als gering eingeschätzt. Trotzdem kommt es vor, daß Frauen einen Abbruch aufgrund der diagnostizierten Chromosomenabweichung vornehmen lassen und sich hinterher bei der Nachuntersuchung herausstellt, daß das »Kind« normal war.

Die Fruchtwasserentnahme selbst kommt einem kleinen Eingriff gleich, der vor allem in Kliniken, aber auch mehr und mehr in Privatpraxen durchgeführt wird: In örtlicher Betäubung wird mit einer Punktionsnadel durch Bauchdecke und Uterusmuskulatur gestochen, um in die Fruchthöhle vorzudringen, aus der dann mit einer Spritze 20 bis 25 ml Fruchtwasser entnommen werden. Ist der erste Versuch gescheitert, soll nur noch ein weiterer Versuch an anderer Stelle der Bauchdecke am selben Tag gemacht werden. Um eine Verletzung der Plazenta und des Fötus zu vermeiden, empfehlen Fachleute dringend, die Amniocentese nur unter Ultraschallsichtkontrolle durchzuführen.[52] Hinterher werden die Frauen noch für einige Zeit mit Hilfe des CTGs beobachtet. Es wird angeraten, sich nach dem Eingriff mehrere Tage zu schonen.

Soweit die nüchterne medizinische Beschreibung. Frauen erleben den Eingriff sehr unterschiedlich. Manche empfinden den Eingriff als harmlos und wenig schmerzhaft oder wehren bereits die Frage mit einem »muß eben sein« ab. Andere beschreiben ihn als unangenehm. Immerhin wird die eigene Körpergrenze durchbrochen, um zu dem vorzudringen, was viele Schwangere intuitiv schützen wollen. Nur so kann ich auch Reflexe von Frauen einordnen, die ihre Hände in Abwehr vor der Nadel schützend vor den Bauch legen. Eine Frau habe ich kennengelernt, die von der Liege gesprungen ist, als der Arzt die Nadel ansetzen wollte. Sie fürchtete eine Verletzung des Fötus durch die Nadel. Dies ist eine Angst, die viele Frauen benennen. Allerdings ist die Gefahr zumindest nach statistischen Angaben gering einzuschätzen. Trotzdem passiert auch so etwas, wie Margret im Teil 3 berichten wird. Ihr intrauterines »Kind« wurde am Bauch verletzt und verstarb kurz nach dem Eingriff.

Renate ließ bei ihren letzten beiden Schwangerchaften eine Fruchtwasseruntersuchung machen. Vor allem beim ersten Kind hatte sie Angst vor dem Eindringen der Nadel, aber auch vor einer möglichen Gefährdung der Schwangerschaft durch die Fruchtwasserentnahme:

»Zuallererst hat der Spezialist, zu dem ich nur wegen der Untersuchung in eine andere Stadt gefahren bin, einen Ultraschall gemacht. Er hat dann die Stelle, wo er punktieren wollte, geortet und markiert. Also, ich habe ganz genau die Nadel gesehen, wie er die zwischen Daumen und Zeigefinger hielt und dann mit einem Ruck in den Bauch stoßen wollte. Die erste Nadel ist keinen Millimeter reingegangen, weil ich meine Bauchdecke wohl so angespannt habe, daß sie sich verbogen hatte. Ich schätze, daß die Nadel 25 cm lang ist. Beim zweiten Versuch klappte es dann. Mein Mann, der auch mit dabei war, hatte mir meine Hand gehalten, sonst hätte ich sie vielleicht schützend über meinen Bauch gelegt. Jedenfalls ging jetzt die Nadel rein, weil ich entspannter war. Das hing wohl damit zusammen, daß der Arzt gelacht hatte, so ein verständnisvolles Lachen war das, weil er sah, daß ich einfach Angst hatte, daß diese Nadel in meinen Bauch gestochen wird. Dadurch empfand ich einen Moment lang irgendwie eine menschliche Nähe zu diesem Arzt, so daß ich mich ihm anvertrauen konnte. Also wie gesagt, es klappte dann. Es war ein kurzes Brennen, aber kein Schmerz in dem Sinne. Ich habe dann an meinem Bauch heruntergeguckt und gesehen wie die Nadel so zur Hälfte herausragte. Dann hat er mit einem Gerät durch die Nadel Fruchtwasser abgesaugt. Er hat zuerst eine Probe entnommen, die er dann weggeschüttet hat, weil da wohl noch Zellen von mir dabei waren, Hautzellen usw. Dann beim nächsten Versuch hatte er Fruchtwasser mit genügend kindlichen Zellen. Ich mußte nach der Entnahme dann noch zwei Stunden ruhen, bevor ich nach Hause fahren durfte. Während dieser Zeit wurde ich auch zur Überwachung an ein Ultraschallgerät gehängt.«

Renate hatte nach der Fruchtwasseruntersuchung keine *Komplikationen*. Das ist inzwischen bei der Fruchtwasseruntersuchung die Regel. Trotzdem kann der Eingriff zu Blutungen, Bauchschmerzen, Fruchtwasserabgang oder frühzeitigen Wehen führen. Bei Karin z. B. lag die Plazenta an der Vorderwand, so daß der Arzt durch die Plazenta stechen mußte. In der Fachliteratur wird eine solche Lage der Plazenta als ein mögliches Risiko bei der Gewebeentnahme beschrieben. In einem solchen Fall wird angeraten, abzuwarten und die Punktion zu einem späteren Zeitpunkt nochmals zu versuchen. Nach dem Eingriff kam es bei Karin zu Blutungen. Um keine Frühgeburt zu provozieren, mußte sie einen Großteil der Schwangerschaft im Bett verbringen. Eine aktuelle amerikanische Studie zeigt, daß die Komplikationsrate höher als bisher angenommen ist. Immerhin klagten noch zwei bis drei Wochen nach dem Eingriff 11,5% der Frauen über wehenartige Schmerzen,[53] möglicherweise mitbedingt durch die seelische Anspannung beim langen Warten auf den Befund. In der Bundesrepublik werden üblicherweise sehr viel geringere Komplikationsraten zwischen 0,1 und 1% genannt. Sie gehen auf nationale und internationale Studien zurück, die in den 70er Jahren in ausgewählten Kliniken durchgeführt worden sind. Fraglich ist, inwiefern diese Daten auch heute noch zutreffen, da die Amniocentese inzwischen nicht nur in vielen kleinen Krankenhäusern, sondern auch von niedergelassenen Ärzten durchgeführt wird, die häufig nicht die Erfahrung von Spezialisten haben. Es besteht Übereinstimmung, daß sich die Risiken für die werdende Mutter und das Ungeborene verringern, wenn der Eingriff von erfahrenen Fachleuten durchgeführt wird, die ihn jährlich mindestens 200- bis 300mal vornehmen.

Auch zum Fehlgeburtsrisiko gibt es keine aktuellen Daten. Es wird selbst von Fachleuten unterschiedlich hoch eingeschätzt. Die gängigen Risikozahlen, die heute Gynäkologen ihren Patientinnen nennen, liegen weit unter 1%, die Heidelberger Beratungsstelle spricht von einem Risiko zwischen 0,4% und bei Vorderwandplazenta von 1% Risiko, vorausgesetzt, der Eingriff wird in der dortigen Universitätsklinik durchgeführt. In der Studie der Deutschen Forschungsgemeinschaft werden Fehlgeburtsraten zwischen 0,3% und 2,4% bis zur 28. Schwangerschaftswoche genannt. Allerdings bleibt unklar, inwieweit jede Fehlgeburt auch als eine Folge der Punktion zu werten ist. Der Bonner Ultraschallspezialist Manfred Hausmann kam jüngst mit Zahlen zwischen 0,5% und 5% zu einer noch höheren Risikoeinschätzung. Sie veranlaßten ihn, angesichts des relativ hohen Risikos von einem leichtfertigen oder routinemäßigen Gebrauch der Amniocentese abzuraten.[54]

Zur Zeit werden an einigen deutschen Universitätskliniken Versuchsreihen mit einer früher gelegenen Fruchtwasserentnahme durchgeführt. Als Vorteil dieser sog. *Frühamniocentese* gilt, daß sie bereits zwischen der 12. und 14. Schwangerschaftswoche durchgeführt werden kann. Obwohl Mediziner inzwischen verlautbaren, daß die Frühamniocentese in ihrer Durchführung und diagnostischen Aussagekraft ähnlich verläßlich wie eine zwischen 16. und 18. Woche durchgeführte Fruchtwasseruntersuchung ist, halte ich Skepsis für angebracht. Die Methode ist noch wenig erprobt, und die Daten sind bislang zu gering, um zu allgemeinen Aussagen kommen zu können.

Chorionbiopsie

Die Chorionzottenbiopsie (im Fachjargon vielfach CVS als Abkürzung für die englische Bezeichnung Chorion Villus Sampling genannt) wird von vielen Gynäkologen und Humangenetikern als die Methode der Zukunft angesehen. Auch sie dient dazu, an fötale Zellen zu gelangen, die dann einer Chromosomenanalyse unterzogen werden. Ihr Vorteil ist, daß sie bereits in der frühen Schwangerschaft, am günstigsten zwischen 10. und 11. Schwangerschaftswoche vaginal und ab der 13. Woche abdominal (durch die Bauchdecke) durchzuführen ist. Mit dem Ergebnis ist wenige Tage später zu rechnen, so daß ein eventueller Schwangerschaftsabbruch noch im ersten Schwangerschaftsdrittel möglich ist, zu einem Zeitpunkt also, an dem sich die Frau mit dem in ihrem Bauch heranwachsenden Kind möglicherweise noch nicht so verbunden fühlt. Allerdings gilt die Chorionbiopsie als unsicherere und riskantere Methode als die Fruchtwasseruntersuchung.

Bei der Zottenentnahme kommt es vor, daß nicht genügend fötales Gewebe gewonnen werden kann und deshalb der Eingriff wiederholt werden muß. Zudem liegt das Risiko, daß selbst erfahrene Diagnostiker zu keinem Ergebnis kommen, zwischen 3 und 4 %. In einer Gießener Untersuchung mußten sogar 9 % der Frauen wegen Interpretationsproblemen des Befundes anschließend noch eine Fruchtwasseruntersuchung durchführen lassen,[55] und nach einer großen kanadischen Studie waren es 9,9 %.[56] Eine mögliche Fehlerquelle bei der Analyse des Materials liegt darin, daß mütterliche anstelle von fötalen Zellen gewonnen werden. So kann es zu sogenannten falsch-positiven Befunden kommen, nach denen dann versehentlich »genetisch normale« Föten abgetrieben werden. Zudem können aufgrund des frühen Zeitpunktes der Chorionbiopsie in der Schwangerschaft noch keine Aussagen über Neuralrohrdefekte (offener Rücken, Anencephalie) gemacht werden.

Sowohl bei der Fruchtwasseruntersuchung als auch bei der Chorionbiopsie ist die Geschlechtsbestimmung Teil des Befundes. Allerdings wird nach einer Chorionbiopsie das Geschlecht des Fötus den Eltern erst nach der 14. Schwangerschaftswoche mitgeteilt, da zu diesem Zeitpunkt ein Schwangerschaftsabbruch aus Geschlechtervorliebe nicht mehr möglich ist. Bis dahin könnte, so wird befürchtet, eine derart motivierte Abtreibung mit einer »sozialen Indikation« kaschiert werden.

Zum Eingriff selbst: Meist wird der Eingriff durch die Scheide vorgenommen (transzervikale Methode). Zur Vorbereitung auf diese Zottenentnahme wird den Schwangeren eine Woche vorher ein vaginaler Abstrich empfohlen. Dadurch hofft man auszuschließen, daß sich in der Scheide Bakterien befinden, die bei der Chorionzottenentnahme in die Gebärmutter hochgeschleppt werden können. Falls Keime vorhanden sind, muß die Scheide vorher medikamentös behandelt werden. Zur Chorionbiopsie muß die Harnblase gefüllt sein, was viele Frauen als unangenehm empfinden. Unmittelbar vor dem Eingriff wird die Scheide desinfiziert. Unter Ultraschallsicht schiebt der Arzt oder die Ärztin einen Katheter durch den Muttermund in die Gebärmutter, um Gewebe aus dem Chorion, dem kindlichen Anteil der späteren Plazenta, abzusaugen. Gelingt es nicht, genügend Gewebe zu entnehmen, soll der Eingriff am selben Tag nicht mehr wiederholt werden, da sonst die Gefahr einer Fehlgeburt vergrößert wird. Hinterher wird die Schwangere noch eine Weile mit dem CTG überwacht. Ihr wird eine mehrtägige Schonung empfohlen. Nach einer Woche soll per Ultraschall nochmals die Vitalität des Embryos überprüft werden.

Die Chorionzottenentnahme kann auch durch die Bauchdecke erfolgen, allerdings erst ab der 12. Schwangerschaftswoche (transabdominale Chorionbiopsie). Der Eingriff gleicht dem Verfahren der Amniocentese. Die abdominale Chorionbiopsie wird in der Literatur als zuverlässiger im Befund und als weniger entwürdigend für die schwangere Frau als die transzervikale Chorionbiopsie beschrieben. Allerdings gibt es in der BRD mit dieser Methode bislang wenig Erfahrungen, so daß keine umfassenderen Daten über Risiken verfügbar sind.[57]

Viele Nutzerinnen der Chorionbiopsie beschreiben diese Methode als schmerzhaft. Auch fühlten sich Schwangere durch den Gynäkologen oder genetischen Berater nicht genug auf die Invasität des Eingriffs vorbereitet. Dazu der Erfahrungsbericht einer 38jährigen Schwangeren, die von ihrer Gynäkologin ohne viel Informationen zur Chorionbiopsie geschickt wurde:

»Zur Vorbereitung bekam ich im Klinikum ein Vier-Seiten-Papier in die Hand gedrückt. Dann machte Dr. B. einen vaginalen Ultraschall, auf den ich nicht vorbereitet war. Angeblich alles, auch das Gleitmittel, sei laut seiner Aussage völlig harmlos. Dr. B. war dabei grob und überhaupt nicht einfühlsam. Der Eingriff erfolgte ein paar Tage später. Schon die Einführung des Spekulums war sehr grob, das Öffnen des Muttermundes tat sehr weh. Ich sagte das auch und bekam einen Heulkrampf. Dr. B. aber fuhr unbeirrt fort. Niemand ging auf mich ein. Auf die Frage, wie ich mich am besten schonen könnte, sagte Dr. B.: »Nur sieben Tage keinen Geschlechtsverkehr.« Wieder zu Hause, habe ich den ganzen Tag geheult. Ich hatte das Gefühl, eine Abtreibung gemacht zu haben. Außerdem tat mir der ganze Unterleib weh. Der Eingriff ist jetzt 16 Tage her, meine Blutung ist immer noch nicht weg, obwohl – laut Ultraschall und Herztonüberwachung – mit dem Kind alles in Ordnung sei. Das Schlimmste ist, daß ich seit dem Eingriff keine Beziehung und kein Gefühl mehr zu meiner Schwangerschaft habe. Alles ist körperlich und psychisch gestört. Vor einer Woche dachte ich, das Kind wäre abgestorben, weil ich kein Gefühl mehr dazu hatte. Außerdem habe ich immer noch Angst vor einer Fehlgeburt.«[58]

Schmerzerleben ist etwas sehr Subjektives und wird beeinflußt von dem Umfeld, in dem die Chorionentnahme stattfindet. Bestimmt gibt es auch eine ganze Reihe von Frauen, für die der Eingriff kein großes »Ding« ist. Trotzdem lassen die vielen Äußerungen, die die Chorionbiopsie als sehr unangenehm beschreiben, aufhorchen: »Die Amniocentese hatte auch etwas weh getan, aber doch nicht so. Es ist ein sehr viel unangenehmerer Schmerz.« »Der Zugang durch die Scheide ist viel unangenehmer als durch die Bauchdecke.« »Diese Methode finde ich demütigend.« »Die psychische Belastung war für mich und meinen Mann fast zu groß. Den Eingriff empfand ich als sehr unangenehm, fast ekelhaft.«[59] In einer Heidelberger Studie gaben dann auch fast ein Drittel aller befragten Frauen nach dem Eingriff an, bei einer nächsten Schwangerschaft wahrscheinlich nicht mehr die Chorionbiopsie als Methode wählen zu wollen.[60]

Auffallend ist, daß in keiner Studie von diesen schmerzhaften Empfindungen die Rede ist. Auch die mit dem Eingriff verbundenen, die Mutter betreffenden Komplikationen sind den Protagonisten nicht einmal einen Nebensatz wert. Was interessiert, ist vor allem die fötale Todesrate und die Treffsicherheit der Diagnose, daran mißt sich die Effizienz der Methode.

Insgesamt gilt die Chorionbiopsie als risikoreicher als die Fruchtwasseruntersuchung. Doch gibt es über die *Komplikationsrate* bei der Chorionbiopsie sehr unterschiedliche Angaben und auch unter Fachleuten widersprüchliche Meinungen. Mit Sicherheit hängt die Komplikationsrate nach einer Chorionbiopsie erheblich von der Erfahrung der durchführenden ÄrztInnen ab sowie von der Anzahl der Aspirationsversuche. Dies zeigen Zwischenergebnisse der deutschen Verbundstudie

»Chorionzottendiagnostik«, die katastrophale Daten aufweist. So kam es in 21% der Fälle zu Komplikationen wie vaginalen Blutungen, Bauchschmerzen, vorzeitigen Wehen, vorzeitigem Blasensprung und bei 8,6% zu einer Fehlgeburt, wobei davon bei 72,3% der Föten kein pathologischer Befund festgestellt wurde.[61] Verfechter der Methode geben bei dieser vom Bundesministerium für Forschung und Technologie unterstützten bundesweiten Untersuchung zu bedenken, daß neben Kliniken auch niedergelassene GynäkologInnen ohne Vorerfahrungen teilgenommen und sozusagen die Statistik verdorben haben. Das mag sein, nur auf welche Kosten! Die Chorionstudie ist ein eindrucksvolles Beispiel, wie Frauen als Versuchskaninchen bei der Einführung neuer Technologien benutzt werden und sich auch benutzen lassen. Die Sorge der für dieses Projekt verantwortlich Zeichnenden, die »schlechten« Daten könnten die Chorionbiopsie generell in Mißkredit bringen, führte nicht dazu, daß die Untersuchung in dieser Form abgebrochen wurde, sondern daß die neueren Ergebnisse dieses Verbundprojektes inzwischen strikt unter Verschluß gehalten wurde. Diese Geheimhaltungspolitik läßt nichts Gutes vermuten.

Sicher muß man die Daten dieser Studie durch Ergebnisse großer bundesrepublikanischer Spezialzentren und internationaler Studien relativieren. Doch auch diese Studien zeigen, daß nach der Chorionzottengewinnung häufiger als bei der Fruchtwasseruntersuchung wehenartige Schmerzen, Blutungen und Schmierblutungen auftreten. So klagten in einer neueren großen amerikanischen Studie nach der Chorionentnahme 21,9% der Frauen über wehenartige Schmerzen, 32,3% über Schmierblutung und 7,3% über Blutungen.[62] In der Gießener Studie hatten 34% der Frauen nach der Chorionbiopsie Komplikationen, wobei nicht völlig abgeklärt ist, welche Probleme auf die Chorionbiopsie zurückzuführen sind. Jedenfalls beschreibt die Psychologin Susanne Prybylsky, daß viele Nutzerinnen der CVS sich zwar auf eine Fehlgeburt eingerichtet hatten, doch nicht auf eine Schwangerschaft mit häufiger medizinischer Überwachung, permanenter Bettruhe oder ständigem Bangen um das ungeborene Kind.[63]

Die Fehlgeburtsrate liegt bei der Chorionbiopsie in der Regel beträchtlich höher als bei der Amniocentese. Die Daten sind zudem meist schwierig zu interpretieren, weil bis zur zwölften Schwangerschaftswoche ohnehin noch gehäuft spontane Fehlgeburten, zum Teil von fehlgebildeten Embryonen, aber auch aus ungeklärter Ursache auftreten können. Deshalb ist es wichtig, daß Schwangere, die sich informieren wollen, die Statistiken sehr genau lesen und sich auch fragen, welcher Zeitraum der Auswertung zugrunde gelegt worden ist. Ich möchte an der Stelle nur einige Daten nennen, die das Auseinanderklaffen von statistischen Werten deutlich vor Augen führen. In Heidelberg werden Fehlgeburtsraten zwischen 2 und 4% angegeben, zusätzlich zu der »normalen« Fehlgeburtsrate in dieser Zeit der Schwangerschaft. In Münster wird die Abortrate insgesamt mit 4,7% angegeben,[64] in Gießen lag sie ingesamt bei 16%. Neuesten Studien aus den USA und Kanada zufolge ist die Fehlgeburtsrate nach einer Chorionbiopsie nur geringfügig höher als nach einer Amniocentese;[65] allerdings nicht, wenn man die Abbrüche nach pathologischem Befund und Totgeburten zusammenzählt. In diesem Fall schneidet die Amniocentese mit 5,7% besser als die Chorionbiopsie mit 7,2% ab.[66]

Alpha-Fetoprotein-Diagnostik

Die Alpha-Fetoprotein-Bestimmung (kurz: AFP-Bestimmung) hat in den letzten Jahren zunehmend an Bedeutung gewonnen. Alpha-Fetoprotein ist ein Eiweiß, das der Fötus mit seinem Urin ins Fruchtwasser ausscheidet, zusammen mit dem Fruchtwasser wieder schluckt und in seinem Magen-Darm-Trakt abbaut. Noch weitgehend ungeklärt ist, wie dieses Eiweiß durch die Plazenta in das Blut der Mutter gelangt. Der AFP-Wert kann im Fruchtwasser, aber auch im mütterlichen Blut nachgewiesen werden. Ein erhöhter AFP-Wert im Blut kann ein Hinweis auf einen Neuralrohrdefekt wie offener Rücken oder Anencephalie sein, ein niedriger AFP-Wert kann möglicherweise auf ein Down-Syndrom hinweisen. Allerdings ist die Aussagekraft gerade beim Down-Syndrom umstritten, und auch ein Verdacht auf einen Neuralrohrdefekt muß vom Ultraschall und einer Fruchtwasseruntersuchung erst bestätigt werden. Als günstiger Zeitpunkt der Blutentnahme gilt die 16. bis 18. Schwangerschaftswoche.

Eine einfache Blutentnahme bei der Schwangeren, um Mißbildungen auszuschließen, ist eine verführerische Perspektive. So sollte auch eine umfassende nationale, vom Bundesminister für Forschung und Technologie finanzierte Studie prüfen, ob die AFP-Wert-Bestimmung aus dem mütterlichen Blut als Screeningmethode in die Schwangerenvorsorge generell mit aufgenommen werden soll. Doch die Untersuchung hat gezeigt, daß eine ganze Reihe von Frauen einen erhöhten AFP-Wert hatten und trotzdem ein gesundes Kind zur Welt brachten, da eine Erhöhung auch auf eine Zwillingsschwangerschaft oder auf einen falsch berechneten Geburtstermin hinweisen kann. 50800 Frauen wurden zum Zwecke der Studie routinemäßig auf den AFP-Wert im Blut gescreent, bei 1001 Schwangeren wurde ein erhöhter AFP-Wert im Blut festgestellt. Der Verdacht auf einen Neuralrohrdefekt wurde dann allerdings nur bei 50 Frauen durch die Amniocentese bestätigt. Alle 50 Schwangerschaften wurden daraufhin abgebrochen oder endeten mit einem Spontanabort. Bei der Obduktion der toten Föten konnte in 6 Fällen der Mißbildungsverdacht nicht bestätigt werden, was bedeutet, daß es sich sechsmal um einen falsch-positiven Befund handelte.[67]

Dieses Beispiel zeigt, in welche Maschinerie von Unsicherheit und Angst schwangere Frauen bereits mit so einem einfachen, doch diagnostisch wenig sicheren Bluttest geraten können.[68] Trotzdem wird dieser Test zunehmend in der Schwangerenvorsorge verwandt. Da bei der Chorionbiopsie keine Hinweise auf einen Neuralrohrdefekt zu erhalten sind, wird diesen Schwangeren generell der AFP-Test in der 16. Schwangerschaftswoche empfohlen.

Fetoskopie und Nabelschnurpunktion

Beide Methoden sind risikoreiche Eingriffe, die nur bei bestimmten Indikationsstellungen wie pränatalen Infektionen oder Verdacht auf Lippen-Kiefer-Gaumen-Spalte angewandt werden. Die Fetoskopie ist ein Verfahren, bei dem mit Hilfe eines 2 bis 3 mm dicken Röhrchens durch die Bauchdecke der schwangeren Frau gestochen wird, um den Fötus zu betrachten, fötale Haut- oder Leberproben zu entnehmen.[69] Die Fetoskopie wird zunehmend von der Nabelschnurpunktion abgelöst, bei der mit Hilfe einer feinen Kanüle aus der Nabelvene Blut entnommen wird.[70] Der Vorteil dieser Methode ist, daß eine schnelle und zuverlässige Chromosomendiagnostik auch noch in der 22. bis 23. Schwangerschaftswoche möglich ist. Sowohl die Fetoskopie als auch die Nabelschnurpunktion sind mit einem beträchtlichen Fehlgeburtsrisiko verbunden (Fetoskopie: 6–8 %; Nabelschnurpunktion: 2–6,9 %).

Normabweichungen und Krankheitsbilder

Vielfach überschätzen betroffene Frauen die heutige Aussagekraft der pränatalen Diagnostik. In ihrem Wunsch nach einem gesunden Kind machen sie sich abhängig von einer Technologie, die nur einen kleinen Prozentsatz angeborener Fehlbildungen überhaupt erkennen kann. Rund 3 % aller Neugeborenen kommen mit angeborenen Störungen oder Fehlbildungen auf die Welt, wobei nur 0,1 %–0,5 % Chromosomanomalien oder Neuralrohrdefekte haben. Die meisten Störungen sind auf Geburtstraumen, Frühgeburtlichkeit oder Krankheiten der Mutter in der Schwangerschaft zurückzuführen. Viele chromosomale Abweichungen führen bereits im ersten Drittel der Schwangerschaft zu spontanen Fehlgeburten. So ist auch zu erklären, daß mit der Chorionbiopsie bedeutend mehr pathologische Befunde erhoben werden als mit der Amniocentese, da bis zur 16. Woche meist mit dem Leben nicht zu vereinbarende genetische Normabweichungen intrauterin absterben oder zu spontanen Fehlgeburten führen.

Fruchtwasseruntersuchung und Chorionbiopsie sind Methoden, um fötale Zellen zu gewinnen, die dann in einem nächsten Schritt verschiedenen Laboruntersuchungen unterzogen werden. Heute sind Chromosomenanalysen üblich, die Hinweise auf bestimmte Abweichungen in der Grobstruktur des genetischen Aufbaus geben. Bei der Fruchtwasseruntersuchung werden routinemäßig noch einige biochemische Untersuchungen mitgemacht, insbesondere wird der AFP-Status bestimmt, der Hinweise auf einen offenen Rücken oder andere Defekte der embryonalen Anlagen von Gehirn und Rückenmark (Neuralrohrdefekte) gibt.

Bei der *Chromosomenanalyse* werden die Zellen auf Anzahl und Intaktheit der vorhandenen Chromosomen untersucht. Im Normalfall sind in jeder menschlichen Zelle 23 Chromosomenpaare – also 46 Chromosomen – vorhanden. Davon sind 44 sog. Autosomen, die restlichen beiden sind die Geschlechtschromosomen, ein »xy« steht für das männliche, ein »xx« für das weibliche Geschlecht. Von dieser Regel gibt es immer wieder Abweichungen, sogenannte Chromosomanomalien. Es kann sich dabei um numerische Abweichungen handeln, z. B. liegt beim Down-Syndrom das Chromosom 21 dreimal, statt zweimal vor. Seltener als die numerischen kommen strukturelle Chromosomenabberationen vor. Auch sie können durch eine Chromosomenanalyse festgestellt werden. Schwierig zu interpretieren sind sog. Mosaikbefunde, bei denen in einigen Zellinien chromosomale Abweichungen vorkommen und in anderen nicht.

Wissenschaftler halten die meisten Chromosomenanomalien für sporadische, zufällig auftretende Störungen, die im Prinzip bei jeder Zeugung unabhängig vom Alter der Eltern auftreten können. Nur selten handelt es sich um vererbbare Krankheiten. Umwelteinflüsse sind anzunehmen, aber noch nicht endgültig nachgewiesen. Dies zeigen die Spekulationen um das gehäufte Auftreten von Trisomie 21 nach Tschernobyl.

Weder Fruchtwasseruntersuchung noch Chorionbiopsie können Aussagen über den Schweregrad und den individuellen Verlauf einer Krankheit machen. Sie können im wesentlichen nur chromosomale Normabweichungen bestimmten Krankheitsbildern zuordnen. Dabei werden die Krankheitsbilder als genetisch determinierte festgeschrieben, soziale Einflüsse vielfach ignoriert. Das typischste Beispiel ist das »Down-Syndrom«. Kinder mit diesem Krankheitsbild galten vor 25 Jahren als geistig schwer geschädigt und nicht bildungsfähig. Sie erreichten in der Regel kaum das Erwachsenenalter. Heute weiß man, daß solche Kinder entwicklungsfähig sind und viele von ihnen mit entsprechender Förderung auch zu einem halbwegs autonomen Leben in der Lage sind. Aus diesem Grunde will ich die Krankheitsbilder nicht als Festschreibungen verstanden wissen. Im folgenden die wichtigsten durch eine Chromosomenanalyse feststellbaren Abweichungen.

Down-Syndrom

Die am weitaus häufigsten diagnostizierte Chromosomenanomalie ist das Down-Syndrom, auch Trisomie 21 genannt. Volkstümlich werden die TrägerInnen dieser Krankheit als »mongoloid», die Krankheit selbst als »Mongolismus« bezeichnet.

Dieser Befund macht zwischen 50% und 70% aller pränatal diagnostizierten genetischen Normabweichungen aus. Bei der Trisomie 21 liegt das Chromosom 21 dreimal, anstatt normalerweise zweimal vor. Es handelt sich in den meisten Fällen um eine spontane, zufällig entstandene Mutation (im Fachjargon: freie Trisomie). Das Auftreten der Trisomie 21 nimmt mit dem Alter der Mutter zu; die Rolle des Alters des Vaters ist bislang noch nicht eindeutig nachgewiesen (siehe Tabelle 3 unten). Die Risikoziffern liegen im übrigen zum Zeitpunkt der Chorionbiopsie wesentlich höher als zum Zeitpunkt der Amniocentese und zum Zeitpunkt der Amniocentese höher als dann tatsächlich bei der Geburt. Die Differenz erklärt sich aus spontanen Fehl- oder Totgeburten chromosomengeschädigter Föten.

Tabelle 3[71]

Altersspezifische Häufigkeit für Chromosomenanomalien (%)

	Zeitpunkt der Amniocentese				Zeitpunkt der Geburt
Alter der Mutter	Trisomie 21	Geschlechts-chromosomen-anomalien	andere	insgesamt	Trisomie 21
25					0,08
30					0,10
33					0,17
34					0,20
35	0,4	0,3	0,2	0,6	0,20
36	0,5	0,3	0,2	0,7	0,30
37	0,6	0,3	0,4	0,8	0,40
38	0,8	0,4	0,3	1,0	0,50
39	1,0	0,4	0,5	1,2	0,70
40	1,3	0,4	0,7	1,6	1,00
41	1,7	0,5	0,8	2,0	1,30
42	2,2	0,6	1,0	2,6	1,50
43	2,8	0,8	1,0	3,3	(1,50)
44	3,6	1,0	0,7	4,2	3,20
45	4,5	1,3	0,7	5,4	4,00
46	5,8	1,6	0,6	7,0	5,00

Die Trisomie 21 kennt sehr unterschiedliche Ausprägungen. Mitunter ist sie mit Organfehlbildungen oder Herzfehlern verbunden. Im allgemeinen gelten die Kinder als intellektuell beeinträchtigt, vor allem im abstrakten Denkvermögen. Allerdings gibt es darin eine große Variationsbreite, die unter anderem auch wesentlich von dem Aufgenommenwerden durch die Umwelt und der individuellen Förderung abhängt.

Geschlechtschromosomenanomalien

Die am zweithäufigsten diagnostizierten Abweichungen sind die Geschlechtschromosomenanomalien. Es handelt sich hierbei um Chromosomenfehlverteilungen, die meist zufällig und spontan bei der Zeugung eines Kindes passieren. Die Ursachen sind nicht erforscht, das Wiederholungsrisiko meist gering. Nach neueren Untersuchungen spielt das Alter der Eltern dabei eine unwesentlichere Rolle als bisher angenommen. Es handelt sich dabei vielfach um Normabweichungen, die erst durch die Möglichkeit zur Chromosomenanalyse zur Krankheit deklariert worden sind. Dabei ist der Krankheitswert selbst unter Fachleuten umstritten.

Das *Klinefelter-Syndrom* betrifft nur das männliche Geschlecht. Bei Trägern dieses Syndroms liegt ein x zuviel im Chromosomensatz vor (xxy). Schätzungen zufolge kommt dieses Phänomen bei 800 Knabengeburten einmal vor. Die Kinder entwickeln sich meist unauffällig, erst in der Pubertät oder bei der Musterung wird eine solche Abweichung festgestellt, da die Jungen zwar überdurchschnittlich groß sind, aber häufig kleine Hoden haben und die Brust mitunter vergrößert ist. Trägern dieser Chromosomenkonstellation werden mitunter weniger Durchsetzungsvermögen und intellektuelle Schwerfälligkeit nachgesagt, wobei bei den zugeschriebenen Verhaltensmerkmalen nie klar ist, ob es sich um erworbene oder angeborene Eigenschaften handelt. In der BRD leben Schätzungen zufolge insgesamt etwa 30000 Jungen oder Männer mit einer solchen Geschlechtschromosomenanomalie. Im Moment ist eine Selbsthilfegruppe für Männer, aber auch für Eltern von Klinefelter-Kindern im Aufbau.[72]

Das *XYY-Syndrom* betrifft auch nur das männliche Geschlecht. Schätzungen zur Folge kommt auf 1000 Neugeborene eine solche numerische Geschlechtschromosomenabweichung. Bekannt geworden ist dieses zweite »Y« als sog. Verbrecherchromosom, weil angeblich unter Kriminellen gehäuft Fälle dieser Chromosomenverteilung aufgespürt worden sind. Diese Forschungsergebnisse wurden widerlegt. Die Kinder gelten inzwischen weitgehend als körperlich und geistig unauffällig, in seltenen Fällen kommt es zu motorischen Entwicklungsstörungen. Auch hier befindet sich eine Selbsthilfegruppe im Aufbau.

Das *XXX-Syndrom* betrifft nur Mädchen (ca. 1:850 Mädchengeburten). Bei den Mädchen ist die Sprachentwicklung möglicherweise verzögert. Bei entsprechender Förderung entwickeln sie sich normal.[73]

Das *Turner-Syndrom*, auch Ullrich-Turner-Syndrom genannt, betrifft ausschließlich Mädchen.[74] Die Neugeborenen kommen mit einem Chromosom x, statt mit zwei x zur Welt. Das Syndrom tritt mit einer Häufigkeit von 1:2500 Mädchengeburten auf. Allerdings sind weit mehr Schwangerschaften betroffen, vermutlich jede 80. Doch 95% der Föten mit Turner-Syndrom sterben bereits im ersten Schwangerschaftsdrittel ab, sind aber häufig noch durch die Chorionbiopsie zu erfassen. Das bedeutet, daß sich zukünftig sicherlich mehr Paare mit diesem Krankheitsbild auseinandersetzen müssen, um für sich die Frage des Abbruchs zu klären.

Die Turner-Mädchen und -Frauen gelten als intellektuell normal entwickelt. Ihre Begabungen, heißt es, lägen eher im sprachlichen als im mathematisch-räumlichen Bereich. Sie haben einen kleineren Körperwuchs (Durchschnittsgröße 1,46 cm) und sind meist unfruchtbar.[75] Etwa jedes fünfte Mädchen wird mit einem Herzfehler geboren, allerdings ist dieser mit einer Operation zu beheben. Viele der psychosozialen Eigenschaften, die den Turner-Mädchen zugeschrieben werden, sind als sekundäre Behinderungen zu werten, hervorgerufen durch Stigmatisierung oder Unwissenheit der Eltern. Ein Modellprojekt der Universität Saarland arbeitet an den multifaktoriellen Bedingungen, die das Krankheitsbild »Turner-Syndrom« ausmachen. Sie sehen einen Zusammenhang zwischen genetischer Abweichung, ihren vielfältigen somatischen und psychischen Auswirkungen und Umweltfaktoren. Zudem gibt es inzwischen auch in der Bundesrepublik Kontaktgruppen für Mädchen und Frauen mit Ulrich-Turner-Syndrom und deren Eltern.

Fast alle Föten mit oben diagnostizierten Geschlechtschromosomenanomalien werden abgetrieben. In Dänemark gab es deshalb eine große Aufklärungskampagne von Selbsthilfegruppen Betroffener, die kurzfristig die Abbruchrate um 40% senken konnte. In der Bundesrepublik bemüht sich die Humangenetische Beratungsstelle des Saarlandes um eine Hilfestellung für Eltern, die sich trotz dieses Befundes zum Austragen der Schwangerschaft entschlossen haben.

Trisomie 13 und 18

Die *Trisomie 18* (Edwards-Syndrom genannt) ist eine schwerwiegende Chromosomenstörung, die schätzungsweise bei 3000 Geburten einmal auftritt. Die durchschnittliche Lebensdauer ist bei Jungen zwei bis drei Monate, bei Mädchen etwa zehn Monate. Seltener als die Trisomie 18 tritt die *Trisomie 13* (Pätau-Syndrom) auf. Auch sie ist mit dem Leben nicht vereinbar. Die meisten Föten sterben bereits intrauterin. Die mittlere Lebensdauer beträgt vier Monate.

Neuralrohrdefekte

Neuralrohrdefekte sind Verschlußstörungen des knöchernen Schädels, des Gehirns bzw. der Wirbelsäule und des Rückenmarks. Sie entstehen etwa in der vierten Embryonalwoche, und ihre Ausprägung und ihr Schweregrad sind mehr unterschiedlich. Die Ursachen für die Entstehung dieser Fehlbildung sind unbekannt. Vermutet werden genetische und Umweltbedingungen. Das Alter der Eltern spielt keine Rolle.

Ein schwerer Neuralrohrdefekt ist die *Anenzephalie*, bei der der knöcherne Schädel ganz oder teilweise fehlt und sich das Gehirn nicht entwickelt hat. Diese Behinderung ist mit dem Leben nicht vereinbar. Die Föten sterben bereits intrauterin oder wenige Stunden nach der Geburt. Solche Kinder sind in den letzten Jahren in die Schlagzeilen geraten, da Ärzte wie der Münsteraner Mediziner Beller sie als Organbank benutzt haben. Auf 10000 Geburten kommt ein Kind mit Anencephalie.[76]

Häufiger als die Anencephalie sind Defekte des Rückenmarks oder der Wirbelsäule, *spina bifida* oder offener Rücken genannt (1:3300 Lebendgeborene).[77] Sie haben sehr unterschiedliche Ausprägungen, je nachdem, wie viele Rückenwirbel davon betroffen sind und ob gleichzeitig ein Wasserkopf (*Hydrozephalus*) vorliegt. Manche Kinder haben trotz operativer Maßnahmen schwere neurologische Behinderungen, andere können sich bei entsprechender Therapie völlig normal entwickeln.

Neuralrohrdefekte können mit der Fruchtwasseruntersuchung (AFP-Test) zwar identifiziert werden, allerdings sind Aussagen über den Schweregrad der Behinderung nicht möglich. Meist sind allerdings ab dem zweiten Schwangerschaftsdrittel schwere Neuralrohrdefekte mit einem guten Ultraschallgerät und entsprechender ärztlicher Erfahrung zu erkennen.

DNA-Diagnostik für Erbkrankheiten

Bislang gehört die DNA-Diagnostik, die gezielt nach bestimmten genetischen Krankheitsbildern sucht, nicht zur Routine bei der Fruchtwasseruntersuchung oder Chorionbiopsie. Nur einige Labors haben sich auf bestimmte Erbkrankheiten spezialisiert. Die Tests gelten als aufwendig und teuer. Schon deshalb werden sie im Moment nur gezielt in den Fällen angewandt, in denen familiengeschichtlich ein Verdacht auf ein monogenes Erbleiden besteht. Bislang können nur Krankheiten identifiziert werden, von denen man annimmt, daß ihre Ursache in einem Genabschnitt zu finden ist. Solche klassischen Erbkrankheiten sind unter anderem *Duchennsche Muskeldystrophie* (Zerfall der Muskulatur), *Cystische Fibrose* (auch Mukoviszidose genannt, Erkrankung der Atemwege) *Chorea Huntington* (geistiger und körperlicher Zerfall in späterem Alter) und die Augenkrankheit *Retinitis Pigmentosa.*[78]

Wie problematisch solche Gentest sind und in welche Konflikte sie nicht nur werdende Eltern, sondern auch andere Verwandte bringen können, zeigt exemplarisch die Diskussion um Chorea Huntington, eine Krankheit, deren geistige und körperliche Verfallserscheinungen sich über viele Jahre hinziehen können. Die Krankheit tritt meist erst in einem späteren Lebensalter auf, in der Regel um 40, manchmal aber auch erst mit 60 Jahren. Mit dem Gentest kann die Krankheit schon diagnostiziert werden, wenn der/die Betroffene noch gar keine Symptome hat. Um bei dem pränatalen Testverfahren möglichst genaue Aussagen zu erhalten, müssen neben dem Fötus noch eine ganze Reihe von Verwandten des Paares sich auf diese

Krankheit testen lassen. Möglicherweise erfahren sie erst durch den Gentest, daß sie selbst irgendwann z. B. an Chorea Huntington erkranken werden, eine Prognose, die zu einer tiefen Krise im eigenen Leben führen kann. Aber auch die bewußte Ablehnung des Tests führt zu einem ständigen Balanceakt zwischen Angst und Hoffnung.[79]

Nur wenige sind im Augenblick von Gentests betroffen, doch folgt man der Rasanz genetischer Forschung, dann werden bald sehr viel mehr Gene isoliert sein, für die dann auch alsbald ein pränataler Test zur Verfügung stehen wird. Mit Sicherheit gibt es dafür auch einen Absatzmarkt. Zur Zeit umfaßt der Katalog der monogenen Erbleiden 4561 Erkrankungen, von denen einige Hundert bereits vorgeburtlich festgestellt werden können. Wie vorschnell allerdings Wissenschaftler über angebliche neue Genorte jubeln, zeigt, daß allein in den letzten Jahren drei verschiedene Forschergruppen drei unterschiedliche Genabschnitte für die Schizophrenie verantwortlich gemacht haben.

Es ist zu befürchten, daß die weitere humangenetische Forschung und genetische Erfassung des Menschen über die Grenzen des Krankheitsbegriffes hinaustreiben wird. So gibt es heute schon Aussagen von Humangenetikern, die wie Jörg Schmidtke gentechnische Untersuchungsmethoden nicht nur zur Diagnose von Erbkrankheiten einsetzen wollen, sondern auch zur Voraussage genetischer Dispositionen für multifaktorielle Krankheiten wie Arteriosklerose, Diabetes mellitus, endogene Psychosen, Krebs. »Der Ausbruch solcher Krankheiten... könnte dann unter Umständen durch entsprechende Verhaltensweisen verhindert werden.«[80]

Prävention bis in den Mutterleib hinein. Die hier nur skizzierte Problematik dieser Gentests zeigt, mit welchen Fragestellungen zukünftig werdende Eltern konfrontiert werden können, wenn sich durch eine Ausdehnung der Tests die Grenzen zwischen Normalität und Krankheit immer mehr verwischen. Doch bereits heute provoziert die Pränataldiagnostik neue Fragen an die werdenden Eltern: Wann ist ein Kind liebenswert, wann nicht? Mit welchen genetischen Abweichungen des Kindes läßt es sich leben, welche zerstören möglicherweise das Familienglück? Welche Abweichungen sind dem Kind zuzumuten, welche will man sich selbst zumuten, welche der Gesellschaft?

Im Leib der Schwangeren
Perspektiven

Bislang gibt es für die meisten pränatal diagnostizierten fötalen Abweichungen keine Therapiemöglichkeit, so daß die Pränataldiagnostik faktisch den Schwangerschaftsabbruch impliziert. Das wird ärztlicherseits immer wieder als Dilemma bedauert und mit Hinweis auf die weitere Entwicklung der Fötalmedizin und Gentechnik als lösbar hingestellt. In dem Zusammenhang erfolgen Hinweise auf die *somatische Gentherapie.* Diese Therapie wurde bereits an Todkranken versucht, allerdings bislang ohne Erfolg. Dabei klingt das Prinzip der Gentherapie erst einmal einfach: Kopien eines gesunden Gens werden in die kranken Körperzellen des Patienten transplantiert in der Hoffnung, daß sie dort die Aufgabe des defekten Gens übernehmen. Man hofft durch diese Therapie Erbleiden heilen zu können. Doch sind Zweifel über das Gelingen angebracht, denn möglicherweise ist die Vererbung des Menschen zu komplex, um seine genetische Umgestaltung aktiv in die Hand nehmen zu können. Experimente, die auf Vermutungen und Halbwissen fußen, könnten katastrophal in die menschliche Entwicklung eingreifen.

Diese Bedenken treffen noch viel mehr auf die *Keimbahntherapie* zu, bei der nicht nur ein Patient von seiner Krankheit geheilt werden soll, sondern durch Veränderung der Keimzellen alle Nachkommen die veränderte Erbsubstanz tragen. Diese Vorstellung hatte bislang weltweit ein Schaudern ausgelöst, Eingriffe in die Keimbahn galten als tabu. Ihr Verbot wurde weltweit gefordert, während die somatische Gentherapie auch in unserem Land ausdrücklich erlaubt werden soll. Allerdings, so ist zu befürchten, richtet sich die offizielle Ethik immer nach dem, was machbar erscheint. Die jüngsten »Richtlinien der Ethikkomission der Bundesärztekammer zur Gentherapie beim Menschen« führen dieses Prinzip vor Augen. Kaum gibt es erste wissenschaftliche Ansätze, die eine Keimbahntherapie für durchführbar erklären, wird das Tabu aufgeweicht: Die Vertreter der Bundesärztekammer halten »eine negative Intervention, das heißt auf Krankheitsheilung und -verhütung gerichtete Keimbahntherapie für ethisch vertretbar.«[81]

Neben der Gentherapie macht in den letzten Jahren die *intrauterine Therapie* zunehmend Schlagzeilen: sei es, daß ein französischer Mediziner Leber- und Thymuszellen einem immunkranken 28 Wochen alten Fötus über die Nabelschnur übertrug und somit das Kind rettete oder daß der Bonner Mediziner und Ultraschallspezialist Manfred Hausmann Bluttransfusionen bei Rhesusunverträglichkeit oder Anämie über die Nabelschnur durchführt. Diese Methode soll bei 19 von 20 behandelten Föten erfolgreich sein. Aber auch andere fötale Fehlbildungen werden inzwischen zu therapieren versucht. Mit Hilfe eines kleinen Schlauches, dem sog. Shunt, werden unerwünschte Flüssigkeitsansammlungen in Bauch, Lunge oder Kopf abzuleiten versucht.

Gerade in dem sich neu etablierenden Zweig der Pränatalmedizin, wo noch viele Lorbeeren zu gewinnen sind, werden nicht selten leichtfertig die Interessen der Patientinnen aufs Spiel gesetzt. Das Risiko steht häufig in keinem Verhältnis mehr zum Nutzen einer Therapie. Dies zeigen Experimente des renommierten Berliner Geburtshelfers Erich Saling. Er hatte bei mangelversorgten Föten durch eine künstliche Nabelschnur essentielle Aminosäuren, Spurenelemente und Vitamine zugefügt. Bei zwei dieser Versuche wurde ein Verweilkatheter in das Fruchtwasser, bei einem Versuch bis in den Bauchraum des Fötus vorgeschoben. Alle drei Experimente mißlangen wegen einer Infektion des Fruchtwassers bzw. einem vorzeitigen Blasensprung. Es kam zur Geburt, davon in zwei Fällen mit Kaiserschnitt. Fachleute haben diese Eingriffe als lebensgefährlich für Mutter und Kind eingestuft.[82]

An der Grenze zu Menschenversuchen bewegt sich die intrauterine Chirurgie. Sie steckt noch in den Kinderschuhen, und bislang sind nur wenige Fälle bekannt geworden, wo eine Operation des Fötus außerhalb des schützenden Mutterleibes gelungen ist. Seit etwa einem Jahrzehnt versucht sich ein kalifornisches Team mit chirurgischen Maßnahmen am Fötus, um Harnwegs- oder Zwerchfellmißbildungen zu beheben. Nur wenige Ungeborene haben diesen Eingriff überlebt. Hier ein Bericht aus einer deutschen Illustrierten, der zeigt, wie Mediziner zu modernen Helden stilisiert und damit alle Experimente am Menschen als heroische Taten gerechtfertigt werden. Auf diese Weise soll die Öffentlichkeit für solche Experimente gewonnen werden:[83]

»Der Patient ist beängstigend klein und zerbrechlich: 30 cm lang und 700 Gramm schwer. Ein krebsroter Körper, umspannt von hauchfeiner, transparenter Haut. Zusammengekrümmt paßt er in die hohle Hand des Arztes. Vorsichtig holt Michael Harrison, Leiter der Abteilung für Kinder- und Neugeborenenchirurgie der University of California in San Francisco, den Fötus aus dem Leib der Mutter. Er hat den Uterus mit einem Kaiserschnitt geöffnet, das Fruchtwasser abgelassen und die Fruchtblase aufgeschnitten. Der Winzling, der jetzt schwächlich strampelnd draußen auf dem Bauch der Mutter liegt, scheint wie von einem anderen Stern: Sein Brustkorb hebt und senkt sich nicht, er schreit nicht. Er kann noch nicht atmen. Sauerstoff bekommt er durch die Nabelschnur. Dr. Harrison trennt mit einem Skalpell die dünne Bauchdecke auf. Sein Ziel ist das Zwerchfell des Fötus. Durch eine seltene Mißbildung im Lauf der Entwicklung ist es offengeblieben. Es hat ein Loch, durch das sich Därme und andere Organe aus dem Unterleib nach oben in den Brustraum zwängen. Die Lunge ist darum zu klein geblieben. Das Herz schlägt unter dem stetig zunehmenden Druck viel zu schnell.

Michael Harrison holt Magen und Darm zurück in die Bauchhöhle und schließt dann das defekte Zwerchfell und den Leib des Fötus. Behutsam legt er ihn wieder in den Uterus und füllt die Fruchtblase mit dem aufbewahrten Wasser. Der Rest, das Vernähen der Mutter, ist Routine. Der rotblonde Arzt mit kantigem Gesicht und zuversichtlich blauen Augen wischt sich den Schweiß von der Stirn. Die Operation ist gelungen. Wird der Patient überleben? Wird er die schwere Belastung des Eingriffs außerhalb des Mutterleibs überstehen? Wird sein Leben nicht letztendlich durch vorzeitige Wehen der Mutter beendet?«

Welch heroische Tat von diesem Arzt, die die werdende Mutter auch noch mit vorzeitigen Wehen in Frage zu stellen wagt. Ansonsten kein Wort über die schwangere Frau, deren Gesundheit und Leben durch solche Experimente aufs Spiel gesetzt werden. Schließlich ist sie nur das mütterliche Umfeld, das solche Maßnahmen zu dulden hat.

In welchem Dilemma befinden sich Schwangere, wenn ihnen heute Tests angeboten werden, die die normabweichenden Föten identifizieren und ihnen einen Schwangerschaftsabbruch nahelegen, und sie morgen, bei entsprechender Entwicklung der Fötalmedizin, möglicherweise gesetzlich dazu verpflichtet werden, diese Therapie an ihrem Leib geschehen zu lassen. Bislang sind solche Fälle gesetzlich noch nicht geregelt. Trotzdem, so der Bielefelder Wissenschaftssoziologe Wolfgang van den Daele, ist zunehmend eine rechtliche Tendenz zu verzeichnen, Schwangerschaft nicht mehr als eine soziale Beziehung, sondern als ein Rechtsverhältnis zu definieren.[84] Dies berührt den Kernbereich der Freiheit der Frau und, so Daele, eröffnet ein Feld für präventive Zwänge, die das Verfügungsrecht der Schwangeren über ihre Lebensführung und ihren Körper einschränken könnten. Im Falle »Fötus gegen Mutter« ist die Schwangere schon heute in vielen Fällen diejenige, die den kürzeren zieht: Die medizinische Zwangsbehandlung schwangerer Frauen zum angeblichen Wohle des Ungeborenen erscheint inzwischen vielen Medizinern akzeptabel. So gibt es inzwischen nicht zu überhörende ärztliche Stimmen, die den staatlichen Schutz des ungeborenen Lebens reklamieren, um »die Mutter zur Behandlung des Ungeborenen zu zwingen, auch wenn es zu deren Schaden ist.«[85]

Die Möglichkeiten intrauteriner Therapie spitzen die Konflikte zu. Aber bereits heute zwingen die moderne Schwangerenvorsorge und die fötale Qualitätskontrolle die Schwangeren zunehmend in Entscheidungsnöte. Denn immerhin ist es die Frau, die dieses Kind in sich trägt und mit ihrem Körper und ihrer Seele dafür bürgt. Dieses ganz besondere Verhältnis wird bereits durch das Angebot pränataler Diagnostik zum Teil aus den Angeln gehoben. Im folgenden werde ich diesen Konflikt anhand von neun Porträts illustrieren.

Teil 3
Entscheidungskonflikt vorgeburtliche Diagnostik Zwiegespräche

Vorgeburtliche Diagnosemethoden, wie die Fruchtwasseruntersuchung oder neuerdings auch die Chorionbiopsie, etablierten sich als medizinische Methoden. Millionen an Forschungsgeldern wurden dafür verwandt, ohne psychosoziale Auswirkungen dieser invasiven Untersuchungen auf die schwangeren Frauen oder gar ethische Implikationen mitzureflektieren.

Gerade bei der Fruchtwasseruntersuchung, die bald 20 Jahre alt ist, verwundert solche Ignoranz. Denn wie keine andere Routineuntersuchung in der Schwangerschaft greift sie in das Erleben schwangerer Frauen ein und verändert das Gefühl zum potentiellen Kind. Nicht selten erleben Frauen bereits die Entscheidung für oder gegen die Fruchtwasseruntersuchung als einen Konflikt zwischen ihrem Kopf und ihrem Bauch, zwischen dem, was als vernünftiges, vorausschauendes Handeln gesellschaftlich von ihnen erwartet wird, und dem, was sie zu ihrem Kind im Bauch verspüren. In den Wochen des Wartens auf den Befund setzt sich die Ambivalenz fort, die dann möglicherweise in der Entscheidung für oder gegen den Abbruch der Schwangerschaft gipfelt.

So unterschiedlich die Geschichten der Frauen, die ich nachfolgend vorstellen werde, auch sein mögen, fast alle wurden mehr oder weniger von Entscheidungskonflikten rund um die Amniocentese geplagt, und das unabhängig davon, ob sie sich für oder gegen diese Untersuchung ausgesprochen haben. Allein schon das medizinische Angebot verunsichert. Diese widerstreitenden Gefühle bestätigt auch eine großangelegte schwedische Studie. Danach entscheiden sich zwar die Frauen freiwillig, trotzdem empfinden sie einen Erwartungsdruck von ihrer Umgebung oder der Gesellschaft. Sie finden es schwierig, das Angebot der Pränataldiagnostik abzulehnen. Und ein Großteil der Frauen hielt es für problematischer, einem behinderten Kind das Leben zu schenken, das möglicherweise mit Hilfe der Fruchtwasseruntersuchung zu verhindern gewesen wäre.[1]

Vorgeburtliche Diagnostik wird von Frauen als Pflichterfüllung erlebt und nicht als großzügiges Angebot der modernen Medizin für Schwangere. Eine Sichtweise, die in den Ausführungen deutscher HumangenetikerInnen so gut wie keine Rolle spielt. Sie berichten durchweg von Schwangeren, die ihnen auf der Suche nach ihrem perfekten Kind regelrecht die Türen einrennen. Ich will diese Tendenzen nicht leugnen. Mir klingt noch heute die Bemerkung einer 32jährigen Volkswirtin in den Ohren: »Im Zeitalter der Raumfahrt wird man doch für gesunde Kinder sorgen können.« Meistens sind diese Frauen bestens über alles, was auf dem Markt ist, informiert. Sie gehen nur zu technisch hervorragend ausgerüsteten Ärzten und formulieren unabhängig vom Alter einen Anspruch auf alle nur möglichen Untersuchungen, die die Medizin heute bereitstellt. Solche Frauen kennen anscheinend keine Konflikte im Hinblick auf die pränatale Diagnostik. Sie haben auch kein Verständnis für Frauen, die diese Untersuchungen als Einschnitt in ihre Schwangerschaft empfinden. Sie gehen in jeder Hinsicht vernünftig mit ihrer Schwangerschaft um und halten andere Frauen, die von Zweifeln geplagt sind, für egoistisch, ignorant oder dumm. »Die stecken wohl lieber den Kopf in den Sand, als die Wahrheit zu erfahren.«[2]

Mir sind solche Frauen und Männer nur selten begegnet. Meistens entpuppte sich der nach außen hin forsch wirkende Umgang mit der eigenen Schwangerschaft schnell als bloße Fassade, hinter der sich eine große Angst vor den Potenzen des eigenen Körpers verbarg. Die Technik soll richten, was Frau sich selbst nicht zutraut.

Wie keine andere Untersuchung in der Schwangerschaft ist die Pränataldiagnostik ein Spiegel eigener emotionaler Befindlichkeit in der Welt. Viele schwangere Frauen erleben in diesem Zusammenhang eine innere Konfliktsituation. Doch dieser Konflikt wird vielfach nicht an die große Glocke gehängt, da die Frauen insgeheim befürchten, er entspreche weder Vernunft noch Zeitgeist. Trotzdem beobachte ich immer mehr schwangere Frauen, die den Pferdefuß dieser Technik wahrnehmen, die sich Luft verschaffen bei anderen Frauen, um sich dann doch meistens für die Fruchtwasseruntersuchung zu entscheiden. Auf dem Spielplatz, bei Vorträgen oder beim Frauenarzt, im engeren und weiteren Bekanntenkreis lernte ich zahlreiche Frauen, mitunter auch Paare kennen, die sich mit der Frage nach pränataler Diagnostik regelrecht herumschlugen. Mit etwa zwei Dutzend Frauen und zwei Männern führte ich ausführliche Gespräche. Acht Frauen und ein Paar werde ich nachfolgend vorstellen. Ich werde ihre Geschichte erzählen, die ich auf der Basis von Tonbandprotokollen und Gesprächsnotizen verfaßt habe.

Ich bat vor allem die Frauen um Interviews. Sie sind die Schwangeren, und mit ihrem Körper und ihrer Seele erfahren sie diese Technik unmittelbar. Für die männlichen Partner, so mein Eindruck, ist diese Frage eher eine theoretische, abstrakte. Sie sind an der Zeugung des Kindes körperlich beteiligt, aber nicht am Schwangerschaftsprozeß. Dem dicker werdenden Bauch der Partnerin sehen sie mitunter ängstlich oder mißtrauisch zu. Schwangerenvorsorge oder Pränataldiagnostik schieben sie als Frauensache von sich. Allerdings spielt die Beziehung zum werdenden Vater eine wesentliche Rolle bei der Entscheidungsfindung. Die Väter sind deshalb in den Gesprächen mit den Frauen immer indirekt präsent. Zu wissen, daß die Frau sich auf ihren Partner verlassen kann, seine Haltung zum Leben und zu Kindern, auch zu möglicherweise behinderten, sein Akzeptieren der Vaterschaft und die Rollenaufteilung in der Familie sind wichtige Momente in der Haltung gegenüber vorgeburtlicher Diagnostik. Die Unterstützung der Väter ist gefordert und läßt oftmals zu wünschen übrig. Den persönlichen Konflikt um die Fruchtwasseruntersuchung konnten im übrigen nur wenige Frauen im Gespräch mit ihrem Partner lösen. Manche (Ehe)Männer überlassen die Entscheidung den (Ehe)Frauen, signalisieren aber gleichzeitig, daß sie zu keinen Abstrichen bereit sind, wenn das Kind tatsächlich behindert auf die Welt kommt. Andere werdende Väter diskutieren über Euthanasie, wenn ihre Frau über Ängste in ihrer Schwangerschaft redet, wieder andere suchen einen gemeinsamen Weg in der Frage pränataler Diagnostik zu finden. Mir sind Frauen begegnet, die sich jeder Untersuchung in der Schwangerschaft beugten, nur weil sie fürchteten, ihr Ehemann könnte weglaufen, wenn sie ein behindertes Kind auf die Welt brächten. Andere Frauen fühlten sich sicher, weil sie das Vertrauen hatten, daß, egal was passieren möge, ihr Partner es mittragen würde. Ich habe niemanden kennengelernt, bei dem es wegen der Amniocentese zu andauernden Konflikten in der Beziehung gekommen ist. Allerdings halte ich solche Streitfälle zukünftig für denkbar.

Die Mehrzahl der von mir interviewten Frauen kommt aus der (gehobenen) Mittelschicht. Dies entspricht auch der Klientel der Pränataldiagnostik. Als präventiv medizinische Maßnahme paßt sie zu einem Lebenskonzept, in dem planerisch und planend mit dem eigenen Leben umgegangen wird. Zudem rekrutiert sich häufig aus dieser Schicht die Gruppe der späten Mütter. Vor allem Frauen mit hochqualifizierten Ausbildungen bestimmen den Trend zur späten Mutterschaft.

Alle von mir interviewten Frauen waren in ihrer Schwangerschaft 35 oder älter, vier Frauen bekamen ihr erstes Kind. In diesem Fall sprechen die Mediziner warnend von »späten Erstgebärenden«, was sicherlich eine große Rolle bei der Entscheidung für eine Pränataldiagnostik spielt. Ab 30 erleben Frauen, daß sie vom Frauenarzt als Risikoschwangere eingestuft werden, sie erfahren, daß ihre Fruchtbarkeit abgenommen hat, hören von hohen genetischen Risiken und gehäuften Schwangerschaftskomplikationen. Ihnen wird schlichtweg gesagt, daß sie zu alt zum Kinderkriegen sind und daß sie nur mit Hilfe von Arzt und moderner Apparatur diesen »Mangel« wiedergutmachen können. Diese Degradierung der Gebärfähigkeit von Frauen über 30 sitzt tief in den Köpfen älterer Schwangerer und drückt sich in Versagensängsten oder einer Überschätzung des genetischen Risikos aus. Viele der angeblichen Komplikationen Spätgebärender konnten wissenschaftlich nicht nachgewiesen werden, denn das bloße Zählen von Lebensjahren übersieht die besseren Ausgangsbedingungen, die ältere Mütter haben. Vielfach wurde inzwischen ein Zusammenhang zwischen den Lebensumständen einer Frau und den Schwangerschaftsrisiken beobachtet. Bei Frauen über 30 hat sich meist das Leben schon verläßlicher eingespielt, die Partnerschaft ist stabil, die Einkommenslage und die Wohnverhältnisse sind gut, oft fehlt nur noch das Kind zum »Glück«.[3]

Bei meinen Interviews erfuhr ich, daß die Bereitschaft, den Entscheidungskonflikt Fruchtwasseruntersuchung im Gespräch noch einmal zu wiederholen, wesentlich vom Zeitpunkt des Gespräches abhängt. Deshalb sind die meisten ausführlichen Interviews erst nach der Geburt zustande gekommen; die Anspannung hatte sich mit der Geburt eines gesunden Kindes aufgelöst. Auch ich empfand mich in den Gesprächen nach der Geburt offensiver und beharrender in meinen Fragen. Im Zusammensein mit den meist hochschwangeren Frauen lag mir ein Erfahrungsaustausch über Geburten, Stillen oder Wickeln einfach näher als eine Unterhaltung über Komplikationen oder Krankheit.

Die Auswahl der Frauen ist nicht repräsentativ, sondern problemorientiert. Mir war wichtig, das zu thematisieren, wovor die meisten Frauen bei Inanspruchnahme vorgeburtlicher Diagnostik die Augen verschließen: das Risiko des Eingriffs, ein Abbruch im fünften Monat der Schwangerschaft, die Geburt eines behinderten Kindes mit oder auch ohne Amniocentese. Mein Anliegen ist nicht, neue Ängste und Horrorvisionen zu erzeugen. Vielmehr wünsche ich mir, daß der Einblick in die vielfältigen Erfahrungen schwangerer Frauen mit dieser Technik LeserInnen anregt, diese Methoden genauer zu betrachten und reflektierter mit den eigenen Sehnsüchten und Ängsten umzugehen.

Die Entscheidung für oder wider die Pränataldiagnostik wird in einem gesellschaftlichen Raum mit Normen, Vorstellungen, Wertigkeiten getroffen. Sie wird beeinflußt von dem, was medizinisch als machbar gilt. Dem verständlichen Wunsch von Frauen, ein gesundes Kind zu gebären, steht eine Technik gegenüber, die vorgibt, dies zumindest teilweise zu gewährleisten.

Die Aussagen der Frauen werfen ein Licht auf die gesellschaftlichen Strukturen, in denen die Entscheidung für oder gegen eine Fruchtwasseruntersuchung getroffen wird. Und sie illustrieren die Lebensbedingungen, die die Gesellschaft Müttern mit gesunden oder noch mehr mit kranken Kindern zumutet. Gila: »Ich bin ja schon mit meinem gesunden Lieschen behindert.«

Entscheidungen für die Fruchtwasseruntersuchung

»Für mich war die Fruchtwasseruntersuchung eine Chance, noch spät ja zu einem Kind sagen zu können.«

Gila (49), Psychologin, Journalistin, Dolmetscherin, eine Tochter (6), die sie allein erzieht, hat die Fruchtwasseruntersuchung machen lassen.

Eine US-amerikanische Feministin sagte mir vor kurzem bei einer Diskussion, in ihrem Land gehörte inzwischen die Fruchtwasseruntersuchung genauso zur engagierten berufstätigen

Frau wie der Blazer oder der verschließbare Aktenkoffer. Sie konnte an der Ausschöpfung aller technischen Möglichkeiten, um gesunde Kinder zu bekommen, nichts Angreifbares sehen. Im Gegenteil: Für sie eröffnete diese Möglichkeit die Chance, beides zu sein: eine Frau, die sich im Beruf verwirklicht und auch als Mutter ihr Glück findet. Eine Position, die ich in dieser Offensivität aus der Bundesrepublik nicht kenne. Mag sein, daß der Glaube an die technische Machbarkeit bei uns gebrochener ist, mag auch sein, daß sich hiesige Frauen weniger zu wagen trauen: Berufliche Karriere und Mutterschaft gelten vielfach als nicht vereinbar.

»Mutterglück« und gleichzeitige Selbstverwirklichung im Beruf, das ist das, worum Gila ein halbes Leben lang gerungen hat. Und trotzdem ist Gila nicht das, was landläufig mit dem Begriff der »Karrierefrau« verbunden wird. Sie ist weder machthungrig noch statusabhängig. Sie ist interessiert an der Welt und will Einfluß nehmen auf ihre Gestaltung. Sie ist eine Frau, die die Ärmel hochkrempelt. Ihre Spontaneität kann auch mich mitreißen. Gila ist das, was sich in den letzten Jahren unter dem Begriff der »späten Mutter« etabliert hat. Sie hatte damals die Möglichkeit zur Fruchtwasseruntersuchung dankbar angenommen und sieht auch heute noch die Fruchtwasseruntersuchung als eine Chance für nicht mehr ganz junge Frauen.

Leidenschaftlich haben wir über einen längeren Zeitraum das Wenn und das Aber im Zusammenhang mit vorgeburtlicher Diagnostik diskutiert. Unsere Rollen waren dabei erst mal weitgehend festgelegt. Sie vertrat das Wenn, ich das Aber. Doch nach und nach fing auch Gila an, vielleicht lag es an der Distanz der Jahre, die technische Machbarkeit von gesunden Kindern kritischer zu hinterfragen. Jetzt, wo Tochter Lisa bereits in die Schule kommt und sich Gila auf die 50 zubewegt, wagt sie radikaler ihren Gefühlen ins Auge zu sehen, hineinzugehen in die, wie sie es formuliert, »eigentliche Unmöglichkeit einer solchen Entscheidung«.

Mit 43 das erste Kind. Ich bewunderte damals Gilas Mut, in dem Alter ihr Leben nochmals so grundlegend von einem Kind umkrempeln zu lassen. Andere zählten in diesem Alter schon die Jahre bis zur Rente oder wähnten sich in den Wechseljahren. Ihre Entschlossenheit, ihr klares Gefühl – das krieg' ich hin, ohne in Haus und Abhängigkeit unterzugehen – vermittelten mir, der zehn Jahre Jüngeren und damals noch Kinderlosen, noch ein wenig Zeit zu haben, nicht in Panik verfallen zu müssen.

Gila bot sich für Außenstehende geradezu als Modell für eine späte Mutter an. Mit Elan durchlebte sie ihre Schwangerschaft, mit Freude und Einfühlungsvermögen kümmerte sie sich um die kleine Lisa, ohne dabei ihre beruflichen Interessen zu vergessen. Sie nahm ihre kleine Tochter schon früh auf Kongresse mit, richtete Lisa eine Spielecke in ihrem Arbeitszimmer ein, diskutierte, war offen für die Welt, mit, oder besser gesagt, trotz Kind. Und sie war auch präsent für Lisa. Vom »Wegorganisieren« von Kindern hält sie nicht viel.

Aber wie das immer so ist mit Vorbildern, bei genauerem Hinsehen kommen die Widerspenstigkeiten im Leben der andern zum Vorschein, die Ungereimtheiten, mit denen sich Frau – mehr oder minder – arrangiert hat. So war es auch mit Gila. Erst in den letzten Jahren, als wir einen intensiven Austausch über Kinder begannen, fing ich an zu begreifen, wie sehr ihr fortschreitendes Alter Gila unter Druck gesetzt hatte. Ihr Kinderwunsch trat in einen Wettlauf mit ihrer eigenen biologischen Uhr. Und sie empfand sich mit zunehmendem Alter von der Umgebung in ihrem Wunsch nach einem eigenen Kind abgewiesen. Sie stieß an Grenzen, die sie, wie sie sagte, durch die »Segnungen« der neuen Technik, zumindest im eigenen Kopf, hinausschieben konnte. Mit großer Aufmerksamkeit verfolgte sie damals die Diskussion französischer Feministinnen, die die Möglichkeit vorgeburtlicher Diagnostik als eine wichtige medizinische Innovation feierten, die Frauen endlich unabhängiger mache von ihrem Lebensalter und damit ihnen – ähnlich wie den Männern – eine Entwicklung im Beruf zugestehe.[4] Für Gila ist das ein wichtiges Argument, denn erst, wenn Frauen auch noch mit 40 die Möglichkeit bekommen, ein Kind zu gebären, könnten sie beruflich in Konkurrenz mit Männern treten. Dadurch gewännen Frauen mehr Freiheit, ihr Leben unabhängiger von Lebenszyklen zu gestalten und damit auch die längere Lebenserwartung in die Lebensplanung produktiver zu integrieren.

Zeit ihres Lebens hatte sich Gila gewünscht, mit Kindern zusammenzuleben, und – einmal mehr, einmal weniger – den Wunsch nach eigenen Kindern verspürt. Aber sie wurde und wurde nicht schwanger. Nachdem sie die 35 überschritten hatte, erlebte sie, wie der Druck der Frauenärzte zunahm, die ihren Kinderwunsch mit der Bemerkung abtaten: »Aber Frau D. mit

37, das wollen wir jetzt doch auch nicht mehr.« Aber Gila wollte. Sie hielt das für ein Kalkül der »Götter in Weiß«, um Frauen lebenslänglich auf ihre Mutterrolle festzulegen. Sie wurde über ihre Kinderlosigkeit immer trauriger, und das, obwohl sie beruflich und sozial engagiert arbeitete und auch ansonsten viel mit ihrem Leben anzufangen weiß. »Ich konnte das Wort Sterilität nicht mehr aussprechen und hatte zunehmend ein latentes Gefühl, mich in meinem Leben nicht ganz verwirklichen zu können. Manchmal fühlte ich mich nicht als Frau, sondern als eine leere Hülse.« Gleichzeitig wurde sie immer aufgebrachter gegenüber Männern, die diese biologische Grenze nicht haben und bis ins hohe Alter mit ihrer Zeugungsunfähigkeit jonglieren, ungeachtet dessen, wie verantwortungsvoll es gegenüber dem Kind ist, mit 60 noch Vater zu werden.

Anfang 40 noch Mutter werden, ist das noch verantwortbar? Das war eine Frage, die sie schon jahrelang beschäftigte. Sie wußte, daß über 40 das statistische Risiko, ein Kind mit Trisomie 21 zu gebären, sprunghaft zunimmt, und sie wollte nicht durch ihr relativ hohes Gebäralter eine Schädigung des Kindes provozieren. »Ich wollte das Kind keinem leidvollen Leben aussetzen.« Das wäre für sie verantwortungslos gewesen, zumal sie wußte, daß sie wahrscheinlich für das Kind nur kürzere Zeit würde sorgen können als eine junge Mutter. Nach Gilas Auffassung hat erst die Möglichkeit einer Fruchtwasseruntersuchung eine Schwangerschaft in diesem Alter verantwortbar gemacht. »Ich hatte so das Gefühl, die Gefahr, die mein Alter ausmacht, ist durch die Fruchtwasseruntersuchung gebannt, und jetzt bin ich wie jede normale Schwangere auch. Ich war sogar richtig stolz, daß ich trotz meines Alters weniger Wehwehchen hatte als viele jüngere Schwangere.

In der 16. Schwangerschaftswoche ließ Gila den Eingriff der Fruchtwasserentnahme bei einem Ultraschallspezialisten in einer Uniklinik machen. »Augen und Ohren zu und durch die Prozedur. Was blieb mir anderes übrig?« Damals wurde der Gefahr einer Fehlgeburt noch mehr Bedeutung zugemessen, als das heute der Fall ist, obwohl das Risiko immer noch besteht. Nur die Untersuchung ist alltäglicher geworden, gehört zur Routine in der Schwangerenvorsorge, und solche Begleiterscheinungen werden eben als dazugehörende Minusvarianten von den Medizinern in Kauf genommen. Gila wurde für zwei Tage stationär aufgenommen und mußte nach dem Eingriff für mehrere Stunden ruhig liegen. Sie erinnert sich noch an eine andere Patientin, die mit ihr im selben Zimmer lag und deren Kind im Bauch so rumorte, daß der Arzt die Punktion nicht vornehmen wollte – aus Angst, er könnte es verletzen. Diese Frau wurde erst mit Valium ruhiggestellt. Gila war sehr froh, daß »ihr Kind« während des Eingriffs nicht rumzappelte. »Der hatte ein gutes Ultraschallgerät, so daß ich das Baby in meinem Bauch schon sehr gut erkennen konnte. Während der Arzt dann mit der langen Nadel durch meine Bauchdecke stieß und Fruchtwasser abzog, sah ich auf dem Bildschirm zu, wie es sich bewegte und sich dann in die Ecke der Gebärmutter zurückzog. Da war ich sehr beruhigt, im Moment zumindest. Dem Baby war nichts passiert.«

An das sechswöchige Warten auf das Untersuchungsergebnis erinnert sich Gila noch mit Schrecken. Zwei bis drei Wochen braucht die Zellkultur normalerweise, um sich zu entwickeln. In Gilas Fall zögerte sich das Ergebnis um weitere zwei Wochen hinaus, da sich die Zellkultur nicht ausreichend entwickelt hatte. Nach zwei Wochen mußte sie die Prozedur wiederholen. Sie gab sich alle Mühe, dies nicht als ein schlechtes Zeichen zu werten. »Da war ich dann schon sehr angespannt und sehr neben mir. Und dann kamen von dem Krankenhauspersonal, das mich anrief, um mir die Notwendigkeit der Wiederholung der Fruchtwasserentnahme anzukündigen, solche Bemerkungen, die als Trost gedacht waren: ›Machen Sie sich keine Sorgen, eine Abtreibung machen wir auf jeden Fall, egal, in welcher Woche Sie sind.‹ Sie haben meinen Druck organisatorisch zu lösen versucht, so als wäre das egal, ob man im vierten oder fünften Monat eine Abtreibung macht.«

Endlich, in der 22. Woche, bekommt sie Bescheid. Ihr Gynäkologe teilte ihr mit, daß die Fruchtwasseruntersuchung »ohne Befund« war. »Als ich die Information bekam, war ich wie erlöst. Ich habe geheult. Die Ambivalenz, die ich noch hatte, als ich vom Arzt die Bestätigung der Schwangerschaft bekam, war damit vollends verflogen. Es war wie ein Fest.«

Nach dem Ergebnis war sie sich absolut sicher. Die Möglichkeit, daß das Kind eine andere Krankheit haben könnte, kam ihr gar nicht in den Sinn. Sie fühlte sich gut in ihrem Körper, und das war ab sofort ausschlaggebend. Einen Tag, nachdem sie das Ergebnis erfahren hatte, spürte sie zum erstenmal die Bewegungen des Kindes. »Ich war happy, das war eine der glücklichsten Phasen meines Lebens, obwohl vieles ungeklärt war, wo ich leben würde, wie sich die Beziehung zu dem Vater des Kindes gestalten würde über die Entfernung hinweg. Ich schwebte ganz einfach drei Meter über dem Boden; auch noch als Lieschen geboren war, konnte ich es nicht fassen.«

Als Gila das Ergebnis mitgeteilt bekam, war sie schon dicker geworden. Man merkte ihr an, daß sie schwanger war. Trotzdem hatte sie es bis dahin vermieden, sich schwanger zu fühlen. Sie zwängte sich in ihre alten Kleider und verheimlichte nach außen weitgehend ihre Schwangerschaft. Sie verdrängte alle Pläne einer gemeinsamen Zukunftsgestaltung, spürte keine Kindsbewegungen, vermied die Zwiegespräche mit dem Kind, das in ihrem Bauch heranwuchs. Gila war nur zur Probe schwanger. Sie wagte nicht, sich zu freuen, um nicht das Leid eines möglichen Abschieds zu vergrößern. Vor allem ihre Mutter sollte nichts erfahren. Warum nicht, frage ich Gila: »Ich glaube, unbewußt, fürchtete ich am allermeisten, gerade ihr eine Erklärung für einen möglichen Abbruch abgeben zu müssen.«

Dieses Arrangement ihrer Schwangerschaft, die offensichtlichen Einbußen im Erleben der frühen Schwangerschaft, stationäre Aufenthalte im Krankenhaus, alles nahm sie bereitwillig in Kauf für die zumindest scheinbare Sicherheit, kein behindertes Kind zu bekommen. Die Methode an sich hatte sie nicht hinterfragt, was mich bei Gila erstaunt, weil sie sonst viel über sich und ihre sozialen und politischen Bezüge nachdenkt. Erst in unseren jetzigen Gesprächen, also Jahre nach der Fruchtwasseruntersuchung, konnte Gila Möglichkeiten und Konsequenzen denken, die sie damals einfach weggeschoben hatte: Was wäre gewesen, wenn sie nach dem Eingriff das Kind verloren hätte oder, noch schlimmer, wenn der Befund nicht der Regel entsprechend gewesen wäre? Hätte sie wirklich noch in der 22. Woche einen Schwangerschaftsabbruch gemacht? Allein der Gedanke daran stürzt sie heute noch in Verzweiflung. »Ein negativer Befund hätte sicherlich eine der schwierigsten Lebenssituationen für mich bedeutet, weil ich nicht einmal phantasieren konnte, eine Unterbrechung machen zu lassen.«

Dementsprechend hat sich Gila auch keine Vorstellungen über mögliche Fehlentwicklungen des Kindes und unterschiedliche Schweregrade von Behinderung gemacht. »Mir das konkret vorzustellen, hätte ja bereits bedeutet, mir Bilder von dem

Kind zu machen und damit auch eine Beziehung aufzubauen. Deshalb habe ich das Nachdenken darüber, es könnte ja gar nicht so schlimm sein, gar nicht so zugelassen. Ich denke, dann wäre mir das mit der Abtreibung noch mal schwerer gefallen.« Und zum x-tenmal wiederholt sie das, was auch die anderen Frauen, mit denen ich gesprochen habe, immer wieder betonen: »Ich sage nochmals, ich weiß nicht, was ich gemacht hätte. Bevor ich ein Ergebnis hatte, habe ich das nicht an mich herangelassen.« Die Statistik spricht da eine eindeutigere Sprache. Nur in ganz seltenen Fällen entscheiden sich die zukünftigen Mütter/Eltern, einen Fötus mit einer durch die Fruchtwasseruntersuchung diagnostizierten Normabweichung zu akzeptieren.

Gila sieht heute deutlicher, als sie es sich damals eingestehen wollte, daß Frauen durch die Technik gezwungen sind, eine Wertung zwischen wertem und unwertem Leben zu treffen. In unseren Gesprächen sind wir uns einig, daß die Entscheidung auch abhängig ist von Hilfestellungen, die die Gesellschaft bereit ist, Behinderten und vor allem deren Müttern zu geben. Gila hat schmerzlich erfahren müssen, daß sie schon durch die lang ersehnte Lisa gezwungen war, ein, wie sie sagt, »behindertes Leben« zu führen. Sie fing an, die Begrenztheit eines Großstadtlebens mit einem kleinen Kind wahrzunehmen; mit dem wenigen Grün, Parkbänken, die immer besetzt sind, mit Bussen, in die kein Kinderwagen paßt, mit Kindergärten, die überfüllt sind, mit Vermietern, die sich über die Lebenslust der Kleinen aufregen. Noch schlimmer war, daß niemand in ihrem Berufsalltag als Journalistin auf ihre Anforderungen durch die Mutterschaft Rücksicht nahm. Ganz im Gegenteil: Sie erfuhr, wie männliche Kollegen, selbst Väter mit »Müttern« zu Hause, ihr zu geringes Engagement vorwarfen, versuchten, sie auszubooten. Selbst in der Beziehung zu dem Vater ihres Kindes, mit dem sie zeitweilig zusammenlebt, merkt sie, daß sie mit Lisa nicht nur zur Mutter, sondern auch gleichzeitig zur Hausfrau wird. Inzwischen ist die Beziehung gescheitert, nicht zuletzt daran, daß die Liebe die Verbindlichkeit eines Familienlebens nicht tragen konnte. »Stell dir vor, wie ich jetzt dastehen würde, allein mit einem behinderten Kind, finanziell kaum abgesichert, undenkbar.«

Sicherlich, auch ich merke immer wieder, wie ich meine Kinder unter Kategorien von Belastungen wahrnehme, wie ich aus der Fassung gerate, wenn ich wie jetzt an diesem Buch schreibe und alle halbe Stunde eines meiner Kinder ins Arbeitszimmer stürmt, durch einen kurzen Tastendruck am PC alles Geschriebene des Tages löscht, möglicherweise den Klebstoff über ausgeliehene Bücher kippt oder ganz einfach nur meinen Trost und meine Aufmerksamkeit will. Sicherlich spüre ich auch die fehlende gesellschaftliche Achtung vor Frauen und noch mehr vor Frauen mit Kindern. Kinder und damit auch ihre Mütter, die in der Hauptsache für die Kinder verantwortlich sind, passen nicht in die Stromlinienform unseres Lebens. Ihre Lebendigkeit ist der Widerhaken in der Substanz einer Gesellschaft, die Anpassung einfordert, die Kalkulierbarkeit braucht und auch erzwingt. Mütter fallen vielfach durch dieses Raster, und deshalb wird ihnen auch die Anerkennung verweigert. Mütter behinderter Kinder sind von der gesellschaftlichen Geringschätzung noch sehr viel mehr betroffen. Sie haben nicht nur die alltägliche Belastung eines kranken Kindes zu tragen, sondern sie laufen noch mehr als andere Mütter Gefahr, sozial isoliert zu werden.

Bei vielen Gesprächen bemerkte ich eine Scheu meiner Gegenüber, über das zu sprechen, was bei Behinderung erschreckt, ängstigt oder abstößt: Gila: »Ich denke, das ist ein schwieriges Problem, zu einem behinderten Kind ja zu sagen, wenn du so wenig kennst und dafür um so Schlimmeres phantasierst. Was ich an Behinderten erlebt habe, ist immer in Ausnahmesituationen, in so Gaffsituationen gewesen. Und du hast dann in dieser Situation gar keine Gelegenheit, das, was nicht behindert ist, was normal und schön ist und warm und freundlich, kennenzulernen.«

»Ich trau' mich nicht, mich auf mein Gefühl zu verlassen«

Renate (39), verheiratet, drei Kinder (19 und 2 Jahre, 3 Monate), ist von Beruf Lehrerin und hat bei ihren beiden letztgeborenen Kindern eine Fruchtwasseruntersuchung durchführen lassen.

Renate und ich kennen uns durch unsere Kinder. Moritz und Julian spielen des öfteren zusammen. Zwischen Gewusel, Räubergeschrei und handfesten Auseinandersetzungen um Bagger oder Ball versuchen wir uns in Gesprächen. Meist dreht es sich dabei um Kinder, um Schwangerschaft, punktuell auch um Partnerschaft. So hörte ich auch von Renates Bedrängtsein, die Fruchtwasseruntersuchung machen zu lassen oder nicht. In der 17. Woche, regelrecht im letzten Moment, um gegebenenfalls in der gesetzlich vorgeschriebenen Frist noch einen Abbruch durchführen lassen zu können, entschied sie sich für die Fruchtwasseruntersuchung. »Ich habe es gemacht, um mich zu erleichtern, sonst hätte ich für den Rest der Schwangerschaft immer das Gefühl gehabt, ich habe was versäumt«, sagte mir Renate, als ich sie wenige Stunden nach der Punktion zufällig auf der Straße traf. Nun hatte sie diese Untersuchung für sich abgehakt und wollte sich wieder voll und ganz der Schwangerschaft widmen. Die Zweifel, ihr Kind im Bauch könnte nicht gesund sein, schienen wie verflogen. Immerhin hatte sie schon in der 15. Schwangerschaftswoche die ersten Kindesbewegungen gespürt und fühlte sich körperlich pudelwohl.

Vor wenigen Monaten hat Renate nun ihr drittes Kind, eine gesunde Tochter, geboren. Ich erinnere mich noch gut an den Abend, an dem sie sich Zeit nahm, um mit mir über ihre Erfahrungen mit der Fruchtwasseruntersuchung zu sprechen. Renate wirkte ziemlich erschöpft von den häufigen nächtlichen Störungen durch ihre kleine Anna, eine Anstrengung, die fast alle Mütter von Säuglingen kennen und teilen. Gleichzeitig glaubte ich noch diese zarte Verletzlichkeit zu spüren, die Frauen oft nach einer Geburt erleben. Vielfach sind Mütter in diesen Monaten nicht bereit, die Welt draußen in ihre Beziehung mit dem Baby eindringen zu lassen. Renate erzählte an diesem Abend mit größerer Offenheit, als ich sie sonst von ihr kenne, von ihren Gefühlen zu ihren Schwangerschaften, von ihrem Zerrissensein zwischen dem, was sie im Bauch spürte, und dem, wovon sie glaubte, daß es von ihr verlangt werde. Rückblickend hält sie die Fruchtwasseruntersuchung für kein Instrumentarium, das ihr genützt, sondern das sie nur verunsichert hat. Sie sagt: »Ich wäre froh gewesen, sie wäre mir in beiden Schwangerschaften erspart geblieben.«

Ich frage nach: Was oder wer übt den Zwang aus, der Mann, die Gesellschaft, die Angst, schuld zu sein an einem behinderten Kind, das dann die ganze Familie tragen muß? Renate, merklich verunsichert durch mein Fragen, sagt nach einer längeren Pause zögernd: »Ich glaube, ich verlasse mich ungern auf mein Gefühl, das traue ich mich einfach nicht.«

Wie bei keiner anderen Untersuchung in der Schwangerschaft ist die Haltung zur Fruchtwasseruntersuchung ein Ausdruck eigener emotionaler Befindlichkeit in der Welt. Über sie zu sprechen bedeutet vielfach, über die eigene Geschichte zu reden, auch über die versteckten Sehnsüchte, Kränkungen und Ängste. Es heißt, den Körper, die eigene Leiblichkeit zu spüren, zu fragen: Wie fühle ich mich in meiner Haut?

Renate hatte sich vor der Fruchtwasseruntersuchung gut informiert. Sie wußte über das statistische Risiko, ein Kind mit Trisomie 21 oder einer anderen Chromosomenanomalie zu gebären, und kannte auch die mögliche Gefährdung ihrer Schwangerschaft durch den Eingriff. Auch waren ihr die Ungereimtheiten in den Angaben der Mediziner nicht entgangen: Ihr Frauenarzt sprach von einem 5%igen Risiko »mongoloider« Kinder; andere Angaben lagen bei 2% oder 3%. Haben diese unterschiedlichen Daten Renate verunsichert? »Nein, eigentlich nicht so sehr. Ich hatte auch nicht so eine Angst, das Kind könnte behindert sein, und trotzdem hat mich irgend etwas gezwungen, diese Untersuchung zu machen. Es war irgend etwas von außen Aufgesetztes: das machen zu müssen. Das war eine Vernunftsentscheidung. Also bei Moritz ist es mir noch schwerer gefallen als bei Anna, das über mich ergehen zu lassen. Da wollte ich dem Arzt am liebsten vom Stuhl hüpfen. Da war ich am Heulen, weil ich das Gefühl hatte, ich will mir das Kind auf keinen Fall nehmen lassen. Aber trotzdem hat mich dieses Gefühl nicht davon abgehalten, es machen lassen zu müssen.«

Moritz, das heißersehnte Kind. Fünf Jahre versuchte sie mit Günther, ihrem zweiten Mann, dieses Kind zu zeugen. Es klappte und klappte nicht. Woran es lag, blieb unklar. Unter der Kinderlosigkeit der Beziehung hatte sie sehr gelitten, vor allem, weil sich ihre gemeinsame Vorstellung von Familienleben nicht erfüllte. Sie begann eine Psychoanalyse. Die Freude war riesig, als unerwartet – sie war inzwischen 36 – die Monatsblutung ausblieb und ihr Gynäkologe eine Schwangerschaft diagnostizierte. Ab diesem Moment kreiste ihr Leben nur noch um dieses Kind. Sie nähte, häkelte, strickte. Es sollte ein Prachtexemplar werden, ein besonders geratenes Kind. »Wenn es krank oder behindert auf die Welt gekommen wäre, hätten wir das Gefühl gehabt, wir beide haben nichts Vernünftiges zustande gebracht. Das wäre eine starke narzistische Kränkung gewesen.«

Trotz des Wissens, daß eine Fruchtwasseruntersuchung möglicherweise die Schwangerschaft gefährdet, folgt Renate dem Rat des Frauenarztes, eine Fruchtwasseruntersuchung machen zu lassen. Ihre erste Tat nach der Fruchtwasseruntersuchung war dann der Kauf einer Strampelhose. »Mit solchen Aktionen beschwor ich geradezu die Schwangerschaft. Ich wollte unbedingt das Kind haben, und ich weiß nicht, was ich gemacht hätte, wenn...« Renate unterbricht, um dann mit spürbarer Verzweiflung fortzufahren: »Ich weiß nicht, ob ich es dann auch noch hätte haben wollen.« Diese Entscheidung blieb ihr erspart. Nach vier Wochen erfuhr sie, daß das Ergebnis »ohne Befund« ist. Sie bricht in Tränen aus vor Erleichterung. Sie atmet auf: Das Kind ist gesund. Aber im Grund weiß sie, daß diese Untersuchung keinerlei Garantie für die Gesundheit des Kindes gibt. Trotzdem, ab sofort will sie Ängste, Bedenken, Vorstellungen, die um den Gesundheitszustand des Kindes kreisen, nicht mehr wahrhaben. In beiden Schwangerschaften gibt sie das nächtliche Träumen auf. Sie verdrängt mit Erfolg, einer scheinbaren Sicherheit zuliebe, die nicht zuletzt durch Medizin und Mediziner gefördert wird: »Wir haben alles im Griff«, wird Schwangeren vermittelt. Ausgeblendet wird die Kehrseite, das, was auch zur Entfaltung des Lebens gehört: Föten, die von der Norm abweichen, Kinder, die unter der Geburt geschädigt werden, Fehl- oder Totgeburten. »Ich habe mir durch die Fruchtwasseruntersuchung suggerieren lassen, das Kind ist gesund, obwohl ich ja genau wußte, daß lange nicht alle Behinderungen erkannt werden können.« Mit dieser Aussage beschreibt Renate das Phänomen, das viele Humangenetiker und Gynäkologen als den Vorteil der Fruchtwasseruntersuchung schlechthin beschreiben: diese Untersuchung nähme den Frauen, insbesondere den älteren, die Angst, ein geschädigtes Kind zu gebären. Ausgeblendet wird, daß die Möglichkeit zu dieser Untersuchung in den letzten Jahren viele Verunsicherungen aufgebaut hat, die sie dann wieder vorgibt zu lösen. Renate: »Ich finde, die Amniocentese ist eine gewisse Beeinträchtigung, weil alles darum kreist, daß mit dem Kind etwas nicht in Ordnung sein könnte. In der Schwangerschaft meiner ersten Tochter hatte ich gar nicht den Gedanken, das Kind könnte einen Schaden haben. Wenn es dann krank gewesen wäre, wäre ich sicher geschockt gewesen, aber ich hätte mich dann konkret damit auseinandersetzen müssen. Jetzt belasten die Gedanken schon im Vorfeld der Schwangerschaft, und sie zwingen dich zu einer Entscheidung. Viele Wochen der Schwangerschaft waren dadurch sehr besetzt, und im Grunde habe ich dann die Untersuchung gemacht, um mich von den Gedanken zu befreien.«

Anders als in der Schwangerschaft mit Moritz, als die panische Angst vor einem behinderten Kind jede konkretere Auseinandersetzung mit dem Thema verhinderte, fing Renate in ihrer letzten Schwangerschaft an, sich mehr mit der Furcht vor Behinderung zu konfrontieren. Was ist es, was sie und andere Frauen oft in solche Panik versetzt? Sie richtet ihr Augenmerk auf behinderte Kinder, denen sie im Alltag begegnet. Sie bewundert Eltern, die sich in der Öffentlichkeit ganz normal mit ihrem »nicht normalen« Kind bewegen. Am meisten Angst, sagt Renate, hätte sie vor der sozialen Ächtung, die mit einem kranken, möglicherweise geistig behinderten Kind verbunden sein könnte. Auch fürchtete sie sich vor der gesellschaftlichen Isolation, in die sie dadurch geraten könnte. »Ich weiß nicht, ob ich die Stärke hätte, mit so einem Kind zum Kinderspielplatz zu gehen oder so häufig und gern an die Öffentlichkeit zu gehen, wie ich das mit Moritz mache.« Sie traut sich zu, ein »leicht mongoloides« Kind großzuziehen. So eines, wie sie kürzlich auf dem Spielplatz sah. »Ich fand, das war ein ganz liebenswertes Kind.«

Aber wer garantiert ihr, daß bei einem Befund »Trisomie 21« das Kind nur leichte Störungen hat? »Das finde ich auch das Furchtbare, daß man nach einer Fruchtwasseruntersuchung gar nicht sagen kann, wie stark die Behinderung sein wird. Das ist schrecklich, da kann ich doch gar keine Entscheidung treffen.«

Was Frauen oft nicht wahrhaben wollen: Die Fruchtwasseruntersuchung ist keine therapeutische Maßnahme in der Schwangerschaft, um irgendwie ein gesundes Kind zu bekommen. Ihr Sinn und Zweck ist, normabweichende Föten aufzuspüren und sie noch rechtzeitig bis zur gesetzlichen Frist per Abtreibung auszusondern, nach dem Motto: »Die Guten ins Töpfchen...« Auch Renate und Günther konnten erst beim letzten Kind moralische Skrupel zulassen. »Ich glaube, Günther hatte auch das Gefühl, wir haben jetzt ein gemeinsames gesundes Kind, und ein krankes Kind wäre zwar eine Belastung, aber doch letztendlich verkraftbar.«

Doch ethische Bedenken hin oder her, je mehr die Phantasien um das zweite gemeinsame Kind konkret wurden, zog sich Günther aus der Verantwortung. Er stellte Renate zwar die

Entscheidung frei, allerdings gleich mit der Einschränkung verbunden, daß sie die Mehrbelastung alleine zu tragen habe. Günther, sozial engagiert und angesehen im Beruf, wollte keine beruflichen Abstriche wegen eines behinderten Kindes machen, daß man möglicherweise hätte verhindern können. Renate: »Das war ein ziemlicher Druck, das war der Druck, warum ich mich bei Anna nicht getraut habe, darauf zu verzichten. Ich hätte dann das Gefühl gehabt, wenn das Kind dann wirklich eine Fehlbildung gehabt hätte, ich wäre daran schuld und müßte damit dann auch allein fertig werden. Ich glaube, wenn ich einen Mann gehabt hätte, der mich darin bestärkt hätte, es nicht zu machen, hätte ich es nicht gemacht.«

»Es ist doch dein Kind, auch wenn es nicht hundertprozentig der Norm entspricht.«

Lisa (36), verheiratet, drei Kinder (9 und 5 Jahre, 4 Monate), Sozialpädagogin, hat eine Fruchtwasseruntersuchung beim letzten Kind machen lassen. Ihr Kind kam mit einer Speiseröhrenmißbildung auf die Welt.

Lisa, eine zierliche Frau mit lebhaften braunen Augen, empfängt mich mit Kaffee und Keksen. Ihr Jüngster, er war zum Zeitpunkt des ersten Gesprächs vier Monate alt, war mit dem Vater spazierengegangen. »So, jetzt haben wir anderthalb Stunden Ruhe, um miteinander zu reden.«

In bin Lisa an diesem Vormittag zum erstenmal begegnet. Den Kontakt hatte mir ihre Hebamme vermittelt, und Lisa war – trotz der starken Belastung, unter der sie damals stand – ohne Zögern bereit, mir ihre Geschichte zu erzählen. Sie hatte einem Jungen das Leben geschenkt, um dessen Überleben sie kämpfen mußte und von dem sie bis heute noch nicht weiß, ob er möglicherweise eine geistige Beeinträchtigung hat. Philipp war mit einer Speiseröhrenmißbildung auf die Welt gekommen. Diese Erfahrungen haben ihre Haltung zum Leben, auch zum behinderten Leben verändert. Manches zieht sie heute in Zweifel, was sie vor wenigen Monaten noch als eine Selbstverständlichkeit angenommen hatte. Dazu gehört auch die Fruchtwasseruntersuchung. Ihr ist wichtig, anderen Frauen von ihren

Erfahrungen mitzuteilen: »Vielleicht treffen sie dann die Entscheidung für eine Fruchtwasseruntersuchung reflektierter, denn ich kenne viele Frauen, die ähnlich blauäugig wie ich mit dieser Untersuchung und dem Drumherum umgehen und sich in Sicherheit wiegen.«

Philipp war kein geplantes Kind. Lisa und ihr Mann Hans hatten die Kinderfrage bereits für sich ad acta gelegt. »Gerade, wo Tschernobyl so aktuell war, war ich froh, daß für mich das Thema Kinderkriegen abgeschlossen war.« Lisa fing gerade eine Weiterbildung als Suchtberaterin an, und Hans hoffte nach langer ABM-Karriere, endlich eine Festanstellung als Sozialarbeiter zu bekommen. Beide hatten ihre zwei Kinder weitgehend gemeinsam großgezogen und sich mit der Berufstätigkeit bislang immer irgendwie arrangiert. »Es sollte kein drittes Kind mehr geben, aber als es alle Anschläge überstanden hatte, sprich die Pille danach, sind wir noch mal in uns gegangen und haben uns gesagt, dieses Kind will geboren werden. Das soll eben so sein. Aber dann wollten wir uns wenigstens absichern, daß es ein normales Kind wird. Ich wollte mich einfach wegen eines kranken Kindes nicht aufopfern.« Warum befürchtete sie denn, kein »normales« Kind mehr zu bekommen, frage ich sie. Lisa spricht von ihrem Alter, das sie alarmiert habe, noch zusätzlich zur Umweltbelastung, dem Gift im Essen, Tschernobyl. Lisa war in dieser Schwangerschaft mehr mit Ängsten beschäftigt als bei den beiden vorhergehenden. Vor allem ihr Alter machte ihr Sorgen. Ich frage nach der Größenordnung, in die sie das Altersrisiko einordnete. Lisa nennt eine Zahl um 10%. Dies ist etwa ein zehnmal höherer statistischer Wert, als er tatsächlich für dieses Alter errechnet wurde. »Ich wollte einfach auf Nummer Sicher gehen, und die Fruchtwasseruntersuchung schien mir da ein Weg zu sein.«

Lisa, aber auch ihr Mann Hans haben in den letzten Monaten schmerzhaft erfahren müssen, wie trügerisch diese Sicherheit ist. Beide hatten einen normalen Befund als Ergebnis der Fruchtwasseruntersuchung mit einer Garantiebescheinigung für ein gesundes Kind verwechselt. Sie wußten nicht, daß nur wenige Erkrankungen oder Fehlbildungen von Neugeborenen mit dieser Untersuchung erkannt werden können; sie dachten nicht darüber nach, daß ohnehin die meisten Behinderungen oder Entwicklungsstörungen durch Frühgeburtlichkeit oder Probleme während der Geburt entstehen. Für Lisa gab es ohnehin nur ein Krankheitsbild, das sie bedrohte: »das Down-Syndrom«. Sie wollte kein »Mongolchen«, wie sie sagte, hatte aber im Grunde nur wenig Assoziationen zu diesem Krankheitsbild.

Ohne viel nachzudenken, entschied sich Lisa für die Fruchtwasseruntersuchung. Sicherlich auch, weil fast alle schwangeren Frauen in ihrer Umgebung diese Untersuchung machen ließen. »Davon ging ein bestimmter Sog aus.« Aus der Distanz der Ereignisse sieht sie selbstkritisch, einfach Erwartungen entsprochen zu haben, die sie in ihrer Umwelt vermutete. Zum Beispiel den Erwartungen ihres Gynäkologen. Seine Aufklärung erschöpfte sich in dem Rat, diese Untersuchung in ihrem Alter unbedingt machen zu lassen. Ohne viel Worte zu verlieren, schrieb er eine Überweisung für eine Fruchtwasserentnahme in der Klinik. »Ich bin ins Krankenhaus hingefahren, in dem Glauben, das Kind sei ohnehin gesund. Ich wollte mir dafür eine Bestätigung abholen.« Erst unmittelbar vor der Punktion legte ihr eine Krankenschwester eine Liste von Krankheiten vor, die durch die Fruchtwasseruntersuchung erkannt werden können. Zu diesem Zeitpunkt erfährt sie auch zum erstenmal, daß der Eingriff nicht ganz ungefährlich ist und sogar in Einzelfällen Fehlgeburten provozieren könnte. Da liegt sie schon auf der Liege, vor ihr der Ultraschall und neben ihr der Arzt mit der langen Punktionsnadel. »Ich habe die Zähne zusammengebissen und gedacht, das muß eben jetzt sein. Da mußt du durch.«

Lisa hat sich, so wie die Mehrzahl der Frauen, nicht mit der Kehrseite der Amniocentese auseinandergesetzt. Sie wollte zwar kein behindertes Kind, aber über die Abtreibung eines möglicherweise kranken Fötus hatte sie nie nachgedacht. Trotzdem stellte sie ihr Verhalten – unbewußt meint sie heute – auf den möglichen Verlust ein. Sie hing ihre Schwangerschaft nicht an die große Glocke. »Ich wartete ab, wollte bei einem möglichen Abbruch nicht allen etwas erklären müssen.« Trotzdem hatte Lisa ihre Schwangerschaft und das Kind in sich angenommen. »Ich hatte, schon bevor ich die Punktion machen ließ, Kindsbewegungen in mir gespürt, so ein Gefühl, eine Luftblase streicht unter der Bauchdecke lang, so ganz zart.« Lisa zeichnet die Bewegung mit der Hand nach, blüht Momente lang auf, um dann erneut in Ratlosigkeit zu verfallen. Die Rekonstruktion ihrer Gedanken und Gefühle, die sie noch vor wenigen Monaten bestimmt haben, belastet sie. Sie versteht heute ihre Naivität nicht mehr. »Die Konsequenz der Abtreibung habe ich einfach verdrängt; erst als meine Hebamme, die mich bei der ambulanten Geburt begleiten sollte, zu mir sagte: ›Weißt du, was das heißt, in der 22. Woche eine Abtreibung? Das ist eine künstlich eingeleitete Geburt.‹ Da bin ich furchtbar erschrokken. Ich hatte ja noch nicht einmal den Befund. Ich habe mir gedacht, wie bin ich bloß an die ganze Sache rangegangen.«

Lisa erzählt von ihrer Schwangerschaft, in der sie sich, wie in den beiden vorhergehenden auch, »rund, ausgeglichen und toll fühlte. Bis auf die letzten Wochen, wo ich einen riesigen Bauch hatte. Alles wurde mühselig, das Fruchtwasser drückte auf Rippen und Eingeweide.« Lisa spricht von ihren Ahnungen in der letzten Schwangerschaft. Als der Frauenarzt im 7. Monat »Hydramnion«, zu deutsch: »zu viel Fruchtwasser«, ohne weiteren Kommentar in den Mutterpaß schrieb, blätterte sie aufgeregt im medizinischen Wörterbuch und fand neben der Begriffserklärung auch einen Hinweis auf mögliche Mißbildungen als Ursache von zuviel Fruchtwasser. »Das Wort Mißbildung sprang mir geradezu in die Augen.« War es Angst oder eine Vorahnung, die sie beschlich? Lisa erzählt von einem Traum, den sie mehrere Wochen vor der Geburt hatte: Sie sieht einen kleinen Jungen, an dessen Rücken eine Röhre heraussteht. Der Traum unterscheidet sich von den vorhergehenden, in denen sie immer einen kleinen kräftigen Jungen vor sich krabbeln sieht. Doch alle Vorahnungen, Ängste, Sorgen hat sie bis zuletzt immer wieder weggeschoben, bemerkt sie fast vorwurfsvoll. Ich verstehe diese Selbstvorwürfe nicht, frage nach, was sie anderes hätte tun sollen oder können? So war wenigstens dem sich entwickelnden Kind eine harmonische Zeit in der dunklen Höhle gegönnt – im Kontakt mit einer fröhlichen, ausgeglichenen Mutter. Angst oder möglicherweise eine frühzeitige Diagnose hätten sicherlich diese körperlich-seelische Beziehung zu ihrem Kind gestört, wenn nicht gar unterbunden.

Lisa erzählt von einer Mutter aus der Selbsthilfegruppe, die sie über die Geburt von Philipp mit der Bemerkung hinwegtrösten wollte, daß solche Kinder bald nicht mehr geboren zu werden brauchten. Und tatsächlich arbeiten Wissenschaftler an Methoden, mit deren Hilfe schon in der früheren Schwangerschaft Speiseröhrendefekte diagnostiziert werden können. Schon gibt es erste Erfolgsmeldungen, daß die Fehlbildung mit einer Amniocentese sowie einer Plazentapunktion bereits pränatal zu diagnostizieren ist.[5] Die Speiseröhrenatresie oder Oesophagusatresie, wie diese Fehlbildung im Fachjargon genannt wird, entsteht am 23. Tag der Entwicklung des Fötus, wenn sich Luft- und Speiseröhre teilen. Über die Ursachen ist bislang nichts Genaueres bekannt. Mütter jeden Alters können ein Kind mit dieser Fehlbildung gebären. Auf 1500 Neugeborene kommt schätzungsweise ein Säugling mit einer Speiseröhrenfehlbildung. Lisa erwartet keine Vorteile, wenn diese Behinderung bereits in der früheren Schwangerschaft eindeutig zu diagnostizieren ist. »Ja, Gott sei Dank ist diese Mißbildung bis jetzt noch nicht eindeutig feststellbar, sonst hätten wir vermutlich unseren Philipp nicht.«

Drei Wochen vor dem errechneten Geburtstermin gebar Lisa ihren Sohn, wie geplant ambulant in einem Krankenhaus im Beisein ihres Mannes und ihrer Hebamme. »Die Geburt verlief schön und schnell. Nichts war beängstigend. Nachdem ich ihn geboren hatte, lag er auf meinem Bauch und war ganz munter, eigentlich war nichts Außergewöhnliches festzustellen.« Doch Lisa traute dem Augenschein nicht ganz; sie wollte ihn gleich an der Brust zutzeln lassen, um sich Gewißheit zu verschaffen. Vorher sollte von der Gynäkologin möglicherweise vorhandener Schleim aus dem Rachen abgesaugt werden. Plötzlich merkte Lisa, wie die ruhige Atmosphäre im Gebärzimmer umschlug. »Hektik kam auf, irgend etwas stimmte nicht. Dann kam der Babykrankenwagen, und das Kind wurde in die Kinderklinik transportiert, mein Mann fuhr mit, während ich nach Hause fuhr. Das war furchtbar, wie sie ihn in den Kasten gepackt und abtransportiert haben, wo sein Kommen so schön harmonisch verlaufen war.« Lisa laufen Tränen die Wangen herunter. Alle unverdauten Erinnerungen an diese ersten Tage werden wieder hochgeschwemmt. Noch mal spürt sie die Leere nach der intensiven Erfahrung des Gebärens. Nach den tiefen Momenten des Glücks fühlt sie sich in einen Abgrund gestoßen. In Begleitung der Hebamme fährt sie nach Hause. »Ich konnte es nicht glauben; ich dachte zu Hause, die kommen gleich wieder zurück, da war nur etwas verstopft. Erst langsam habe ich die Tragweite verstanden, Häppchen für Häppchen, jeden Tag ein wenig mehr. Ich glaube, sonst wäre ich abgestürzt. Wiedergesehen habe ich ihn dann am nächsten Tag auf der Intensivstation. Das war schrecklich, diese Glaskästen, wo jeweils ein Kind drin lag, und er angeschlossen an tausend Schläuche und dieses Geticker der Monitore und Apparate. Er stand unter starken Medikamenten, da er ganz ruhiggestellt werden mußte.« Philipp ist bald nach der Geburt operiert worden. Die beiden Enden der Speiseröhre, die mit Haut verschlossen sind, wurden aufgeschnitten und aneinandergenäht. Neun Tag lag er auf der Intensivstation, und es war unklar, ob er es schaffen würde zu leben. Bis heute können Hirnschädigungen durch zu viel Wasser im Kopf oder die Gefahr, daß sich die Nahtstelle wieder verengt, nicht ausgeschlossen werden. Wie wird Lisa mit dieser Unsicherheit fertig? »Wir müssen damit jetzt erst mal leben. Hauptsache, er ist durchgekommen. Das war ja die ersten Wochen auch nicht klar. Wir haben versucht, von einem Tag zum nächsten zu leben, so daß wir gesagt haben: gut, er hat es heute geschafft, morgen wird er es auch schaffen! Er war als Person schon ganz deutlich in der Familie drin, der Philipp, und wir haben ganz fest daran geglaubt, daß er zu uns kommen wird.«

Zärtlich erzählt Lisa von dem kleinen Philipp. Davon, wie sie ihm die Hand auf den Bauch gelegt hat, damit er zumindest ein wenig die Wärme seiner Mutter spürte, wie sie immer die Milch abgepumpt und mit dem Krankenhauspersonal ums Stillen nach Bedarf gerangelt hat, wie sie und ihr Mann das Neugeborene samt Tropf auf den Flur geschoben haben, damit die größeren Kinder ihn auch besuchen konnten. Sie erzählt, wie er sich inzwischen gut zu Hause eingelebt hat, ohne Probleme die Brust nimmt, den ganzen Tag fröhlich lächelt. Aber sie berichtet auch von dem Streß in der Institution Krankenhaus, die unbedingte Anpassung an wenig einsehbare Regeln forderte, und von der Verzweiflung, die die Familie mitunter erfaßte. Wie viele andere Mütter behinderter Kinder auch, hat sie sich gefragt, wie es zu dieser Fehlbildung bei Philipp kommen konnte: War es die »Pille danach«, die Umweltbelastung oder gar Tschernobyl?

Die Erfahrung mit der Behinderung ihres Kindes hat Lisa und Hans zum Nachdenken gebracht. Nachdem der erste Schock überwunden und das verzweifelte Ringen um das Überleben des Kindes nicht mehr notwendig war, begannen sie über das, was menschliches Leben ausmacht, zu reflektieren. Sie fingen an, dieses Festhalten an einer scheinbaren Normalität zu hinterfragen, gerade nachdem sie durch den Klinikaufenthalt viele Eltern kennengelernt hatten, deren Kinder nicht der

Norm entsprachen. Vieles ist in ihren Überlegungen noch nicht abgeschlossen, dafür ist die Erfahrung noch zu frisch. Aber sie akzeptieren, daß eben Leben auch verschiedene Variationen kennt. Eine davon ist, daß ein Kind mit einer verwachsenen Speiseröhre auf die Welt kommt, ein anderes wird mit Wasserkopf und ein drittes mit Schlitzaugen und Problemen mit dem logischen Denken geboren. »Mongolismus, das war immer der Fixpunkt für mich, ich wollte kein Kind haben, das immer auf dieser kindlichen Stufe bleibt«, sagt Lisa. Inzwischen hat sie zwei junge Mütter mit »Down-Syndrom«-Kindern kennengelernt. Beide sind noch keine 30 – und deshalb gar nicht in den Konflikt mit der Fruchtwasseruntersuchung geraten. Sie wurden von dieser Behinderung einfach überrumpelt und haben sich dann mit der Situation arrangiert, ohne ihren Lebensoptimismus zu verlieren. Lisa hat durch den Kontakt mit den Müttern auch die Kinder mit Down-Syndrom besser kennengelernt. Mit der konkreten Erfahrung verlor sie auch den Horror vor dieser Behinderung.

Sie versteht nur schwer die Frauen, die nach der Geburt eines behinderten Kindes alle Register der Medizin ziehen, damit das nächstgeborene Kind auf jeden Fall gesund wird. Sie würde heute die Fruchtwasseruntersuchung nicht mehr machen. »Du kriegst ein Kind, und dann ist es *dein* Kind, und egal wie es sich entwickelt, es bleibt *dein* Kind. Ich spüre jetzt ja auch, was für Gefühle ich für ein Kind entwickeln kann, das nicht den hundertprozentigen Qualitätsnormen entspricht. Er ist eben der Philipp, und er gehört zu unserer Familie dazu, egal ob er nun eine geistige Behinderung entwickelt oder nicht. Und ich sage mir, wenn du bewußt damit umgehst, dann wirst du auch die Probleme bewältigen. Ich werde versuchen, einen Weg zu finden, daß ich mich dabei nicht total aufgeben muß und daß das Kind auch nicht total abgeschoben wird, es wird einen Weg geben, dazwischen.«

Nachtrag: Gut ein Jahr später nehme ich noch mal Kontakt mit Lisa auf, frage nach, wie es ihnen weiter ergangen ist.

Die ganze Familie geriet noch mal in die Krise, weil Philipp keine feste Nahrung zu sich nehmen konnte. »Das war ein Streß bei Tisch. Ich war so angespannt, schafft er es, oder bekommt er das Würgen und Spucken.« Die älteren Kinder hatten in dieser Zeit wenig Raum für sich. Nach einer erneuten Operation und regelmäßigem Weiten der Speiseröhre kann Philipp inzwischen fast alles essen. Der praktische Erfahrungsaustausch mit Mitgliedern der Selbsthilfegruppe »Keks« hat ihnen immer wieder geholfen, mit unvorhergesehenen Problemen fertig zu werden.[6] »Man tut dem kleinen Kerl schon ziemlich viel Gewalt an, aber trotzdem wundere ich mich, welch fröhliches Kind er ist.« Die Familienatmosphäre hat sich inzwischen wieder entspannt. Philipp wird gemeinsam mit einem anderen gleichaltrigen Kind zeitweise von einer Tagesmutter betreut. Hans hat eine feste Stelle angenommen, Lisa arbeitet neun Stunden in der Woche mit Aussiedlerkindern. »Die Tage werden wieder häufiger, an denen ich nicht *nur* Mutter bin, und das tut mir sehr gut.« Lisa spürt auch, daß sie mit anderen Eltern behinderter Kinder den Schock und die Trauer, die mit der Geburt des behinderten Philipp zusammenhängen, noch mehr bearbeiten will. »Dafür war bislang weder Ruhe noch Zeit«, sagt Lisa. Und weiter: »Die letzten zwei Jahre waren hart, und trotzdem muß ich im nachhinein sagen, daß meine Ängste vielfach schlimmer waren als dann die Wirklichkeit.«

»Immer wieder tauchten Schuldgefühle auf, was ich meinem Ungeborenen angetan habe.«

Karin (37), Krankenschwester, Erzieherin, z. Zt. im Erziehungsurlaub, lebt mit ihrem Freund zusammen (12jährige Tochter aus erster Ehe, 10 Monate alte Tochter), hat eine Fruchtwasseruntersuchung machen lassen.

Karin gehört zu den Frauen, die in keiner medizinischen Statistik über Risiken der Fruchtwasseruntersuchung auftauchen. Dort werden nur Fehlgeburten registriert, und zwar nur solche, von denen Mediziner annehmen, daß sie durch die Fruchtwasserentnahme ausgelöst worden sind. Karin hatte keine Fehlgeburt, sondern *nur* Komplikationen. Doch diese Probleme haben ihre letzte Schwangerschaft weitgehend geprägt.

Vieles im Vorfeld der Entscheidung zur Fruchtwasseruntersuchung beschreibt Karin ähnlich wie andere Frauen, die hier zu Wort kamen. Sie spricht von der »magischen Grenze 35«, die sie plötzlich mit dem Gedanken an ein möglicherweise behindertes Kind konfrontierte. »Spina bifida, offener Rücken – das war die Behinderung, die ich meinem Kind und mir ersparen wollte.« Im Hin und Her der Entscheidungsfindung findet sie sich in einem Wust von Gefühlen wieder, die ihre Aufmerksamkeit in ihre eigene Vergangenheit lenken: Da taucht der erhobene Zeigefinger der pessimistischen Großmutter wieder auf, die ihre Mutter warnte, mit 38 noch ein Kind zu bekommen, dann die Beziehung zu ihrem früheren Mann, die in die Brüche gegangen war, die Probleme und Krisen, die sie als Alleinerziehende bewältigen mußte, und letztendlich die Angst, all dies könnte sich in der jetzigen Beziehung zu Frieder wiederholen.

Frieder, der in einer Behindertenwohngemeinschaft arbeitet, fand die Untersuchung überflüssig, wollte aber ihr die Entscheidung überlassen, weil sie es ist, die auch in der Schwangerschaft Ruhe finden muß. Obwohl sie das Gefühl hat, daß Frieder zu ihr steht, fühlt sich Karin bei der Entscheidungsfindung allein gelassen und letztendlich auf sich geworfen. Auch ihr Frauenarzt, von dem sie viel hält, hat ihr weder ab- noch zugeraten. Den Termin bei der humangenetischen Beratungstelle, zu der er sie geschickt hatte, weil sie dort Entscheidungshilfe bekommen könnte, hatte sie kurzfristig abgeblasen. Sie hatte von anderen Frauen gehört, daß dort jede Frau, unabhängig vom Alter, zur Fruchtwasseruntersuchung geschickt wird. »Da habe ich mich mit meinen Unsicherheiten nicht aufgehoben gefühlt.«

Ich bitte Karin, ihren Konflikt, den diese Untersuchung provoziert hat, genauer zu umreißen. Deutlicher, als sie es in der Schwangerschaft konnte, faßt sie die Situation heute so zusammen: »Ich hatte Angst, ich könnte mich auf das Kind nicht voll einlassen, wenn ich die Fruchtwasseruntersuchung nicht machen ließe, weil ich immer das Gefühl hätte, ich hätte was versäumt – und es könnte möglicherweise doch schwerstbehindert sein – andererseits hatte ich furchtbare Angst, ich könnte das Kind durch die Untersuchung verlieren.«

Beinahe hätte sich diese letzte Befürchtung auch bewahrheitet. Karin geht in eine Klinik mit gutem Ruf. Der Chefarzt persönlich führt die Punktion durch. Als er bereits die Nadel am Bauch ansetzt, sagt er beiläufig, er müsse sich durch die Plazenta den Weg zum Fruchtwasser bahnen. Erschrocken hält Karin im letzten Moment seine Hand fest und fragt nach möglichen Komplikationen. Er erklärt, die Fruchtwasserentnahme könnte eventuell zu meist ungefährlichen Blutungen führen, und stellt ihr frei, alles noch mal zu überdenken. »Dann lief bei mir in Sekunden ein Film ab: Jetzt hast du frei heute, sonst mußt du wiederkommen, die Fahrt in die Stadt organisieren usw., besser, ich beiße die Zähne zusammen, dann habe ich es hinter mir.«

Karin gönnte sich die ersten Tage nach dem Eingriff viel Ruhe. Am dritten Tag nach der Fruchtwasserentnahme bemerkte sie in der Frühe leichte Blutungen. Trotzdem ging sie zur Arbeit. Sie war damals in einer ländlichen Sozialstation als Krankenschwester beschäftigt. Die Arbeit bezeichnet sie als körperlich schwer. »Vielleicht hing das auch damit zusammen, daß ich plötzlich ein heftiges Ziehen im Bauch bekam.« Sofort ging sie zum Frauenarzt, der eine drohende Fehlgeburt diagnostizierte. Auf dem Ultraschall sah er, daß sich ein größeres Stück der Plazenta abgelöst hatte. Der Frauenarzt verordnete ihr strenges Liegen, nur zur Toilette sollte sie aufstehen. Fünf Wochen war sie so ans Bett gefesselt, und auch den Rest der Schwangerschaft konnte sie keine körperlichen Belastungen aushalten. Noch nachträglich bewertet sie das wochenlange Ringen um das Leben des Ungeborenen, von dem sie nicht wußte, ob sie es letztendlich überhaupt würde behalten wollen, als eine schreckliche Erfahrung. In der 18. Woche, relativ spät, wie sie denkt, für eine Zweitgebärende, spürte sie die ersten Kindsbewegungen. Sie erlebte diese als einen Einschnitt, aber nicht als einen, über den sie sich freuen konnte. Ganz im Gegenteil: »Immer wenn ich es strampeln gespürt habe, hatte ich auch irgendwie ein Schaudern, das mich daran erinnerte, was nun sei, wenn das Kind nicht gesund sein würde.« Trotzdem überwog die Angst vor einer Fehlgeburt. Karin: »Ich hatte schreckliche Angst, das Kind zu verlieren; daß es nicht gesund sein könnte, ist eher in den Hintergrund getreten.» Karin fängt an, sich Vorwürfe zu machen. »Immer wieder tauchten heftige Schuldgefühle auf, was ich meinem Ungeborenen angetan habe.« Sie sucht eine Ärztin auf, die homöopathisch arbeitet und von der sie ein Mittel zur Stärkung der Plazenta verordnet haben will. Die Ärztin empfängt sie mit dem Kommentar: »Ja, an dieser Untersuchung sind schon viele ungeborene Kinder gestorben.« Sie stürzt in Verzweiflung und fragt sich, welche körperlichen, aber auch möglicherweise psychischen Schädigungen sich das Kind durch die Untersuchung geholt haben könnte.

Nach dieser bis zum Schluß schwierigen Schwangerschaft bringt Karin ein gesundes Mädchen auf die Welt. Sie erinnert auch die erste Zeit nach der Geburt als schwierig, die kleine Karla war unruhig und hat viel geschrien. Inwieweit dies mit den Problemen der Schwangerschaft zusammenhängt, ist und bleibt hypothetisch. Karin mutmaßt, daß die emotionalen Konflikte, in die sie durch diese Untersuchung und die damit zusammenhängenden Komplikationen geraten ist, auch das Kind in ihrem Bauch nicht unverschont gelassen haben. Trotzdem sagt Karin jetzt, wo alles überstanden ist: »Ich mußte dieses medizinische Angebot einfach wahrnehmen. Ich mußte da durch, ich mußte das alles am eigenen Leib erleben. Bei der nächsten Schwangerschaft würde ich die Untersuchung wahrscheinlich nicht mehr machen. Oder vielleicht doch. Wer weiß.«

Nachtrag: Inzwischen ist bei der knapp zweijährigen Karla ein Gehirntumor festgestellt worden. Karin und Frieder bangen um das Leben ihrer kleinen Tochter.

»Meine Gebärmutter hat sich angefühlt wie ein Sarg.«

Margret (39), Postbeamtin, alleinstehend, Totgeburt nach einer Fruchtwasserentnahme.

Ein kurzes Abenteuer. Margret war schwanger. Zehn Jahre lang hatte sie sich sehnlichst ein Kind gewünscht, jetzt fand sie sich »fast hysterisch hin- und hergerissen zwischen Freude, Geschäftigkeit und Ablehnung«. Trotzdem stand für sie fest: Dieses Kind will sie gebären.

Wie geht das, schwanger zu sein? Margret ging zum Frauenarzt, auch auf der Suche nach emotionaler Unterstützung. Der Arzt untersuchte, fragte nach ihrer Krankengeschichte und drückte ohne viel Kommentar einen Stempel in den neuerworbenen Mutterpaß: »Risikoschwangere«. Margret war zutiefst beunruhigt von dieser Klassifizierung; wußte nicht, daß diese Auszeichnung inzwischen mindestens der Hälfte der Schwangeren aufgedrückt wird. Mit allen Konsequenzen für das Erleben der Schwangerschaft. Margret verließ die Praxis mit großen Sorgen. »Oh, meine Güte, bin ich denn nicht normal schwanger?« Sie wechselte den Arzt, ging zu einem, der für seinen frauenfreundlicheren Umgang mit Schwangerschaft und

Geburt bekannt ist. Dieser »Hausgynäkologe«, wie ich ihn hier fortan bezeichnen will, machte Mut: »Mein Gott, sie sind schwanger und nicht krank!« ist einer der markanten Sätze, an die sich Margret heute noch erinnert.

Trotzdem fühlte sich Margret körperlich und seelisch gebeutelt. Ihre Stimmung vermischte sich mit der Nachricht von der Reaktorkatastrophe in Tschernobyl, mit der Ungewißheit über die Auswirkungen der Strahlenbelastung auf Ungeborene, mit den Warnungen, die Kinder nicht im Sand spielen zu lassen, mit der Empfehlung aus der Zeitung, humangenetische Beratungsstellen aufzusuchen, um so die Geburt geschädigter Kinder verhindern zu können. Margret hatte Angst. Vor den Folgen von Tschernobyl, vor den keimschädigenden Auswirkungen einer erst wenige Monate zurückliegenden Unterleibsoperation und vor der Aussicht, dieses Kind alleine großziehen zu müssen. Sie geriet in Panik: »Bloß kein behindertes Kind!«

In einem solchen Fall rät der Arzt zur Fruchtwasseruntersuchung, schließlich weiß man inzwischen von dem psychologischen Effekt dieser Untersuchung. Außerdem sei sie mit 36 auch schon in den anempfohlenen Jahren der Altersindikation. Allerdings, so nimmt Margret ihren Hausgynäkologen in Schutz, habe sie sich nicht von ihm zur Amniocentese gedrängt gefühlt. »Doch es schien mir einfach in meiner Situation vernünftig, diese Untersuchung zu machen. Du kannst mit dem Kopf stundenlang in die eine Richtung denken, und mit dem Bauch läuft es in eine ganz andere.« Was wollte denn der Bauch? frage ich. »Nach viel Nachdenken und Trauern kann ich heute darauf antworten«, sagt Margret. »Vom Bauch her wollte ich einfach nur potzglücklich sein, mit dickem Bauch dasitzen, das Kind in mir wachsen fühlen und mich freuen – aber der Kopf warnte immer: Aber, wenn das ist und jenes . . . und verhinderte damit auch die Kontaktaufnahme mit dem Kind im Bauch.« Das Spüren des Schwangerseins verschob Margret kurzerhand auf danach. »Ich wollte durch die Amniocentese einen Gütestempel, einen Freifahrtstempel, der mir sagt, alles ist mit dem Kind wunderschön in Ordnung; jetzt hören Sie mal damit auf, Angst zu haben und fangen Sie an, Babysöckchen zu häkeln.«

Margret weiß inzwischen, was selektives Wahrnehmen heißt: Einen Schwangerschaftsabbruch als mögliche Konsequenz einer Amniocentese registrierte sie genausowenig bewußt wie das mit dem Eingriff verbundene Risiko. »Ich habe das Risiko einfach nicht ernst genommen, genauso wie damals, als ich die Unterleibsoperation hatte. Da kam auch der Arzt und sprach von diesem und jenem Risiko – das habe ich mir angehört und gleich wieder weggeschoben, mit dem Gedanken, warum sollte es ausgerechnet dich treffen.« Nur: die Operation war unausweichlich, die Fruchtwasseruntersuchung ein medizinisches Angebot, das sie nicht gerade wildentschlossen, aber angstentschlossen bereitwillig angenommen hatte.

Margret wollte zur Fruchtwasseruntersuchung nicht ins Krankenhaus gehen. Deshalb überwies sie ihr Hausgynäkologe zu dem niedergelassenen Frauenarzt Dr. W., der in seiner Praxis auch Amniocentesen durchführt. Vor dem Eingriff wurde sie noch mal über Methode und Risiko aufgeklärt, dann mit Ultraschall untersucht. Alles schien Routine zu sein. Dann die Fruchtwasserentnahme selbst: Beim ersten Versuch (ohne Ultraschall) schrie Margret, als er die Nadel durch die Bauchdecke stieß. »Es war unheimlich schmerzhaft.« Dr. W. zog schnell die Nadel zurück, schaltete den Ultraschall ein und startete den zweiten Versuch. Margret verkrampfte sich vor Angst, doch trotzdem gelang es ihm, Fruchtwasser zu gewinnen. »Alles in Ordnung, sagte er und schickte mich in einen anderen Raum zum Ausruhen und nochmaligen Untersuchen.« Eine kurze Weile später fand Dr. W., daß die Herztöne des Kindes schwächer wurden. »Ich wurde dann an einen Herzton-Wehenschreiber und einen Tropf angeschlossen, worauf mein Herz anfing, unheimlich zu jagen, während die Herzschläge des Kindes immer schwächer wurden. Mir schnürte es den Hals zusammen, ich bekam eine wahnsinnige Panik, weil ich spürte, daß etwas schiefging.« Kurze Zeit später teilte ihr Dr. W. mit, daß er nichts mehr machen könne. »Es tut mir leid, das Kind ist tot.« Er überwies Margret in ein Krankenhaus.

Als Margret die Praxis von Dr. W. verließ, schaute sie auf die Uhr. Nur zwei Stunden waren vergangen, und sie konnte nicht fassen, was passiert war. Ihr Bewußtsein verweigerte, den Tod in ihrem Leib wahrzunehmen. Sie fuhr in ein Krankenhaus und bat um Behandlung: »Ich glaube, meinem Kind geht es nicht gut.« Das Ritual der Aufnahme kam ihr ewig vor. »Als mich dann noch eine Schwester fragte, was ich am nächsten Tag zum Frühstück wolle, ob ein hart- oder weichgekochtes Ei, Marmelade oder Honig, fing ich an zu brüllen: Ich finde das fürchterlich, daß Sie mich nach Eiern fragen, während ich hier bin, weil mein Kind stirbt. Daraufhin kamen ÄrztInnen angerannt und fragten nach, was sei. Ich sagte, mit meinem Kind ist was nicht in Ordnung. Sie machten gleich einen Ultraschall. Ja – da ist nichts mehr zu machen, das Kind ist tot.«

Margret stand auf, zog sich an und verließ das Krankenhaus. Bis in den Abend hinein trieb es sie durch die engen Straßen dieses Stadtteils. »Mein Kind ist tot, tot, tot.« Immer wieder sagt sie den Satz laut vor sich hin, um zu begreifen, was geschehen ist. Sie versucht Abschied zu nehmen, und scheitert daran. Sie kann nicht loslassen, was in ihrem Leib noch existiert. Ein kürzlich verstorbener Freund fällt ihr ein. Vielleicht kann er sich um diese junge Seele kümmern? Margret kehrt in die Klinik zurück. Dort erklärt ihr die diensthabende Ärztin, daß sie den toten Fötus gebären müsse. »Davor hatte ich einen Horror, jetzt auch noch dieses tote Kind zu gebären. Aber es blieb mir nichts anderes übrig. Das tote Kind mußte aus meinem Bauch raus.» Noch in derselben Nacht wurde die Geburt mit Hilfe eines Wehentropfs eingeleitet. Margret weigert sich, in den Kreißsaal zu gehen, und wurde in einen Abstellraum geschoben. Bis zum nächsten Nachmittag lag sie in Wehen. In diesen Stunden des Schmerzes drehten sich Margrets Phantasien um das Wesen, das da aus ihrem Bauch herauskommen würde. »Will ich das Kind sehen oder doch lieber nicht. Einerseits wollte ich, um ein reales Bild zu haben, andrerseits graute mir davor, dieses unfertige Kind voll Schleim und Blut zu sehen. Schließlich ist es kein Baby aus dem Bilderbuch.«

Margret hat den Fötus nicht gesehen. »In dem Moment, als dann das Kind rauskam, fing ich an, laut zu heulen. Die Ärztin ist vor mir gestanden und hatte das Kind in einer Mullbinde. Als sie sah, daß ich guckte, hat sie ganz schnell das Bündel hinter dem Rücken versteckt, so als wollte sie deutlich machen – das ist bäh bäh. Sie guckte mich dann streng an und sagte, warum weinen Sie denn jetzt – es ist doch alles vorbei.«

Margret fühlte sich zu kraftlos, um mit der Ärztin um ihr Totgeborenes zu kämpfen. Die Ärztin verschwand mit dem Fötus, während Margret in Tränen aufgelöst in ihrem Bett lag. Am nächsten Tag verließ sie das Krankenhaus, ohne sich noch einmal nach ihrem toten Kind zu erkundigen. Zu Hause holten sie die Phantasien um ihr totgeborenes Kind schnell ein. »Ich wußte nicht einmal, ob es ein Junge oder ein Mädchen war, ob es krank oder gesund war, ich wußte nicht einmal, warum es gestorben war.« Margret fing an, im Krankenhaus anzurufen, mehrere Tage lang ständig, bis sie endlich einen Arzt an der Strippe hatte, der bereit war, Auskunft zu geben: »Er sagte, es war ein gesunder Junge, der eine Stichverletzung im Bauch hatte, die vielleicht die Todesursache sein könnte. Ich habe dann gefragt, wo das Kind jetzt sei, und sie sagten, das könnten sie mir jetzt auch nicht mehr sagen.«

Margret hatte Alpträume. Drei Monate war sie unfähig zu arbeiten. Sie igelte sich ein, hatte Angst, unter Leute zu gehen. Sie saß gefangen in einem dunklen Loch von Depression, Schuldgefühlen und Selbstvorwürfen. »Was bist du für eine Mutter, du kümmerst dich überhaupt nicht um dein Kind, du läßt es zu, daß die das irgendwo verbrennen oder auf die Müllhalde schmeißen. Ist doch normal, daß du einen Menschen, den du liebhast, bestatten willst. Du mußt ihn doch irgendwo hindenken können.« Hat Margret dieses Wesen denn schon geliebt? »Ich denke, daß schon eine Bindung da war, die ich aber vorher mit meiner blödsinnigen Angst heruntergedrückt hatte. Ich hatte überhaupt das Gefühl, zu nichts fähig zu sein im Leben, nicht einmal ein Kind auszutragen, und ich machte mir bittere Vorwürfe, diese Amniocentese gemacht und mich und meine Angst wichtiger genommen zu haben als dieses Kind, das in mir wachsen wollte.«

Margret beschreibt, daß sie ihren Schmerz und ihre Trauer als irreal erlebte, daß sie mitunter dachte, sie habe sich die Schwangerschaft nur eingebildet, das tote Kind wäre ein Phantom. Mitunter spielte sie selbst mit dem Gedanken an den Tod in der Vorstellung, so ihrem toten Kind ganz nah sein zu können. Gleichzeitig spürte sie hautnah den Tod im eigenen Körper. »Meine Gebärmutter hatte sich angefühlt wie ein Sarg. Ich habe dieses tote Kind in mir getragen, und mir war so, als hätte ich den Tod geboren.« Dieses Gefühl des Todes verharrte noch viele Monate in ihrem Körper. Ihr Unterleib war wie abgestorben, aber auch zu Tode gekränkt und verletzt. Bei der geringsten körperlichen Berührung brach sie in Tränen aus.

In den Gesprächen mit Margret erstaunte mich, daß sie wenig über ihre Wut spricht, dafür um so mehr von ihrer Schuld. Hat sie denn keinen Zorn auf Arzt oder Technik verspürt? »Anfangs kaum, schließlich war es doch meine Entscheidung, die Amniocentese zu machen.« Erst Wochen später, als Dr. W. eine, wie er am Telefon formulierte, gute Nachricht für sie hatte, geriet sie in Zorn. »Das war ein Wendepunkt in meiner Verarbeitung.« Die gute Nachricht des Dr. W.: Nach dem Fruchtwasserbefund sei das Kind ohnehin so schwer geschädigt gewesen, daß es wahrscheinlich nicht lebensfähig gewesen wäre, möglicherweise wäre es ohnehin nicht lebend auf die Welt gekommen, deshalb wäre die Totgeburt auch nicht so schlimm.

Margret ist fassungslos. Mit den widersprüchlichen Aussagen der Mediziner rennt sie zu ihrem netten Hausgynäkologen. Der läßt sie ebenso wie Dr. W. im Regen stehen. Margret kämpft um die schriftlichen Befunde, vielleicht auch, um wenigstens einen sichtbaren Beweis ihrer Schwangerschaft in Händen zu haben. Der Arzt findet tausend Ausreden, um ihr die widersprüchlichen Schreiben von Krankenhaus und humangenetischem Labor nicht aushändigen zu müssen. Dabei geht es Margret nicht um das Sammeln von Fakten für eine Schuldzuweisung oder gar für einen Prozeß; sie will nur wissen, was mit dem Kind los war, um psychisch besser mit der Fehlgeburt klarzukommen.

Bis heute kennt Margret weder die Todesursache des Fötus, noch weiß sie, welchem Befund sie glauben soll. Sie holt eine grüne Aktenmappe aus dem Regal, in der sie zwischen Artikeln über Mißgeburten nach Tschernobyl und Trauerarbeit nach Totgeburten zwei Arztbriefe eingeordnet hat, einen vom Krankenhaus, wo sie geboren hat, den anderen vom Institut für Anthropologie in Mainz, wo die Chromosomenanalyse und AFP-Wert-Bestimmung des Fruchtwassers durchgeführt wurden. Neugierig lese ich im Befund, der ungewöhnlich lange fünf Wochen auf sich warten ließ. Offensichtlich waren die Verfasser bereits über die Fehlgeburt informiert worden. In dem Schreiben heißt es unter anderem: »Demnach wäre das Kind mit einem Down-Syndrom behaftet gewesen, bei welchem verschiedene körperliche Mißbildungen kombiniert sind mit einer beträchtlichen geistigen Behinderung.« Außerdem bestehe noch ein Verdacht auf offenen Rücken, was eine »Verschlechterung der Prognose bedeutet.« Eine Diagnose, die der Krankenhausbericht so nicht bestätigt. Dort heißt es u. a.: Kein pathologischer Befund, außer einer Verletzung im linken Unterbauch.

Handelt es sich um eine Verwechslung des Fruchtwassers, oder sollte ein Kunstfehler des Frauenarztes Dr. W. gedeckt werden? Wieso kommt das Mainzer Institut dazu, bei einer Trisomie 21 wie selbstverständlich eine körperliche Mißbildung sowie eine beträchtliche geistige Behinderung zu bescheinigen, wo doch bekannt ist, daß eine Chromosomenanalyse keine Aussagen über den Schweregrad der Behinderung zuläßt? Fragen und keine Antworten, auch noch drei Jahre danach. Obwohl Margret inzwischen ihren inneren Frieden wiedergefunden hat, ist sie nach wie vor an einer zufriedenstellenden Antwort interessiert.

Margret weiß inzwischen, daß sie ihr Schicksal mit anderen Frauen teilen kann. In ihrer Verzweiflung schloß sie sich einige Wochen nach der Totgeburt einer Gruppe für verwaiste Eltern an. Neben Margret nahmen noch zwei einzelne Frauen und zwei Paare an der Selbsthilfegruppe teil. Bei drei von den fünf Totgeburten lag die Ursache eindeutig bei der Fruchtwasseruntersuchung. Diese Föten sind alle unmittelbar oder kurze Zeit nach der Fruchtwasseruntersuchung gestorben. Bei einer Frau ist der Zusammenhang nicht eindeutig, wird aber von ihr vermutet, da sie nach dem Eingriff ständig Fruchtwasser verlor. Dies führte zu einer Frühgeburt, die das Kind nur wenige Stunden überlebte. Bei allen TeilnehmerInnen der Gruppe lag die Totgeburt nicht mehr als ein Jahr zurück, ähnlich wie bei Margret waren Todesursache und genetischer Befund meist zweideutig. Margret bezweifelt heute die Statistiken, die die Fruchtwasseruntersuchung zu einer ungefährlichen Routine erklären. Dafür hat sie im Laufe der letzten Jahre zu viele ähnliche Schicksale kennengelernt.

»Zu wissen, kein Einzelfall zu sein, war für mich wichtig, um mit meinen Schuldgefühlen fertig zu werden und einen Weg aus der Isolation zu finden«, sagt Margret über die Gruppe für verwaiste Eltern, die von einer Psychologin geleitet wurde. FreundInnen, Bekannte und Kollegen konnten ihr in dieser Situation kaum Hilfe geben. »Nun wein doch nicht, rauch lieber eine«, so eine der typischen hilflosen Versuche ihrer Umwelt, mit ihrer Verzweiflung umzugehen. Nur eine Freundin reagierte zugewandter. Sie mußte nicht erschreckt Margrets Phantasien, angesiedelt zwischen Himmel und Hölle, abwehren, konnte zuhören und zulassen. Die Trauer um ein totgeborenes Kind ist für die Welt kaum nachvollziehbar. Es ist die Trauer um ein Phantom: »Ich war der einzige Mensch, der um dieses verstorbene Kind trauerte. Es war ja noch kein realer Mensch vorhanden. Wenn sonst ein Mensch stirbt, dann kann man über ihn Erinnerungen austauschen, über ihn sprechen.« In der Gruppe für verwaiste Eltern lernte Margret, über ihren Schmerz zu sprechen.

Sie fing an, sich die Trauer zuzugestehen und offener und offensiver damit umzugehen. »Es war wie ein Signal: Als ich persönlich damit klarer kam, fand ich auch zunehmend Unterstützung bei FreundInnen.«

Inzwischen liegt die Totgeburt drei Jahre zurück. Nach und nach konnte sich Margret von ihrem totgeborenen Kind verabschieden, aber auch von den Phantasien und Sehnsüchten, die sie mit einem eigenen Kind jahrelang verbunden hatte. »Durch Schwangerschaft und Totgeburt hat sich für mich letztendlich viel geklärt: was es für mich heißt, Kinder zu haben, und noch mehr, Frau zu sein. Es war eine beglückende Erfahrung, daß ich schwanger sein kann. Das ist einfach ein Wahnsinns-Ding, daß da in mir ein Mensch wachsen kann. Das finde ich schön, daß ich das erfahren habe, wenn das auch in einer Totgeburt geendet hat und nicht in einem lebenden Kind.«

Vor einem Jahr hat Margret einen Schlußstrich unter das Kinderkriegen gezogen. Sie hat sich sterilisieren lassen. »Die Trauer um meine nicht gehabten Kinder ist bei mir, aber sie ist nicht so, als müßte ich sie durch ein neues Kind wegmachen.« Margret erzählt ein wenig von ihrem heutigen Leben, von der Lust, im Augenblick da zu sein, von ihrer Beziehung zu ihrem Freund, von einem großen Garten, den sie gepachtet hat, von dem Spaß, in der Erde zu buddeln, von ihrer gewerkschaftlichen Arbeit, von Vorträgen, die sie in diesem Rahmen über die Folgen von In-vitro-Befruchtung und Pränataldiagnostik hält.

Margret sieht heute, daß für sie die Pränataldiagnostik ein Strohhalm in einer Phase tiefer Verunsicherung gewesen ist. »Ich hätte mir in dieser Zeit eine Mutter gewünscht, die mich an die Hand genommen und gesagt hätte, ich bin auch mal schwanger gewesen. Ich weiß, wie das ist. Ich unterstütze dich. Das habe ich in der Technik gesucht und nicht gefunden – eine große Mama.«

»Meine mütterlich-schützenden Teile bäumten sich auf gegen die aggressiv-tötenden Anteile in mir.«

Hannah (44), Autorin, Geburtsvorbereiterin, Psychotherapeutin, 22 Jahre verheiratet, Sohn (15) und Tochter (18), vor 5 Jahren Schwangerschaftsabbruch nach einer durch die Fruchtwasseruntersuchung festgestellten Chromosomenanomalie.

Margret beschrieb im letzten Beitrag ihre Gefühle von Schmerz und Schuld als Reaktion auf eine Totgeburt, die durch eine Fruchtwasserentnahme verursacht wurde. Auch im kommenden Beitrag dreht es sich um den Tod von Föten, doch diesmal nicht als zufällige Folge eines Versehens des Arztes oder Versagens der Technik. Die folgenden Seiten handeln vom eingeleiteten und individuell zu verantwortenden Tod. Hannah hat einen Schwangerschaftsabbruch nach einer Fruchtwasseruntersuchung machen lassen: Sie sagt: »Ich erlebte die Trauer um den Verlust des Kindes, und gleichzeitig muß ich eine Menschenseele verantworten; steht es mir da überhaupt zu zu trauern?«

Vorgeburtliche Diagnostik zielt nicht auf die Therapie eines kranken Fötus, sondern auf seine Abtreibung. Nur so macht die Prozedur Sinn, das ist der moderne Weg zu einem genetisch gesunden Kind: Try and Error! Um diese Kehrseite vorgeburtlicher Diagnostik hüllt sich eine düstere Decke des Schweigens. Die Leidtragenden sind Frauen, die sich dieser »Routineuntersuchung« unterzogen haben, meist ohne die Konsequenzen zu Ende zu denken. Häufig stecken sie noch Jahre nach dem Schwangerschaftsabbruch in einem Loch von Schmerz, Schuld und Depression.

Bei meinen Recherchen begegnete mir ein Ausmaß an kollektiver Verdrängung und gleichzeitiger individueller Erschütterung, die mir mitunter den Hals zuschnürten. Die wenigen persönlichen Kontakte, die ich trotz meiner vielfachen Bemühungen zu betroffenen Frauen hatte, endeten in Tränen oder eisigem Schweigen: »Ich will das nicht noch einmal alles aufrollen und dann alleine dastehen, so wie damals, als ich aus dem Krankenhaus entlassen wurde und alle meinten, jetzt wäre doch alles gut«, sagte mir eine 36jährige Frau am Telefon, die vor zwei Jahren nach einem Trisomie-21-Befund eine Abtreibung machen ließ. »Nichts war gut«, fügte sie hinzu. Und heute, frage ich aufdringlich weiter. »Es hat sich nichts geändert, nur daß mein Mann und ich getrennt sind.« Mit dieser Bemerkung war unser kurzer Kontakt abgerissen, und das öde »tut, tut, tut« tönte aus dem Hörer.

Nur eine Frau, Hannah, öffnete sich in langen Gesprächen, fand sich bereit, mit mir gemeinsam noch mal die Stationen ihrer Verzweiflung, ihrer Wut, ihres Schmerzes durchzugehen. Vermutlich ist Hannahs aktiver Umgang mit ihrer Trauer um das verlorene Kind eher die Ausnahme. Gleichzeitig ermöglichte ihr erst die Verarbeitung ihrer Erlebnisse diese ungeschützte Offenheit. Hannahs Geschichte führte mir vor Augen, was es bedeutet, von einem medizinischen Befund überrascht zu werden, dessen Auswirkungen auf das Kind wie auf das eigene Leben die Vorstellungskraft übersteigen.

»Am 16. Oktober ist es nun fünf Jahre her«, sagt Hannah, »daß unsere Cara geboren und gestorben ist.« Hannah erinnert sich an die Stimmung dieser Zeit, an die warmen Herbsttage, die tanzenden Blätter, an Weinfeste, ein gemütliches Kaffeetrinken in der Sonne mit den Kindern und der Uroma. Die Fröhlichkeit der Tage paßte nicht zu ihrer inneren Not. Hannah beschreibt die Orte ihres Zwiespalts: Spazierengehen am Rhein mit ihrem Mann Rob, der sich auf ein Kind freute, aber mit Angst und Panik auf die Vorstellung eines behinderten Kindes reagierte und dringend zur Fruchtwasseruntersuchung riet. Warten auf einer Bank vor dem Krankenhaus auf die Fruchtwasserentnahme, während das kleine Wesen in ihr hüpfte und Hannah ihre Hand auf den Bauch legte, um es zu beruhigen: »Ach, ja, es ist schon alles gut.« Im nächsten Moment zur Ehrlichkeit zurückfinden: »Gar nichts ist gut, wenn du nicht stimmst, dann, ja – radikal ausgedrückt – dann töte ich dich.« Knien in einer Kapelle und Flehen, das Kind in ihrem Bauch möge ein Zeichen geben, ob sie sich für einen Schwangerschaftsabbruch entscheiden solle oder nicht, zuletzt eine rote Rose auf dem Tisch als Erinnerung an ihr drittes Kind, die totgeborene Cara.

Heute sagt Hannah: »Cara war mein Wunschkind, zu dem mir damals der Mut fehlte.« Die Schwangerschaft hatte Hannah in einer schwierigen Lebensphase überrascht, in der sie, die früher an ihre unerschöpfliche Stärke und Kraft glaubte, mit eigenen Grenzen konfrontiert war. Zudem war ihr Mann arbeitslos, und sie lebten seit Monaten auf einer Baustelle. Hannah erzählte, daß sie von Anfang an ihren schwangeren Leib als einen »Tempel« wahrnahm und gleichzeitig von der Sorge bestimmt war, ob sie diesem Kind in ihrer momentanen Lebenssituation gerecht werden könnte. »Nach einigen Wochen des Zweifelns wurde das ›Ja‹ in mir glasklar, und wir freuten uns alle auf unseren Nachzügler.« Sie schmiedeten Pläne, stritten sich, in welchem Zimmer das Baby schlafen und an wessen Seite es am Tisch sitzen dürfe.

Der Gang zur Fruchtwasseruntersuchung war für sie mehr oder weniger eine Routine, zu der ihr der Frauenarzt wegen ihres fortgeschrittenen Alters geraten hatte. Hannah hatte keine Bedenken, daß das Kind in ihrem Bauch nicht in Ordnung sein könnte. Sie spürte es seit der 13. Woche strampeln und zappeln und fühlte sich rund und gut. Warum hat sie dann die Untersuchung machen lassen? frage ich sie. »Weil es mir im Ohr klang, daß man ab 35 solch eine Untersuchung machen sollte. Ich hatte mich vorher gar nicht damit auseinandergesetzt.« Behinderung kam in ihrem Alltag bislang nicht vor, so daß sie auch keine Vorstellung davon hatte. Andererseits erinnert sie sich auch an Gefühle, ihr könne die Kraft zuwachsen, wenn das Kind behindert auf die Welt käme, aber nur, wenn ihr Mann sie dabei unterstützte. Und der sah sich zu diesem Zeitpunkt außerstande, ein krankes Kind zu verkraften. Seit ihren Erfahrungen mit dem Schwangerschaftsabbruch geht sie Behinderten nicht mehr aus dem Weg. »Ich schaue genau hin und frage mich inzwischen, wie man eine Pränataldiagnostik machen kann, wenn man so wenig weiß über Krankheitsbilder, Belastungen oder überhaupt Alltägliches mit behinderten Kindern.«

Angst vor Behinderung, die Bedeutung eines fehlgebildeten Kindes für das eigene Leben, die unterschiedliche Wahrnehmung der Partner, das Managen des Alltags – all das war nicht selbstverständliches Thema der genetischen Beratung. Erst auf genaueres Nachfragen kamen die Antworten des Arztes, der ansonsten zu beruhigen versuchte: »In 98,5 % der Fälle können wir ein normales Ergebnis mitteilen«, so der Arzt. Hannah erinnert sich, daß ihr bei diesen Worten die Tränen in die Augen schossen. Sie fragte nach: »Was ist, wenn der Befund nicht normal ist?« »Dann leiten wir künstlich eine Geburt ein, aber sie merken nicht soviel davon, weil sie eine Rückenmarksanästhesie bekommen.«

Beim ersten Versuch zur Fruchtwasserentnahme war nur der

Einstich durch die Plazenta möglich, so daß Hannah den Eingriff auf später verschob. Sie wollte auf keinen Fall die Schwangerschaft gefährden. Das Krankenhauspersonal, das sie im übrigen als wohlwollend und freundlich empfand, akzeptierte die Entscheidung. Stunden später drehte sich das Kind, und der Arzt entnahm Fruchtwasser. Der Eingriff tat nicht weh, wühlte aber ihre Emotionen auf. Sie fuhr nach Hause und sah fröhlich dem weiteren Verlauf der Schwangerschaft entgegen. Sie erzählte Freunden und Nachbarn von dem freudigen Ereignis und empfand eine starke Bindung zu ihrem Kind im Bauch. »Ich habe auch in der Wartezeit die Beziehung nicht auf Eis gelegt. Das ist gar nicht meine Art, mit Beziehungen umzugehen, auch nicht aus Angst vor Verlusten.«

Der Befund ließ auf sich warten. Hannah ereilte mehr und mehr die Angst. Als ihr Frauenarzt dann zu ihr nach Hause kam, ahnte sie Unheil. Gesprächsfetzen, an die sich Hannah heute noch erinnert: »Er sagte: ›Es ist nicht Mongolismus. Es ist ein Mädchen, das das Turner-Syndrom hat. Es ist eigentlich meistens gar nicht so schlimm.‹ Turner-Syndrom, noch nie gehört. Was ist denn das, frage ich. Er hat mir das dann so geschildert: ›Sie ist zwergwüchsig, hat einen Flügelhals, der vom Kopfansatz zu den Schultern verläuft, und sie hat keine weiblichen Organe, so daß sie sich in der Pubertät nicht wie andere Mädchen entwickelt.« Im Schock der ersten Minuten beruhigt Hannah sich selbst: »Dann kriegt sie halt keine Kinder und geht einen anderen Lebensweg.« Der Arzt ist noch nicht einmal bei der Tür, da sucht Hannah das Klinische Wörterbuch und erschrickt, als ihr die Abbildung eines Turner-Mädchens buchstäblich in die Augen fällt. Dieses Foto sollte sie die nächsten Wochen Tag und Nacht verfolgen. Was war so schlimm an dem Bild? frage ich Hannah. Sie zieht aus ihrem Bücherregal einen grünen Band, den Pschyrembel, Seite 1232, zeigt mir das Foto.[7] Ein nacktes 16jähriges Mädchen, abgebildet in einer starren soldatischen Haltung mit zusammengeklemmten Beinen und Armen. Auch ich bin erschrocken, aber nicht über dieses pubertierende Kind, das mir, bis auf den dickeren Hals, im Aussehen normal erscheint, sondern über den diskriminierenden Blick des Fotografen. So ausgezogen abgebildet würden die meisten von uns sogenannten Normalen mit ihren dicken Bäuchen, herabhängenden Schultern oder zu kurzen Beinen lächerlich und verklemmt erscheinen. Mich packt die Wut. In meiner Phantasie setze ich diejenigen dem Urteil meiner Kamera aus, die mich in den letzten Jahren so häufig über das Normale und die Abweichung belehrt haben. Genetiker, Doktoren, Professoren. Welch nackter Anblick. Das Gänseblümchengedicht fällt mir ein, geschrieben von einer Frau mit Turner-Syndrom:

Ein ganz kleines Blümchen,
ein schlichtes Gänseblümchen,
versteckt im Gras am Wege,
von niemandem beachtet,
von Vorübergehenden
unter den Füßen zerdrückt.
Eine alltägliche Blume
ohne Duft
zu klein,
um daraus einen Strauß zu binden.
Hätte es die Schönheit der Rose
hätte es den Duft der Rose,
hätte es auch deren Dornen.
Die Rose ist nichts als eine Schöne des Morgens,
die bezaubert und dann verletzt.
Ein Kind pflückt das Gänseblümchen,
nicht die Rose.
Das Gänseblümchen ist die Blume der Kinder.
Man sollte ein Gänseblümchen
nicht neben eine Rose stellen.
Und trotzdem ist es dieselbe Sonne,
die beide öffnet.
Und alle Blumen sind schön.[8]

Ich höre Hannah sagen: »Als ich dieses Foto sah, dachte ich, ich schaff es doch nicht, so ein Kind zu haben.« Hannah machte sich die Entscheidung nicht leicht, sie lief von Pontius zu Pilatus, nahm Kontakt mit Eltern behinderter Kinder auf, versuchte, selbst zu einer Einschätzung des Krankheitsbildes zu kommen. Niemand konnte ihr genau sagen, welche Auswirkungen das fehlende Chromosom auf »ihr Kind im Bauch« haben werde, ob es leicht, schwer oder so gut wie überhaupt nicht behindert sein werde. Der Befund blieb in seinen Konsequenzen vor allem für den eigenen Alltag nicht faßbar.

Dieser Mitteilung folgte die schwerste Zeit, die Hannah je in ihrem Leben durchgemacht hat. Mit einem tiefen Seufzer sagt sie noch nach fünf Jahren: »Ich wünsche keinem Menschen, jemals in seinem Leben vor so einer Entscheidung zu stehen.« Hannah und ihrem Mann wurde eine Entscheidung abverlangt, die nicht in ihrer Machtbefugnis steht. »Ich hatte vorher keine Ahnung, wie es einem geht, wenn man Gott spielen soll.« Sie fühlte sich festgehalten in einer Zwickmühle, denn »egal, wie man sich in einer solchen Situation entscheidet, das Leben wird nie mehr so, wie es vorher gewesen ist«.

Niemand drängte Hannah zu einem Abbruch der Schwangerschaft. Es gab nur diesen normabweichenden Befund, die entsprechende Abbildung dazu und ihre Angst, dieses Kind könnte ihre Kräfte übersteigen. Es blieb ihr nur wenig Zeit, um den Abbruch noch innerhalb der gesetzlich vorgeschriebenen 24-Wochen-Frist durchführen zu lassen. Nochmals ließ sie die Untersuchung wiederholen, hoffte auf ein Versehen des Labors. Nach einer Woche wieder das gleiche Ergebnis: ein fehlendes X auf den Geschlechtschromosomen. Im übrigen ein Befund, der erst seit dem möglich gewordenen chromosomalen Check-up zum Krankheitsbild wurde und mit der vorgeburtlichen Diagnostik zu einer Indikation für einen Schwangerschaftsabbruch.

Wird die Abweichung von der genetischen Norm bei Hannahs Kind schon als Neugeborenem manifest sein oder erst in der Pubertät wahrnehmbar oder möglicherweise erst, wenn sie selbst Kinder haben will? Der Zwiespalt zog sich durch die Familie. Rob hatte Panik vor einem behinderten Kind; der 9jährige Kerry, der zu dieser Zeit erlebte, wie er als zugezogenes Stadtkind von anderen Kindern im Dorf gehänselt wurde, fürchtete, daß seine behinderte Schwester der Spott der anderen noch härter treffen könnte. Die 12jährige Anja dagegen ermutigte die Mutter, sagte, sie habe das Gefühl, daß die Behinderung nicht so schlimm sei. »Mutti, laß es uns kriegen, und wenn es Schwierigkeiten hat, sich selbst zu mögen, dann müssen wir ihr eben alle helfen.«

Hannah und ich sitzen nebeneinander auf einem Sitzkissen am Boden. Der Wecker tickt, mitunter dringen von draußen Hundegebell und Wortfetzen von Nachbarn in das Schweigen. Ich spüre, wie sich Hannah innerlich wehrt, weiterzuerzählen. Sie sagt: »Ich mußte mit allem rechnen und war in völliger Ungewißheit, wie stark behindert dieses Kind sein wird.« Hannah weint. Ich schalte das Tonband aus. Hannah sucht nach Worten: »Unter dem Schock einer solchen Diagnose, wo mir selbst die Entscheidung, was ich kochen sollte, schon schwerfiel, sollte ich über dieses Kind richten. Ich war wie gelähmt, fühlte mich elend, abgestorben, unfähig, einen klaren Gedanken zu fassen. Es war ein fürcherlicher Zwiespalt! Meine mütterlich-schützenden Teile bäumten sich auf gegen die aggressiven Anteile in mir, die in Erwägung zogen zu töten. Ich dachte, ich werde verrückt dabei. Ich wartete auf eine höhere Entscheidung. Ich habe gefleht, eine Antwort zu bekommen, und ich bekam keine. Ich konnte auch keinen Kontakt mehr zu meinem Kind im Bauch aufnehmen. Es war Funkstille.«

Trotz ihrer Lähmung, ihrer inneren Zerrissenheit – die 24-Wochen-Frist drängte nach einer Entscheidung. Sie fuhr mit einem Koffer mit dem Notwendigsten ins Krankenhaus, ohne die endgültige Entscheidung für den Abbruch getroffen zu haben. Ihr Mann begleitete sie. Beide gingen in die Krankenhauskapelle, einen schlichten Raum, in dem gerade junge Frauen auf verschiedenen Flöten musizierten. »Es waren fast himmlische Klänge für mich. Es war so, als sprengte diese Musik den Panzer der letzten Wochen, der mir den Zugang nach außen, aber auch nach innen versperrt hatte.« Hannah weinte, und die Tränen klärten ihre Seele auf. Sie fand wieder einen inneren Kontakt zu dem Kind in ihrem Leib. »Sie hat zu mir gesprochen. Es war die Antwort auf mein vorheriges verzweifeltes Flehen. Sie flüsterte mir zu: Gut, ich gehe wieder, doch höre gut darauf, was ich dir mit meinem Kommen sagen wollte. Dieser Satz des ungeborenen Kindes wurde wichtig für meinen ganzen weiteren Lebensweg – bis heute«, seufzt Hannah. Sie schaut mich an, um zu sehen, ob ich verstehen kann, was sie erfahren hat, und fügt hinzu: »Es hat mich so angerührt, daß kein Vorwurf da war, daß mich dieses Kind aus jeglicher Schuld entlassen hat. Durch diese real erlebte Begegnung ist das Kind ein Stück von mir weggerückt, ist mir als eigenständiges Wesen entgegengetreten.« Wie das so ist, wenn Entscheidungen gefallen sind, fühlte Hannah nach dieser Erfahrung große Ruhe und inneren Frieden, Gefühle, die sie in den kommenden Tagen bei dem Zu-Tode-Gebären des Kindes begleiten sollten.

Hannah hat im Krankenhaus viel Anteilnahme erfahren. Nach der Begegnung mit dem Wesen des Kindes, konnte sie die anfänglich eisige Atmosphäre, die das Personal verbreitete, auftauen. »Ich sprach alle an, und das war wie ein Signal, auf das die anderen nur gewartet hatten, um selbst ihre Spannung loszulassen.« Ärzte und Schwestern sprachen jeden medizinisch eingeleiteten Schritt der Geburt mit ihr ab. Hannah, die heute Frauen oder Paare bei Totgeburten begleitet, weiß inzwischen, wie wichtig die Umstände im Krankenhaus für die spätere Trauerarbeit sind.

»Mein Kind sollte in Würde sterben.« Ich muß Hannah wohl nach dieser Äußerung befremdet angeschaut haben, denn sie holt weit aus und erzählt eine Geschichte vom Schlachten der Tiere, die sie selbst und ihre Kinder bei nordamerikanischen Indianern erlebt hatte. Die Indianer verbinden das Töten jedes Tieres und das Pflücken jeder Pflanze mit einem dankenden Gebet und mit Ehrfurcht vor der Schöpfung. »Auf meine Situation übersetzt hieß das: Ich bin bei dir Kind, bis zur allerletzten Minute, solange du lebst, solange es diese Beziehung zwischen uns beiden gibt. Ich denke, das war ein Strohhalm, an den ich mich geklammert habe, weil es das einzige war, was mir in dieser schizophrenen Situation noch helfen konnte, nicht verrückt zu werden.«

Ein Schwangerschaftsabbruch im 5. Monat ist ein Gewaltakt – für den Fötus *und* die Frau. Der schwangere Körper ist auf Wachsenlassen eingestellt und muß mit Medikamenten, manchmal sogar mit dem OP-Messer dazu gezwungen werden, den Fötus loszulassen. Das ist nicht nur mit psychischen, sondern auch mit körperlichen Risiken für eine Frau verbunden. Hannah erzählt von der mehrere Tage dauernden Geburt: Ihr Mann hatte sie begleitet. Wie bei der Geburt ihrer anderen Kinder wollte sie ganz bei Sinnen sein und lehnte jedes narkotisch wirkende Medikament strikt ab. Fast durchgehend lag sie in diesen Tagen am Wehentropf, der durch den Muttermund in die Gebärmutter eingelegt wurde. Aus diesem Grund war vorher die Fruchtblase gesprengt worden. Ansonsten erinnert sie sich wenig an medizinische Einzelheiten. Was ihr noch heute präsent ist, sind starke Wehenschmerzen, schier unstillbares Bluten, als eine Vene versehentlich angestochen wurde, ein Muttermund, der sich nicht öffnen wollte, Ärzte, die dies und das an ihr probierten. Mehrmals war die Rede von einem Kaiserschnitt, weil die Geburt nicht vorwärtsging und zunehmend Infektionsgefahr bestand. »Ich wollte das Kind auch nicht so schnell hergeben, ich brauchte Zeit, um mich zu lösen.« Sie beschreibt sich selbst in diesen Tagen der Geburt als ruhig und versunken. »Der starke Wehenschmerz hatte so etwas wie eine schützende Wirkung, ich war wie auf einem anderen Stern.« Während der Geburtsarbeit fiel ihr auch ein Name für das Kind ein: Cara, auf deutsch: die Teure, die Liebe.

Nach drei schmerzreichen Tagen ist der Muttermund erst zwei Zentimeter geöffnet. Die ÄrztInnen fangen an, nervös zu werden. Hannah wehrt sich vehement gegen einen Kaiserschnitt. Als letzten Versuch führt ein Arzt einen Ballon ein, der anschließend mit Wasser gefüllt wird, um so von innen her Druck auf die Cervix auszuüben. »Keine angenehme Prozedur, und ich keifte sie alle ringsherum an, sie sollten jetzt verschwinden.« Wieder allein mit Rob spürt Hannah, daß es jetzt bald soweit sein wird. »Ich sagte Rob, ich glaube, sie kommt. Ja, sagte er, ich kann sie sehen.« Momentelang will Hannah eine Hebamme rufen, doch ihre innere Stimme rät ihr ab. In diesem Augenblick laufen Bilder eines Traumes, in dem sie eigenhändig das Kind aus ihrem Leib gezogen hat. »Durch diesen Traum war es mir ganz selbstverständlich, sie selbst aus mir herauszuziehen, sie in Empfang zu nehmen und in Händen zu halten. Ich habe überhaupt nicht geguckt, ob etwas nicht in Ordnung sei, ich habe nur ihr Gesicht gesehen und daß sie das gleiche Kinn hat wie Rob. Sie kam mir schon ziemlich fertig vor, die winzigen Fingerchen und Fingernägel.« Hannah beschreibt, daß in diesen Augenblicken die Zeit stehengeblieben ist, daß sie ein Gefühl von Ewigkeit bekam. »Es gab keine Zeit, keinen Raum, keinen Tod, und deswegen war das auch nicht so schlimm, denn sie konnte nicht tot sein, weil es keinen Tod gab. Leben und Tod – das war alles eins. Ich habe ihr dann ganz viel unter Tränen erzählt, aber ich empfand es überhaupt nicht als schlimm, weil der Tod nicht zwischen uns existierte.« Hannah hält in ihrer ruhigen Erzählung eine kleine Weile inne und fügt dann mit Tränen in den Augen hinzu: »Ach ja, und ich habe Cara gesagt, ich hoffte, daß sie zu einem anderen Zeitpunkt zu mir zurückkäme.« Hannah berichtet, daß ihr Mann schluchzend und gleichsam fassungslos in diesen Momenten neben ihr saß und immer wiederholte: »Oh, das ist ja genauso wie bei der Geburt von Anja und Kerry. Ich wünschte mir so sehr, sie würde atmen.«

Später nach der Entbindung wurde Hannah bei Vollnarkose

ausgeschabt. Als sie aufwachte, hatte sie das Kind aus den Augen verloren. Sie bereut noch heute, einer Autopsie zugestimmt zu haben, bei der im übrigen eine anatomisch vollkommen normale Entwicklung des Fötus festgestellt worden ist. »Ich wollte sie beerdigen, aber sie war dann weg, und niemand wollte oder konnte mir mehr sagen, wo sie geblieben war.« Warum hat Hannah ihre Vorstellung von einem Begräbnis nicht durchgesetzt? »Ich habe mich nicht getraut, weil in mir auch der Gedanke war, die anderen könnten denken: ›Die Alte spinnt.‹ Und ich selbst fragte mich, ist das nicht pervers, auf der einen Seite tötest du sie, und auf der anderen Seite willst du sie beerdigen.« Lange noch fühlte Hannah eine Schuld, sich nicht mehr für die Beerdigung eingesetzt zu haben. Das Fehlen eines Ortes erschwerte ihr, ähnlich wie auch Margret, den Trauerprozeß. Sie stellte eine rote Rose auf den Familientisch als sichtbares Zeichen der einmaligen Existenz von Cara.

Hannah beschreibt die Monate nach dem Abbruch als grau und düster für alle Familienmitglieder. Sie selbst verlor nicht an Gewicht, was sie als ein Zeichen wertete, sich nicht von dieser Schwangerschaft verabschieden zu wollen. Sie empfand es als schizophren, um den Tod zu trauern, den sie gleichzeitig verantworten mußte. Sie fühlte sich tot und in sich eingesperrt. Mit niemandem konnte sie den Schmerz teilen, weil kaum jemand etwas mit Cara verband. Sie war selbst erschrocken über den Zorn, der sie gegen ihren Mann erfaßte: Hätte Rob sie nur unterstützt, hätte sie vielleicht Cara akzeptieren können. Heute weiß sie, daß auch Wut zum Trauerprozeß gehört. Mann und Kinder waren ebenso lange Zeit gedrückt in ihrer Stimmung, Kerry bekam schlechte Zensuren in der Schule. Mehr noch als Hannah, die ihre Gefühle nach außen hin leben konnte, erfuhren sie die Unfähigkeit der Umwelt, mit ihrer Trauer umzugehen. Hannah fand Hilfe bei Therapeuten, spirituellen Lehrern und guten FreundInnen, die sie einfach in den Arm nahmen. Sie konfrontierte sich mit Tod und Trauer, theoretisch und praktisch. Rob verfaßte einen Aufsatz über die Betroffenheit von Männern durch das Ereignis des Schwangerschaftsabbruchs. Kein Verlag interessierte sich dafür. Das Thema war nicht en vogue.

Fünf Jahre sind vergangen. Die Gedanken an Cara sind weniger geworden. Trotzdem erlebt Hannah immer wieder Momente des Bedauerns: »Heute würde ich sie auch mit der Behinderung verkraften können, weil ich mich wieder stark und auf dem Boden fühle. Aber ich weiß, ich hätte es nicht geschafft damals. Und wenn du mich so fragst, wenn ich heute schwanger wäre, wie ich mich dann entscheiden würde, dann kann ich das jetzt so abstrakt nicht sagen. Sicherlich würde ich mich mehr als damals auf meine innere Stimme verlassen, denn ich denke inzwischen, daß Kinder geschickt werden, die einen, um uns im Leben etwas zu bringen, und die anderen, die uns durch ihren Tod etwas lernen lassen.«

Kinder kommen zu uns, um uns zu helfen, das ist Hannahs Überzeugung. Was hat sie durch Cara gelernt? Hannah zögert, wie schon die anderen Male, in denen sie über Begegnungen berichtete, die unserer Rationalität widersprechen. Spirituelle Erfahrungen sperren sich den öffentlichen Darstellungen, klingen als bloße Verlautbarungen oftmals banal oder kitschig. Darüber sind wir uns einig. Und kitschig, das ist die Sorge Hannahs, will sie nicht sein. Trotzdem versucht sie zu sagen, was möglicherweise nicht gesagt, sondern nur erfahren werden kann: »Cara hat mir gezeigt, was bedingungslose Liebe heißt. Sie hat mich gehen lassen, ohne mir Schuldgefühle zu machen. Dieses bedingungslose Vergeben hat meinen weiteren Lebensweg geprägt. Immer wieder, wenn ich von dem Weg der Liebe in mir abweiche, hilft mir der Gedanke an Cara, dahin zurückzufinden, damit ihr Leben nicht umsonst war.«

Entscheidungen gegen die Fruchtwasseruntersuchung

Wie viele Frauen, die im »kritischen« Alter schwanger werden, sich *bewußt* gegen die Fruchtwasseruntersuchung entscheiden, ist unbekannt. Frauenärzte sprechen von einer Minderzahl; die humangenetische Beratungsstelle in Heidelberg, die sich um Aufklärung bemüht, nennt eine Zahl zwischen 15 und 20%. Diese Zahl bezieht sich auf die Frauen, die dort die Beratung in Anspruch nehmen und sich nach der Beratung gegen den Eingriff entscheiden. Wie viele Frauen erst gar nicht zur Beratung gehen, ist statistisch schwer zu rekonstruieren. Vielleicht ist der statistische Überblick an dieser Stelle auch unbedeutend, interessieren doch eher Gefühle, Argumente, Haltungen, die eine solche Entscheidung beeinflussen.

Frauen, die die vorgeburtlichen genetischen Tests befürworten oder zumindest über sich haben ergehen lassen, fassen ihre Begründung meist in dem Satz zusammen: »Ich will kein behindertes Kind.« Diesen Satz umzudrehen und zu vermuten, daß Frauen, die diese Untersuchung nicht machen lassen, nun ein behindertes Kind wollen, ist absurd. Auch sie haben vielfach Angst vor einem behinderten Kind und fürchten die Belastungen, die dadurch auf sie zukommen. Doch sie zeigen eher Mut zum Risiko, wollen Krankheit, Behinderung, Tod als Teil des Lebens akzeptieren lernen. Es ist ein Ja-Sagen zur Unberechenbarkeit und damit zur Vielfalt des Lebens.[9] Bei aller Verschiedenartigkeit von Entscheidungsmustern gleichen sich Frauen, die die Fruchtwasseruntersuchung ablehnen, häufig in dieser Haltung. Und noch eine Gemeinsamkeit hat sich bei Frauen, die sich bewußt gegen diese Tests entschieden haben, herauskristallisiert: Alle, mit denen ich gesprochen habe, waren persönlich mit Krankheit oder Tod konfrontiert, sei es durch Fehlgeburten, eigene schwere Krankheit oder Tod eines vertrauten Mitmenschen. Diese Erfahrungen prägen ihre Haltung zum Leben.

Ich habe in dieser Gruppe von Frauen vielfach eine Religiosität vorgefunden, die sich weder in Religionszugehörigkeit noch sonntäglichem Kirchgang ausdrückt. Sie rankt sich um die Frage des Machbaren und der eigenen Einordnung in die Schöpfung. »Bei der Frage, das Machbare zu tun oder dem Leben, wie es sich natürlicherweise gestalten will, Raum zu lassen, würde ich mich für letzteres entscheiden. Die Schöpfung folgt Gesetzen, die wir Menschen meinen beeinflussen zu können, die sich letzten Endes aber – mit und ohne menschliches Zutun – vollziehen.«[10]

Eine solche spirituelle Bindung bedeutet nicht, daß die Entscheidungsprozesse im Zusammenhang mit der Pränatadiagnostik immer einfach und eindeutig laufen. Auch hier erleben Frauen vielfach Krisen und Verunsicherungen in ihrer Schwangerschaft, nicht selten verstärkt durch einen zunehmenden Rechtfertigungsdruck gegenüber dem Arzt und ihrer Umwelt.

Ich habe auch Frauen getroffen, die pragmatischer mit der Entscheidung zur Fruchtwasseruntersuchung umgegangen sind. Sie jonglieren in erster Linie mit statistischen Zahlen, wägen die Risiken ab. Vor allem bei Paaren, die lange Zeit an dem Kind »gebastelt« haben, ist mir eine solche Herangehensweise begegnet. Elke, eine 36jährige Erzieherin: »Für das wenige, was man letztendlich durch die Untersuchung feststellen kann, bin ich nicht bereit, das Fehlgeburtsrisiko auf mich zu nehmen.« Eine 35jährige Juristin: »Wenn ich das statistisch mit dem geringen Risiko für eine Behinderung hochrechne, ist mir der Eingriff zu riskant.«

Auch ich kann mich erinnern, daß ich mich in meiner Schwangerschaft mitunter mit solchen Hochrechnungen beruhigt habe, die in etwa so abliefen: In der ersten Schwangerschaft war ich 33 und kam nur sehr beiläufig auf die Idee, daß mit meinem Kind irgend etwas nicht in Ordnung sein könnte. In der zweiten Schwangerschaft mit knapp 36 ist das statistische Risiko kaum, d. h. um 0,2% erhöht, warum sollte ich also plötzlich Angst haben? Auch andere Frauen haben mir von solchen absurden Rechenkünsten erzählt. Im Grunde reproduzieren diese statistischen Berechnungen nichts weiter als das statistische Risikosystem der Medizin und akzeptieren die willkürlich gesetzte Altersgrenze von 35 Jahren.

Im folgenden will ich drei Frauen vorstellen, die die Fruchtwasseruntersuchung nicht machen ließen. Gerda, die ihre Beziehung zu ihrem Kind im Bauch nicht durch eine medizinische Technik stören lassen wollte, Sabine, die diese Untersuchung mit ihrer Haltung zum Leben nicht vereinbaren konnte, und Ulla, die sich auch bewußt gegen diese Untersuchung entschieden hat und dann ein Kind mit Trisomie 21 geboren hat. An dem Gespräch mit Ulla beteiligte sich auch ihr Ehemann Heinz.

»Mir tut's nicht gut, wenn ich mit der Liebe jetzt zehn Wochen aussetzen muß.«

Gerda (36), Psychologin, arbeitet an ihrer Dissertation, alleinstehend, ist schwanger.

Ein wichtiges Argument *gegen* vorgeburtliche Diagnostik ist für viele Frauen, mit denen ich Kontakt hatte, die medizinische Ingriffnahme der Schwangerschaft und die Auswirkungen auf die Beziehung zum Ungeborenen. Als Beispiel möchte ich hier die Erfahrungen von Gerda beschreiben.

Gerda rief mich verzweifelt an. Sie hatte über dritte gehört, daß ich mich mit dem Thema auseinandersetze. Sie war 35, und ihr Arzt, den sie bis dahin sehr schätzte, hatte ihr unvermittelt einen Überweisungsschein in die Klinik zur Fruchtwasserentnahme in die Hand gedrückt. Gerda: »Es war so, als sage er zu mir, ich soll mich selber abtreiben.« Im ersten Moment verstand ich Gerda nicht, erst ihre Vorgeschichte erläuterte mir ihre Gefühlsaufwallung: Gerda hatte in den Wochen vor dem Arztbesuch um dieses Kind in ihr gerungen. Der Vater hatte sich nach der Mitzeugung verabschiedet, und sie fürchtete sich vor der Perspektive einer alleinerziehenden Mutter. Endlich, in der 10. Woche, hatte sie sich für diese Mutterschaft entschieden. Freudig ging sie zu ihrem Frauenarzt, der nichts Besseres zu tun hatte, als ihr gleich die Fruchtwasseruntersuchung unterzujubeln. »Ich hatte meine psychischen Probleme bewältigt, jetzt begann der medizin-technische Hindernislauf. Noch einmal stand mein Kind zur Disposition.« Gerda reagierte darauf mit starken Bauchschmerzen und tagelanger Übelkeit, so wie sie das aus ihrer Frühschwangerschaft kannte. »Ich habe erst mal alles abgeblasen, den Termin mit der Hebamme, das Kinderbettchen habe ich auch nicht abgeholt.« Gerda fühlte sich plötzlich in ihrem Gefühl zu dem Kind »unwahrscheinlich zurückgeworfen«. Sie empfand sich in dieser Situation auch von sich selbst entfremdet, hin- und hergerissen zwischen dem, was man ihr als vernünftig anpries, und den eigenen Gefühlen, die dieses Kind, egal wie es nun sein würde, angenommen hatten.

In dieser Situation suchte Gerda das Gespräch mit mir, um überhaupt entscheidungsfähig zu werden. Mit wem sollte sie darüber auch sprechen? Von der humangenetischen Beratungsstelle bekam sie zwar telefonisch einige Informationen über Fehlgeburtsrisiko usw., in ihrer ambivalenten Gefühlslage aber fühlte sie sich nicht verstanden. Der Arzt nahm sich für ein ausführliches Gespräch keine Zeit. Im Unterschied zu ihr hatten sie alle *ihre* entschiedene Haltung zur Fruchtwasseruntersuchung. Gerda mußte sie sich erst mit Kopf *und* Bauch erarbeiten, mußte *ihren* Weg finden, der für sie in allen Konsequenzen auch gangbar sein würde. Dabei erhoffte sie sich von mir Hilfe.

Gerda war es wichtig, über meine Erfahrungen zu hören. Sie wollte wissen, warum ich die Fruchtwasseruntersuchung für mich abgelehnt hatte. Ich habe ihr von vielen Gründen erzählt, unter anderem, daß ich den Kontakt zu dem Kind in mir weder durch die Punktionsnadel noch durch wochenlanges Warten auf den Befund stören lassen wollte. Auch fürchtete ich mich vor den körperlichen und seelischen Strapazen einer Abtreibung im 5. Schwangerschaftsmonat. Für Gerda war es entscheidend zu hören, daß ich auch ohne Fruchtwasseruntersuchung (oder vielleicht gerade deshalb!) eine unbeschwerte Schwangerschaft leben konnte. Wir fanden uns in der Meinung, daß sich die Ängste in der Schwangerschaft nicht organisatorisch lösen lassen. Alles andere grenzt an Selbstbetrug, denn trotz dieser Untersuchung werden Ungewißheiten über das Leben, das seine neun ruhigen Monate zur Entwicklung braucht, bleiben. Gerda war der Preis für so ein bißchen Sicherheit zu hoch. Sie hat sich gegen den Eingriff entschieden mit der Bemerkung, die mir noch heute im Ohr klingt: »Mir tut's nicht gut, wenn ich mit der Liebe jetzt 10 Wochen aussetzen muß.«

Nachtrag: Zum Ende ihrer Schwangerschaft hatten Gerda und ich wieder Kontakt. Gerda hatte es strikt abgelehnt, das Thema Fruchtwasseruntersuchung nochmals aufzurollen: »Erinnere mich bloß daran nicht, diese schlimme Zeit ist für mich jetzt vorbei.« Wenige Wochen später hat sie einen gesunden Jungen geboren.

»Mit einem mongoloiden Kind wird die Euthanasie im eigenen Leben plötzlich ganz konkret.«

Ulla (38), Lehrerin in einer Erzieherfachschule, Arbeit mit behinderten Kindern, inzwischen freiberufliche Supervisorin, Yogalehrerin, keine Fruchtwasseruntersuchung.
Heinz (39), Lehrer, u. a. für Politik in einer Schule für verhaltensauffällige Kinder.
5 Monate alte Tochter mit Trisomie 21.

Die Nachricht hat sich in Windeseile in der Stadt ausgebreitet: Eine Frau in den Jahren, wo es sich gehört, eine pränatale Diagnostik durchführen zu lassen, lehnte dies für sich ab und hat jetzt ein mongoloides Kind geboren. »Das hat sie nun davon«, sagte einer, fast schadenfroh, andere fanden es unvernünftig von ihr, diese Untersuchung verweigert zu haben, die dritten empfanden Mitleid, aber auch Respekt vor dieser Entscheidung. Ich bin im ersten Moment erschrocken, fragte mich, wie ich die Geburt eines behinderten Kindes verarbeitet hätte, dachte, ob ich bereut hätte, die Fruchtwasseruntersuchung nicht gemacht zu haben. Das war auch eine meiner drängenden Fragen an Ulla.

Ich hatte Scheu, Kontakt mit Ulla aufzunehmen. Gedanken, wie: tut man so etwas oder besser nicht, hieße das, zu neugierig in das Leben anderer einzudringen, was ist, wenn ich mit meinen Fragen Schmerz oder gar Kränkung mobilisiere, ließen mich wochenlang zögern, den Telefonhörer in die Hand zu nehmen. Der Zufall kam mir dann zu Hilfe. Ich lernte den Vater der kleinen Klara auf einer Veranstaltung über behinderte Kinder kennen und sprach ihn auf mein Anliegen an. Seine spontane Freude darüber, daß da jemand war, der sich für sie interessierte, führte mir vor Augen, aus welchen eigenen Vorurteilen meine Befürchtungen und Bedenken entsprungen waren.

»Wir haben dieses Kind ganz bewußt gezeugt«, sagt Ulla, »und hinterher wußte ich gleich, jetzt bin ich schwanger. Das war eine Freude.« Die fünf Monate alte Klara ist ein Wunschkind, und doch hat sie die Wünsche und Hoffnungen der Eltern erst einmal nicht erfüllt. Klara ist mit einem dreifachen, statt zweifachen Chromosom 21 auf die Welt gekommen, deshalb heißt diese Normabweichung im genetischen Muster auch Trisomie 21. Eine spontane Mutation, eine Laune der Natur, wahrscheinlich entstanden bei der Verschmelzung von Ei und Samenzelle. Ulla gehört zu den 0,4 % Frauen, die im Alter von 37 Jahren ein Kind mit diesem Syndrom zur Welt bringen. Das Down-Syndrom zählt in der Regel zu den leichteren Behinderungen. Zwar gelten die Kinder als minderbegabt, doch sie sind meist lern- und entwicklungsfähig, vorausgesetzt, sie werden emotional angenommen und gefördert. Ulla, die jahrelang behinderte Kinder unterrichtete, sagt: »Die mongoloiden Kinder waren immer die Sonnenscheinchen in der Klasse.« Und liebevoll über ihre kleine Tochter: »Unsere Klara wird viel Freude in ihrem Leben haben.«

Ulla steht nach wie vor zu ihrer Entscheidung, sich der Fruchtwasseruntersuchung nicht unterzogen zu haben. Vorwürfe nach der Geburt von Klara habe sie sich nicht gemacht, wieso auch? Sie hatte es sich vorher gut überlegt. »Ein Kind, das wir uns so gewünscht hatten, kann ich doch nicht abtreiben, egal wie es nun ist.« Tiefere Konflikte, ein wochenlanges Ob oder Ob nicht waren mit der Entscheidung nicht verbunden. Auch nicht, als der Frauenarzt versuchte, sie zu dieser Untersuchung u. a. mit der Bemerkung zu überreden: *Er* könne mit einem behinderten Kind nicht leben! Ulla antwortete trotzig: »Ich schon!«

Ulla beschreibt ihre Schwangerschaft als schwierig und erschöpfend. Sie litt unter häufiger Übelkeit, fühlte sich ungewohnt kraftlos und in sich gekehrt. Ich frage nach Phantasien, Ängsten, Ahnungen in ihrer Schwangerschaft, die sie auf die behinderte Klara vorbereiteten: »Ich hatte in den ersten Monaten gar keine Angst, weil ich immer dachte, wer sich ein Kind so wünscht, der bekommt kein behindertes Kind. Auch immer, wenn ich mit dem Kind Kontakt aufgenommen habe, war es in meiner Phantasie ein gesundes Kind.« Dies veränderte sich im Verlauf der Schwangerschaft. Sie begann zumindest an die Möglichkeit einer Behinderung zu denken. Sie achtete mehr als sonst auf behinderte Kinder im Straßenbild. »Ich habe schreckliche Fehlbildungen gesehen, zum Beispiel von einem Kind mit einem Wasserkopf, das Lippen hatte bis zur Nase, das Kind konnte kaum sprechen und sehen. Und ich hatte das Gefühl, es hatte nichts vom Leben. Das Kind ging mit seinem Bruder durch die Stadt, und ich habe nur an Vegetieren gedacht. Wenn ich so was sah, dann habe ich immer gedacht, wenn ein behindertes Kind, dann bitte ein mongoloides. Mit dieser Behinderung kann ich leben.« Wie andere Schwangere auch, berichtet Ulla von schweißgebadetem Aufwachen nach Angstträumen, in denen ihr Hund das Baby gebissen hatte oder das Kind die Treppen herunterfiel. Sie unterscheidet diese Träume, die sie selbst als normal empfindet, von Phantasien, die etwa vier Wochen vor der Geburt auftauchten und sie beunruhigten. Es waren Bilder, die ihr tagsüber im kurzen Übergang zwischen Wachheit und Einschlafen in den Sinn kamen: »Ich sehe mich hier in der kleinen Straße und gehe mit einem mongoloiden Kind spazieren, das Kind sitzt im Sportwagen und lacht mich an. Ich weiß, wie es angezogen ist, empfinde es als ganz konkret.« Ulla erlebt in der Phantasie dieses Kind weder als schrecklich, noch fühlt sie sich traurig. Erst im Nachdenken über diese Bilder empfindet sie Schrecken und Angst. »Ich saß da mit meinem dicken Bauch, schon reichlich unbeholfen, und fragte mich beunruhigt, was da wohl rauskommen werde.«

Ulla hat in einer Belegklinik entbunden mit einer ihr bekannten Hebamme. Die Geburt verlief ohne jegliche Komplikation. Sie beschreibt sie als eine Grenzerfahrung, die ihr vom schmerzhaften Erleben, aber auch von der Intensität der Empfindung her mit nichts vergleichbar erscheint. Es ist eine Erfahrung, die sie als lebensspendende Frau betrifft und die sie im Miteinander der Geburt mit ihrem Mann teilt. »Das Abenteuer der Geburt hat mir noch mal neue Dimensionen des Lebens eröffnet. Die Befürchtung, das Kind könnte nicht normal sein, war während der Geburt wie verflogen.« Doch als das Kind dann von Ulla aus ihrem Leib gepreßt wurde und die Hebamme es auf ihren Bauch legte, sah sie gleich, daß das Kind mongoloid war. »Dann habe ich gedacht, mein Gott, das ist ja wirklich dieses mongoloide Kind aus meinen Phantasien. Das zweite Gefühl war, wahrscheinlich sehen alle Säuglinge so schrumpelig aus, wenn sie auf die Welt kommen. Aber im Grunde wußte ich es, und ich habe es dann so umfaßt und an mich gedrückt.« Heinz hatte ähnliche Vermutungen. Sie schwiegen, die nackte Klara auf Ullas Bauch. Als nach einer Weile Arzt und Hebamme wieder zurückkommen, fragt Ulla: Ist das Kind gesund? Der Arzt nimmt es hoch, mustert es momentelang und meint dann: Nein, es ist ein mongoloides Kind. Sein Trost: Gleich ein neues Kind machen. Sein Tip: Bloß nicht zum Stillen anlegen, da mongoloide Kinder wegen einer Zungenschwäche ohnehin das Brusttrinken nicht lernen würden. Ulla war tief betroffen von diesen Bemerkungen: »Mein Dammriß war noch nicht einmal genäht, das Kind eben gerade abgenabelt, ich fand dies pietätlos, auch wenn er vermutlich damit nur seine Betroffenheit kaschierte.« Der Arzt erzählte ihr später, daß er auch Vater eines mongoloiden Kindes sei. Ulla wundert sich noch heute, wie gelassen sie die Stunden und ersten Tage nach der Geburt auf Klara reagierte, zwar war sie nicht von Sinnen vor Freude, wie sie sich das vorher ausgemalt hatte, aber sie konnte das Neugeborene annehmen: »Die Hebamme hat sie in mein Bett gelegt, und die Kleine zutzelte an der Brust. Meine Milch fing an zu fließen, das mit dem Stillen klappte auch ganz gut. Ich drückte sie an mich und dachte, das ist jetzt mein Kind, ein behindertes Kind.«

Heinz tat sich schwer, dieses Kind anzunehmen. »Ich wollte es nicht haben.« Er stand nach der Geburt wie unter Schock. Er spricht von den verzweifeltsten Stunden seines Lebens. »Es brach alles zusammen: die ganze Unbeschwertheit meines

Lebens, die ganze Geradlinigkeit meiner Biographie wurde ausgerechnet durch ein Kind durchbrochen, das wir ganz bewußt gezeugt haben und uns im Prinzip schon jahrelang wünschten.« Was löste die Verzweiflung aus? In den einsamen Stunden danach konnte Heinz seine Emotionen selbst nicht genau fassen. Sie überrollten ihn. Inzwischen spricht er von einer Irritation seiner Männlichkeitsvorstellungen, von der Kränkung seiner Sexualität, die ihn überkam: »Du bist zwar fruchtbar, aber du bist nicht imstande, was Normales, Gutes, Vollkommenes zu zeugen. Du bringst es nicht als Mann: deine Potenz ist getrübt.« Heinz verband, wie vermutlich alle Eltern, Erwartungen mit seinem Kind: »Es sollte ein schön anzuschauendes Mädchen sein, es sollte gesund sein, normal einfach... Nein, ein solches Kind, das wollte ich einfach nicht. Für mich war nicht möglich zu sehen, welche Entwicklungsmöglichkeiten ein solches Kind, das als geistig behindert gilt, auch haben kann.«

Ulla spürte die väterliche Ablehnung. Einerseits war sie froh, daß er sich nicht verstellte, und gleichzeitig wünschte sie sich sehnlich, ihr Mann könnte dieses Kind annehmen, gerne haben, wie sie sagt. Sie und ihre Schwester machten ihm die kleine Klara buchstäblich schmackhaft, erzählten, welche Entwicklungsmöglichkeiten in solchen Kindern stecken, schmiedeten Zukunftspläne. Heinz gab sich Mühe. Am zweiten Tag nach der Geburt mußte er allein mit Klara in die Kinderklinik, weil sie noch auf mögliche Herzfehler und sonstige Krankheiten untersucht werden sollte. In dieser Krankenhausmaschinerie, in der er zehn Stunden mit dem Neugeborenen auf dem Arm hauptsächlich saß und wartete, fing er an, so etwas wie Beschützerinstinkte zu mobilisieren. Langsam näherte er sich seiner Tochter. Wieder zu Hause suchte er den Kontakt zu Klara, unabhängig von der Mutter. Stolz erzählt er, wie er sie inzwischen beruhigen kann, wenn er mit ihr spazierengeht und sie anfängt, nach der Brust der Mutter zu schreien, oder wie sie sich gerne von ihm ins Bett bringen läßt. »Ich merke auch jetzt erst, wie schön unsere kleine Klara ist, das konnte ich vorher nicht, weil ich sie nicht wertfrei anschauen konnte.«

Heinz packt die Urlaubsbilder vom ersten gemeinsamen Urlaub aus. Klein Klara auf dem Arm, Klein Klara auf dem Bauch, das Köpfchen hochgehoben, Klein Klara lachend im Kinderwagen, mit einer Rassel spielend. Klara, ein fröhliches, fünf Monate altes Mädchen, dem ich auf dem Foto nicht anmerke, daß es anders ist als andere Babys in dem Alter. Kinderfotos, wie sie die meisten Eltern stolz von ihren Sprößlingen machen. Nicht vergleichbar mit den uniformen Anstaltsgesichtern, die vorwiegend das öffentliche Bild von Menschen mit Trisomie 21 prägen und die sich vielfach in den Ängsten der Frauen als Schreckensbilder festsetzen. Heinz erzählt, daß er in der Stadt herumgefahren ist und mongoloide Kinder im Straßenbild gesucht hat. »Ich habe keine gefunden, sie werden von den Eltern versteckt oder gleich in ein Heim gegeben.« Wir blättern in einem Ratgeberbuch[11], in dem mongoloide Kinder abgebildet sind: beim Bilderbuchanschauen, beim Laufen über ein freischwebendes Brett, beim Verkleiden und gemeinsamen Spielen. Jedes Kind für sich eine kleine Persönlichkeit. Ulla erzählt, daß sie erstaunt ist, was Klein Klara schon alles vom Leben mitkriegt. Keine Spur von Vegetieren, sagt sie und freut sich.

Ulla war die letzten Monate nicht immer so optimistisch, wenn sie an das gemeinsame Leben mit Klara dachte. Sie erinnert sich an nächtliche Stunden voll Verzweiflung und Tränen. »Warum denn wir, ich pack es nicht, und immer wieder: warum, warum...« Sie berichtet von Begegnungen mit ihrer Umwelt, die sie schmerzten und traurig machten. Zum Beispiel die Vorhaltungen ihrer Schwiegermutter, mit der sie sich sonst gut verstanden hatte. »Da kam keine Gratulation, kein Nachfragen, wie geht es dir denn, nein – es kamen Vorwürfe, weil ich mich geweigert hatte, diese Fruchtwasseruntersuchung machen zu lassen. Schließlich hätte ich durch dieses leichtfertige Verhalten ihren Mann und die ganze Familie ins Unglück gestürzt.« Ulla fand diese Anschuldigungen völlig verfehlt: »Wir haben doch jetzt, wo das Kind da ist, genug daran zu knabbern, wir können das Kind doch jetzt nicht mehr wegmachen.«

Ulla und Heinz beschreiben, wie die Konfrontation mit der Umwelt viel größere Anforderungen an sie stellt als das relativ unproblematische Zusammensein mit dem Kind. »Jeder Schritt vor die Tür wird bleischwer«, sagt Heinz. Immer wieder müssen sie sich zu Bemerkungen ihrer Mitmenschen verhalten, wie: »Warum tust du mir das an zu erzählen, daß du ein behindertes Kind hast.« Oder: »Ich möchte nicht mit eurem Leiden konfrontiert werden.« »Und das«, bemerkt Ulla, »obwohl wir überhaupt nicht leiden.« Diese Hilflosigkeit im Umgang mit Andersartigkeit, die man noch nicht mal wahrnimmt, sondern nur vermutet, macht es immer wieder zu einem mühseligen Akt, nach außen zu gehen. Ulla und Heinz wissen um den Stempel, den ihnen die Umwelt aufgedrückt hat. Sie sind Eltern eines geistig behinderten Kindes, und damit werden sie, zumindest tendenziell, von ihrer Umwelt gemieden oder bedauert. »Manchmal wird es mir ganz schwer ums Herz«, sagt Heinz, »wenn diese alltägliche Eugenik so fühlbar gegen uns wird.« Und weiter: »Als Politiklehrer habe ich mich theoretisch mit den Euthanasieprogrammen der Nazis beschäftigt. Mit einem mongoloiden Kind werden diese Vorstellungen der Leute plötzlich im eigenen Leben ganz konkret. Im Grunde habe ich mitunter den Eindruck, daß uns vorgeworfen wird, andere durch die Existenz von Klara unnötig zu belasten, da wir nicht rechtzeitig dafür gesorgt haben, dieses Problem erst einmal gar nicht auf die Welt kommen zu lassen.«

Im übrigen eine Erfahrung, die Heinz und Ulla auch mit anderen Eltern teilen, seitdem sich die Vermeidbarkeit von mongoloiden Kindern mit Hilfe pränataler Diagnostik herumgesprochen hat. Aus einem Rundfunkinterview mit der Mutter eines Mädchens mit Trisomie 21: »Mir ist das passiert, daß mich jemand angesprochen und gesagt hat: Was – ein mongoloides Kind, da kann man doch was gegen tun, das braucht man heute doch nicht mehr zu behalten.« Und weiter die gleiche Mutter zu ihren Zukunftsvisionen: »Ich bekomme Beklemmungen, wenn das schon jemand auf der Straße sagt und das Kreise zieht, möglicherweise bis zur Krankenkasse, die dann vielleicht bald sagt: Jede Schwangere muß die Amniocentese machen, und wenn sie ein Kind mit Down-Syndrom austragen will, dann zahlen wir einfach nicht mehr. Wenn ich mir das ausmale, bekomme ich Zukunftsangst.«[12]

Zukunftsvisionen, wie sie auch Ulla und Heinz mitunter bedrohen mögen. Doch allein Düsteres von ihrer Umwelt zu berichten gäbe ein verzerrtes Bild. Sie erleben auch Ermutigung und Entgegenkommen. Sie erzählen von der einfühlsamen Gratulation des Lehrerkollegiums, von der wärmenden Anteilnahme von Freunden und unmittelbaren Nachbarn und von dem kleinen Mädchen aus der Straße, das die Klara immer ganz vorsichtig und zart auf den Arm nimmt. Klara läßt sich diese Freundlichkeit gerne gefallen. »Irgendwann wird Klara hier draußen auf der Straße mit anderen Kindern spielen, und um ihr das zu ermöglichen, müssen wir jetzt anfangen, so normal wie möglich mit ihrem medizinisch definierten Anderssein umzugehen.«

Wie Ulla so von ihrer Vorstellung eines normalen Lebens für Klara spricht, fällt mir die Geschichte ein, die mir ein Kinderarzt erzählt hat. Es ist ein Beispiel, wie medizinische Diagnosen die Entwicklung eines Kindes beeinflussen können. Zu ihm in die Klinik wurde ein 12jähriges sizilianisches Mädchen wegen Sprechschwierigkeiten geschickt. Sie war mit ihren Geschwistern gemeinsam aufgewachsen, besuchte eine Regelschule, war keine gute Schülerin, galt aber als freundlich und gutmütig. Als dem Kinderarzt das Kind vorgestellt wurde, sah er sofort, daß es sich um ein Kind mit Trisomie 21 handelte. Die Familie wußte von dieser Diagnose bis dahin nichts. Die sprachliche und intellektuelle Schwerfälligkeit genauso wie ihre heitere Lebensart wurden als Ausdruck ihrer Persönlichkeit und nicht als Anomalie ihrer Chromosomen wahrgenommen. Dies ermöglichte dem Kind eine weitgehend normale Entwicklung.

Kinder bringen immer Veränderung in die Familie. Vor allem die Erstgeborenen. Ulla meint, Klara hat radikaler in ihr Leben eingegriffen, als das ein gesundes Kind getan hätte. Sie erzählt von der notwendig gewordenen Regelmäßigkeit, von täglicher Krankengymnastik und Massage, von dem Weinen, wenn es Klara rundherum zu unruhig wird oder wenn bestimmte Leute zu Besuch sind. Ich erzähle Ulla, das vieles von dem, was sie an Umstellung beschreibt, mir auch von meinen gesunden Kindern abverlangt wurde. Vor allem nach meinem ersten Kind war ich in den ersten Monaten weitgehend mit Wickeln, Stillen, Spazierenfahren, Stillen, Wickeln beschäftigt. Ich lernte auch nach und nach die Notwendigkeit und später auch die Vorzüge eines geordneteren Tagesablaufs kennen, wußte um den weinenden Protest, wenn es um das Kind herum zu unruhig wurde und zuviel Reize auf seine kleine Persönlichkeit einströmten.

Sicherlich, der Pflegeaufwand, den Klara braucht, mag nicht sehr viel höher sein als bei gesunden Kindern. Doch mit Sicherheit werden an die Eltern eines behinderten Kindes andere psychische Anforderungen gestellt, und mit Sicherheit muß man erst lernen, mit gesellschaftlichen Vorurteilen und Urteilen fertig zu werden. Die Gefahr, die Probleme, die die Mitmenschen mit Krankheit und Behinderung haben, zu seinen eigenen zu machen, ist groß. Das Kind wird mehr behütet, das eigene Verhalten ständig reflektiert. Für Heinz hat das Leben dadurch eine vorher nicht gekannte Schwermütigkeit bekommen: »Wenn ich manchmal in der Früh aufwache, dann fällt mir ein, daß Klara auch größer werden wird und die Behinderung damit deutlicher sichtbar. Bei diesem Gedanken wird mir ganz mulmig ums Herz.« Trotzdem spricht Heinz auch über mehr Tiefe und Intensität, die sein Leben durch Klara bekommen hat. Und Ulla, die sich schon seit Jahren im Rahmen ihrer therapeutischen Arbeit mit Tod, Krankheit und Leiden beschäftigt, sagt von sich, sie sei ruhiger und gelassener geworden; ihre Karriere sei für sie unwichtiger geworden, sie setze andere Schwerpunkte in ihrem Leben und fühle sich gut dabei.

Ulla und Heinz wissen inzwischen, daß sie sich auch in Krisen aufeinander verlassen können. »Obwohl, anfangs war es sehr schwierig«, sagt Ulla, »überall las ich, daß Beziehungen nach der Geburt eines behinderten Kindes auseinandergingen, und das war für mich eine schreckliche Vision.« Phasenweise fürchtete sie, daß sie es nicht gemeinsam mit dem Kind schaffen könnten, weil sie die Ablehnung von Heinz Klara gegenüber spürte: »Für mich war klar, die Klara ist mein Kind, ein kleines bedürftiges Wesen, das uns braucht; und wenn der Mann dazu nicht stehen kann, dann schwindet auch die Basis in der Beziehung. Klara und ich sind nicht auseinanderzudividieren.« Heinz findet es im nachhinein noch erleichternd, daß er Ulla keine Stärke vorspielen mußte und daß sie ihn tröstete. »Obwohl wir uns schon zehn Jahre kennen, hat letztendlich unsere Beziehung an Intensität und Nähe gewonnen.« Offenheit und Lebensfreude – das sind die Wünsche an ein gemeinsames Leben, in dem auch Klara einen Platz finden kann.

Seit unserem Gespräch sind ein paar Monate vergangen. Klara robbt inzwischen. Ulla hat angefangen, wieder stundenweise zu arbeiten, und genießt es. Das gemeinsame Leben ist selbstverständlicher geworden. Damit ist auch bei Ulla und Heinz der Wunsch nach einem weiteren Kind wach geworden. Und gleichzeitig taucht die drängende Frage auf: Sollen wir diesmal eine Fruchtwasseruntersuchung machen lassen?

Zu dieser letzten Frage klingen mir noch die Sätze einer anderen Mutter im Ohr, deren erstes Kind, Imke, auch mit Down-Syndrom auf die Welt kam: »Als ich mit dem zweiten Kind schwanger war, fing wieder das ganze Theater um die Fruchtwasseruntersuchung an. Ich habe gesagt, ich möchte keine Amniocentese. Ich habe gesagt, daß das für mich gleichkommt mit einem Nein zu Imke und zu allen anderen Kindern mit Down-Syndrom, die ich mittlerweile kennengelernt habe und die ich alle gern habe.«[13]

»Wenn wir ein behindertes Kind bekommen, dann müssen wir die höchste Stufe der Demut auch noch lernen.«

Sabine (39), Ärztin, macht z. Zt. Kurse in der Volkshochschule zu Körperarbeit und autogenem Training, verheiratet, Tochter (5), ist im 8. Monat schwanger, hat keine Fruchtwasseruntersuchung machen lassen.

Rund und ruhig sitzt Sabine mir gegenüber. Sie vermittelt Zurückgezogenheit und inneres Getragensein, Eigenschaften, die hochschwangeren Frauen nachgesagt werden. Sabine habe ich durch Lisa kennengelernt, die Mutter des kleinen Philipp, die ich bereits vorgestellt habe. Beide sind Nachbarinnen, Sabine weiß um die Speiseröhrenfehlbildung von Lisas Kind. »Ich war tief beeindruckt, wie plötzlich, von einem Moment zum anderen, so ein Schicksal über eine Familie hereinbricht.« Sabine freut sich über die Fürsorge, mit der das kranke Kind von der ganzen Familie aufgenommen worden ist. Hat sie Angst, daß ihr auch so etwas passieren könnte? »Ich schaue nicht weg, sondern ich schaue genau hin und denke: Gut, das kann dir auch passieren. Aber ich steigere mich nicht hinein.«

Sabine hat sich bereits zweimal gegen die Fruchtwasseruntersuchung entschieden. Nicht ohne Nachdenken, ohne Zweifel. Jedesmal verbunden mit einem Gefühl, ganz auf sich selbst geworfen zu sein. Sabine sagt das für sich, aber auch für ihren Mann, der in die Entscheidungsfindung ebenso eingebunden ist und war.

Was verbindet sie so existentiell mit dieser Entscheidung gegen Pränataldiagnostik? Sabine ringt nach Worten, redet von Vertrauen in den eigenen Körper, Vertrauen in die Eingebundenheit des Lebens. Ich glaube, ich verstehe sie, ähnliche Gefühle wurden auch in meinen Schwangerschaften durch diese Entscheidung mobilisiert. Trotzdem will ich es genauer wissen, versuche, mit ihr gemeinsam Worte zu finden, auch in dem Bewußtsein, daß dies eher erfahren als gesagt werden kann.

Sabine versucht es biographisch. Sie erzählt von ihren früher aufgetretenen hartnäckigen rheumatischen Gelenkbeschwerden und ihrer Psychotherapie, die ihren Gesundheitszustand verbessern half. Jahrelang ist sie durch tiefe Krisen gegangen, hat viele Ängste durchlebt. »Ich denke, daß ich privilegiert bin durch all das Schlimme, was ich durchgemacht habe, so daß ich vieles Äußerliche abgestreift habe und mir heute das Vertrauen in mich selbst bleibt.« Und trotzdem wird dieses Vertrauen immer wieder auf die Probe gestellt. So zum Beispiel durch eine medizinische Technik wie die Fruchtwasseruntersuchung. Sie legt schwangeren Frauen geradezu nahe, sich selbst nicht zu vertrauen.

Ihr erstes Kind hat Sabine mit 35 geboren, und schon damals spürten sie und ihr Mann Ängste wegen ihres fortgeschrittenen Alters. Ihr Mann, Rainer, ist ein Jahr älter als sie. Als Säugling ist er zudem an den Hoden bestrahlt und Sabine als jüngere Frau an den Eierstöcken operiert worden. Sie und ihr Mann, beide selbst Mediziner, waren von vornherein skeptisch gegenüber der Methode, hatten aber doch Bedenken, möglicherweise etwas zu versäumen. Diesen Konflikt zu lösen, half Sabine ein japanischer Lehrer, bei dem sie die Shiatsou-Therapie lernte, eine bestimmte Form von energetischer Massage. Er hat ihr Ängste genommen, indem er ihr ruhig und bestimmt Vertrauen in eine höhere Ordnung nahelegte. »›Habe Vertrauen!‹, diesen Satz nahm mein Körper immer mehr in sich auf und integrierte ihn, so daß ich auch allmählich das Vertrauen bekam, daß alles seinen Sinn hat.« Nach dieser Erfahrung wäre es Sabine unsinnig vorgekommen, sich noch formal durch eine Technik absichern zu wollen. Sie verzichtete auf eine Amniocentese.

Doch diese Erfahrung schützte sie nicht davor, vier Jahre später noch einmal diesen Konflikt durchleben zu müssen. Inzwischen war die Amniocentese zur Routineuntersuchung geworden, und sie kannte kaum eine Frau, die sie nicht machen ließ. Diesmal war es ein persönliches Gespräch mit dem betreuenden Frauenarzt, das ihr half, Zweifel zu beseitigen. Er sprach mit ihr über die Risiken der Technik und über die seelischen und körperlichen Strapazen eines späten Schwangerschaftsabbruchs. Und was letztendlich für sie entscheidend war: Sie unterhielten sich über den Sinn oder Unsinn von Schicksal und die

Möglichkeit, dies wirklich im Kontext des eigenen Lebens zu beeinflussen. »Dieses Gespräch mit dem Frauenarzt faßte mich an, setzte wieder viel in mir in Bewegung.« Sabine und Rainer fragten sich, ob nicht auch ein behindertes Kind einen Sinn für die Familie oder auch das individuelle Wachstum haben kann. »Wir haben gesagt, wir nehmen an, was kommt. Ich denke, wenn ich nicht annehme, was kommt, dann müßte ich vielleicht an etwas anderem wachsen, dann bekäme ich vielleicht Krebs oder so was.«

Sabine fragt immer wieder nach, ob ich ihre Gedanken nachvollziehen kann. Sie fürchtet, von mir mißverstanden zu werden. Sie weiß, daß ihre Reflektionen religiöse Dimensionen berühren, die einer faktischen Logik widersprechen. Sie betont, keiner Kirche anzugehören. Trotzdem hat die Eingebundenheit in das Universum für ihr Leben eine hohe Bedeutung. »Rainer hat gesagt, wenn wir ein behindertes Kind bekommen, dann müssen wir die höchste Stufe der Demut auch noch lernen, das ist dann unser Lehrstück.« Ich frage nach. Was meint sie mit Demut? »Ein behindertes Kind ist im Grunde eine nach außen verlagerte Behinderung von uns selbst, die wir akzeptieren lernen müssen«, sagt sie und will das nicht nur in individuellen Kategorien verstanden wissen. Sie spricht von dem Raubbau an der Natur, der ökologischen Vergiftung, die ihre Opfer fordert: »Durch die Umweltzerstörung werden mehr und mehr behinderte Kinder geboren werden, und einzelne Frauen oder Familien trifft es eben, diese allgemeine Schuld abzutragen.«

Sabine und Rainer glauben nicht an die Botschaft, die die Pränataldiagnostik impliziert: Frauen und Männer könnten hierdurch ihr Schicksal bestimmen, vielleicht sogar manipulieren; könnten möglichem Leiden aus dem Weg gehen, vielleicht mit dem Hintergedanken, so zu einer angeblich leidensfreien Gesellschaft beizutragen.

Ich frage nach ihrer persönlichen Angst, einem behinderten Kind das Leben zu schenken. »Ich denke mir manchmal, daß ich eigentlich Angst haben müßte, und hole mir den Gedanken immer wieder ran, daß da vielleicht was Komisches aus meinem Bauch herauskommt. Aber das ist mehr von meinem Kopf her gelenkt, von meinem Gefühl merke ich, daß da alles absolut in Ordnung ist. Es bewegt sich, und es ist gut.« Und was ist, wenn nicht? Es ist mir unangenehm, so auf dieser Frage zu insistieren. Ich denke an die Sprüche alter Hebammen, alles Negative von einer Schwangeren fernzuhalten. Mir fallen spätmittelalterliche Überlieferungen ein, in denen Schwangeren geraten wurde, mißgebildete Menschen nicht anzuschauen, weil dies Unheil für das werdende Leben und die Mutter brächte. Doch Sabine reagiert gelassen und gibt mir zu verstehen, daß ihr bislang immer was eingefallen sei, um sich organisatorisch Entlastung zu schaffen. Die psychische Belastung mit einem behinderten Kind setzt sie in Relation zu der Belastung durch ein gesundes Kind: »Du stehst immer über einem behinderten Kind, und es wird dich nie erreichen, während ein gesundes und vitales Kind dich sehr schnell überwachsen wird. Du hast also über behinderte Kinder viel stärkere Kontrolle.«

Auch Sabine hat manchmal Angst vor dem Nachwuchs, aber diese Bedenken sind nicht in die Kategorien von »krank« oder »gesund« zu packen. Sie erzählt von ihrer lebhaften fünfjährigen Tochter, die viel von ihr fordert. »Kinder sind gefühlsmäßig viel stärker als wir, und ich denke, mein Gott, noch mal so ein sprudelndes Leben um mich, ob ich dem überhaupt gewachsen bin oder ob es mir zu anstrengend wird und ich mich dadurch selbst erschöpfe.«

Sabine lacht, ihre Hände auf ihren riesigen Kugelbauch gelegt. Sie erzählt, daß sie jeden Tag mit Freude bauchtanzt und aus dieser tänzerischen Bewegung viel Kraft zieht. Sie spekuliert, daß es ein Junge werden könnte, weil sie ständig von Jungen träumt und es von ihrer Persönlichkeitsdynamik auch angesagt wäre. Sie berichtet, daß ihre Tochter schon ganz ungeduldig fragt, wann es denn endlich herauskommen würde. Wie wir so miteinander reden über den Alltag einer schwangeren Frau, ihre Erwartung und ihre Kümmernisse, laufen Bilder von meinen zahlreichen Gesprächen in Räumen humangenetischer Institute durch meinen Kopf. Mir fällt der Humangenetiker ein, seine spröde Sprache, sein eingeschränkter Blickwinkel, die Reduktion von Lebendigkeit auf Chromosomen und ein paar Genabschnitte, deren Zusammenspiel noch nicht einmal erforscht ist. Sabine erzählt, daß sie oft atemlos ist beim Treppensteigen. Ich denke: Mein Gott, eine ganze Wissenschaft hetzt hinter genetischen Normabweichungen her, ohne genau zu wissen, was die Norm ist. Und kann man das überhaupt jemals wissen; und wenn, was dann? Sie sagt, sie sei gespannt, ob sie diesmal die Geburt auch so reich und kraftvoll erleben wird, und ich frage mich zum wiederholten Male, wieso dieser medizinische Blick in die Zellen des Fötus ein solches Gewicht, zumindest im Leben schwangerer Frauen, bekommen konnte. Immer wieder Mutmaßungen über Motive. Sabine erzählt von ihren Erfahrungen mit Gruppen, die sie leitet. Sie weiß, wie wenig Frauen auf Mutterschaft, das heißt für sie, akzeptieren von sich selbst und anderen, vorbereitet sind. »Deshalb fallen Frauen auch auf die Technik herein, immer auf der Suche nach einem äußeren Halt.« War es vor ein paar Jahren der Gynäkologe, der das leisten sollte, so übernehmen heute zunehmend Apparate diese Funktion.

Zum Abschied wünsche ich Sabine alles Gute und viel Kraft. Nachdenklich sagt sie: »Ich kann mir nicht vorstellen, daß in meinem zukünftigen Leben Aufopferung durch ein behindertes Kind angesagt sein soll. Es ist was anderes notwendig zu leben: Lebenslust und Lebensfreude.« Die Haustür ist noch nicht ins Schloß gefallen, dringt schon arabische Musik an mein Ohr. Bauchtanzzeit.

Sabine hat wenige Tage später ein gesundes Mädchen geboren.

Teil 4
Zwischen Kopf, Bauch und Klischees. Reflektionen

Die Geschichten der Frauen zeigen, daß nicht nur die Angst vor einem möglicherweise erhöhten genetischen Risiko Schwangere zur vorgeburtlichen Diagnostik führt. Die Motive sind vielfältig und komplex, biographisch *und* gesellschaftlich gleichermaßen geprägt: Für die einen ist es die große Mama, von der sie an die Hand genommen werden wollen, ist es das Bedürfnis nach Anlehnung und Struktur in einer Phase des Lebens, in der Gefühlsaufwallung, Ambivalenz und Freude sich abwechseln. Für andere ist es der Wunsch nach Kontrolle, die Versicherung fürs »Glück«, hinter der vielfach die Sorge steht, ein behindertes Kind könnte das eigene Lebenskonzept in Frage stellen, würde möglicherweise das lebenslange Ringen um Entfaltung in Mutterschaft *und* Berufstätigkeit mit einem Schlag unmöglich machen. Dann gibt es welche, die halten es geradezu für masochistisch, diese Untersuchung nicht machen zu lassen; wieder andere finden es verantwortungslos, möglicherweise an der Entstehung von Leid beteiligt zu sein, das sie durch eine Fruchtwasseruntersuchung hätten verhindern können. Andere Schwangere haben Angst, sich auf ihre Intuition zu verlassen. Vielen fehlt der Mut, diese genetischen Informationen auszuschlagen und damit möglicherweise nicht nur Schuld, sondern sich, streng nach dem Motto »Jeder ist seines Glückes Schmied«, ein schweres Schicksal aufzuladen. Wie etabliert inzwischen die Methode ist, zeigt, daß eine Entscheidung gegen die Pränataldiagnostik, bereits Ängste hervorruft, gegen den Strom zu schwimmen und möglicherweise während der ganzen Schwangerschaft von dem Gefühl geplagt zu sein, etwas Wichtiges versäumt zu haben. Mitunter fürchtet eine Frau auch die Finger der anderen, die auf sie zeigen, wenn sie ein behindertes Kind gebärt, das zu verhindern gewesen wäre.

Schwangerschaft ist eine Zeit der Hoffnungen. Und Hoffnungen bergen auch immer die Möglichkeit der Enttäuschung in sich. Im ausgehenden 20. Jahrhundert wollen zunehmend mehr Frauen nicht mehr in »guter Hoffnung« leben. Sie wollen dieses Wesen, das sich in ihrem Bauch breitmacht, kontrollieren. Vor einigen Jahren bezog sich das auf die Planbarkeit von Schwangerschaften. Mit den Möglichkeiten genetischer Untersuchung dehnt sich der Wunsch nach Planbarkeit des Nachwuchses wie selbstverständlich auch auf seine Qualität aus. Schwangere Frauen versuchen, eine Technik für sich zu nutzen, von der sie Unterstützung in ihrem Streben nach Sicherheit und Kontrolle erhoffen. Sie geraten dabei selbst unter die Fittiche der Kontrolle und werden zum Objekt von Daten, Zahlen, Interpretationen. Denn die schwangere Frau ist doppelt mit dieser invasiven Technik verbunden, als Konsumentin und Produzentin gleichermaßen. Sie bürgt mit ihrem Körper für das sich entwickelnde Kind, das sie gleichzeitig auf den genetischen Standard untersuchen lassen will. Dies zwingt die Schwangere in einen vielfältigen Zwiespalt zu sich selbst. Sie wird hin- und hergerissen zwischen ihrem Kopf und ihrem Bauch. Diese Zerrissenheit ist Thema des folgenden Kapitels.

Angst vor »Wundern« und die Furcht vor »Mißgestaltetem«

»Einerseits ist es der eigene Körper, der das Wunder des neuen Lebens aus seinem Organismus hervorbringt, und gleichzeitig ist es ein ›übermenschliches‹ Geheimnis, das in mir Raum nimmt und mit meinen Kräften nichts zu tun hat. Was in mir geschieht, das ist mein körperhaftes Geschehen, und zugleich wächst ein von mir verschiedenes, ein ganz anderes Du – das Kind – in mir heran. Doch nur wenn ich mich als Frau in meiner Leibhaftigkeit annehmen kann, vermag ich es auszuhalten, daß ich das Wunder hervorbringe und daß es mich gleichzeitig unendlich übersteigt.«

Irene Kummer[1]

Heute ist keine Zeit für »Wunder«. Zudem machen »Wunder« angst. Sie widersprechen einer Ideologie der Machbarkeit. Sie relativieren das Versprechen der Medizin, Zeugung machbar, Föten kontrollierbar und die Geburt beherrschbar zu machen. Sie passen nicht in eine Welt, in der nur diejenigen als erwachsen gelten, die zumindest äußerlich ihr Leben im Griff haben: Kontrolle-Haben, das ist ein zentraler gesellschaftlicher Wert. Kontrolle-Haben impliziert, alles Unkalkulierbare zumindest im persönlichen Leben auszuschließen, jedes Risiko zu vermeiden, Zufälle zu verhindern, Naturhaftes zu manipulieren. Wir Frauen stricken im übrigen auch an diesem Muster und erhoffen uns durch Anpassung an diese Norm die »Emanzipation« in einer patriarchalen Gesellschaft zu erkaufen. Dieser Wunsch, alles in persönlichen Griff zu nehmen, korrespondiert mit einer zunehmenden Destruktivität im Äußeren, der Zerstörung unserer Lebensgrundlagen und ihrer vermuteten und nachgewiesenen Folgen für das ungeborene Leben. Das ständig spürbare, aber doch nicht faßbare Lebensrisiko fördert Gefühle der Ohnmacht und Angst. Dies um so mehr in einer Zeit, in der Frauen ein potentielles Kind in sich tragen, in dem vielleicht dieses Lebensrisiko in Form einer Fehlbildung Gestalt annimmt. Angst erzeugt den Wunsch nach Kontrolle, die Pränataldiagnostik bietet sich in diesen unsicheren Zeiten als Strohhalm an. Über die Selektion von »guten« und »schlechten« Genen hofft man zumindest privat das Schlimmste abzuwehren. Der Ansturm auf die genetischen Beratungsstellen nach Tschernobyl ist ein Beispiel dafür.

Schwangerschaft sperrt sich gegen eine äußere Beherrschung. Wie kein anderer menschlicher Prozeß – außer dem Sterben – bedeutet Gebären, sich einem Geschehen zu übergeben, das größer ist als die eigene Person und das immer mit Schicksalhaftem verbunden ist und sein wird. Für uns Frauen bedeutet das, daß auch wir, vorausgesetzt wir wollen eigene Kinder, in diesen Prozeß des Unvorhersehbaren eingebunden sind. Dies macht uns ausbeutbar für die herkömmliche Medizin und eine Technik wie die vorgeburtliche genetische Diagnostik, die uns Sicherheit und Kontrolle verspricht. Allerdings kann diese Sicherheit nur auf der Grundlage von Verdrängung und Illusionen gelebt werden, denn nur der kleinste Teil von angeborenen Behinderungen ist genetisch bedingt oder mit heutigen Methoden analysierbar. Zudem entstehen die meisten Behinderungen durch Frühgeburtlichkeit oder Geburtstraumen. Der Preis, den Frauen für ihr Vertrauen in diese Technologie zahlen müssen, ist hoch: Sie bringen sich damit um das tiefe Erleben einer Schwangerschaft, um das Spüren eigener Kräfte und Möglichkeiten, um die Bewußtheit des lebendigen Kreislaufs von Gebären und Sterben, dem wir unterworfen sind und den wir doch zugleich aktiv mitgestalten können.

Schwangerschaft ist eine Zeit des Wachsens. In neun Monaten wandelt sich die Frau zur Mutter, der Fötus zum Kind. Es ist eine Phase psychophysischer Veränderungen, die Frauen innerlich und äußerlich aus der gewohnten Form geraten läßt. Vielleicht trauert die Frau um ihre Autonomie, fürchtet sich vor möglichen Belastungen, die auf sie zukommen werden. Sie fängt an, sich mit dem Kind, das im eigenen Körper allmählich Gestalt annimmt, auseinanderzusetzen. Sie fühlt sich ausgeliefert an einen Prozeß, den sie weder rational steuern noch kontrollieren kann. Sie erfährt das Kind als einen Teil ihrer Existenz, dessen Spuren nie mehr ausgelöscht werden können, was auch geschehen mag. Dieses Wissen führt zu widersprüchlichen Gefühlen, einem Hin- und Herschwanken zwischen dem Wunsch, die Empfängnis ungeschehen zu machen, und der Freude, bald ein Kind in den Armen zu wiegen. Dabei ist auch der Partner als werdender Vater in diese Umbruchstimmung mit einbezogen und mitunter überwältigt von seinen eigenen Ambivalenzen und Ängsten. Untersuchungen fanden bei beiden Partnern ein ähnliches Angstniveau während der Schwangerschaft. Wer von den Partnern die Angst induziert hat, ist allerdings daraus nicht zu erkennen. Emotionale Stabilität in der Beziehung senkt die Ängste der Frauen. Andersherum fördern die Ablehnung der Schwangerschaft durch den werdenden Vater und der fehlende Konsens über die innerfamiliale Aufgabenverteilung die Ängste in der Schwangerschaft.[2]

Die Schwangerschaft wird als Einbruch erlebt in das eigene Leben, als ein Ins-Wanken-Geraten von Bildern, Normen, Vorstellungen. Vor allem beim ersten Kind rührt das an die schmerzhaften Stellen der persönlichen Geschichte und an die Verhärtungen des eigenen Lebens.[3] »Wenn ich ein feines Gefühl für deine Verwundbarkeit entwickeln will, so setzt das voraus, daß ich mehr als je zuvor für meine eigene Verwundbarkeit Fürsorge tragen muß«, so die amerikanische Psychologin Phyllis Chesler in ihrem autobiographischen Tagebuch »Mutter werden«. Und weiter über diese Zeit des Umbruchs: »Heute nacht habe ich geträumt, ich hätte ein Ungeheuer geboren. Bist du dieses bedrohliche Wesen, das ich im Traum gesehen habe? Wie in einem Spiegel: das Ungeheuer bin ich.«[4]

Träume von Monstern und Ungeheuern, denen häufig Archaisches anhaftet, begleiten den Schwangerschaftsprozeß. So erzählen Schwangere von angstbesetzten Traumkonstellationen, in denen sie sich hilflos einem Geschehen ausgeliefert fühlten oder gar verschlungen wurden. In dem Bericht einer Frau wird sogar die Erfahrung mit der Fruchtwasseruntersuchung in dieses Muster uminszeniert: Sie träumt in den Wochen des Wartens auf den Befund, daß ein riesenhafter Computer immer das Wort »Abbruch« ausspuckt. Die Psychoanalytikerin Helene Deutsch: »In jeder schwangeren Frau steigt von Zeit zu Zeit ein dunkles Gefühl auf, das an die alten Ängste und Aberglauben erinnert, daß der beglückende Besitz den Neid der übernatürlichen Kräfte, der Geister und Götter erwecken wird. In den Märchen und Mythen ist es die böse Hexe, die das Kind wegzaubern will, bei der einfachen Frau verschiedener Völker der ›böse Blick‹ der feindlichen Nachbarin, bei der gebildeten Frau in unserer Kultur entspricht dies vielleicht einem sich im Unbewußten regenden Schuldgefühl, repräsentiert durch die eigene Mutter, die als drohende Macht die Stelle der Hexe einnimmt. Phantasien von Ungetümen und Mißgeburten stören die Erwartungsfreude und erfüllen mit Ängsten. Sie sind typisch und über die ganze Welt verstreut; Frauen, die vorher nie abergläubisch waren, entwickeln jetzt Aberglauben, Angst vor magischen Kräften.«[5]

Solche Vorstellungen sind als psychische Verarbeitungsregularien zu bewerten, nicht als Prophezeiungen für die Zukunft. Sie unterscheiden sich von Ahnungen oder Tagträumen, in denen realistischere Konstellationen vorherrschen und die mitunter einen hohen Grad an Bewußtheit fordern, um sie als solche auch zu erkennen. Auch wenn sie von Schwangeren erst mal nicht interpretiert werden können, bereiten sie auf das Kommende vor: Beispiele sind Schwangere, die von einem Augenblick zum anderen spüren, daß ihr Ungeborenes tot ist[6], oder die wie Lisa träumen, daß ihrem Kind eine Röhre aus dem Rükken wächst. Ulla sah sich selbst einen Säugling mit Down-Syndrom im Kinderwagen auf der Straße schieben, und Hannah zog, ähnlich wie im Traum, den toten Fötus selbst aus ihrem Körper.

Über Hexen, menschenfressende Ungeheuer und Ahnungen zu sprechen, fällt schwerer, als körperliche Beschwerden oder Schwangerschaftsrisiken in aller Ausführlichkeit zu beschreiben. Solche Themen sind gesellschaftlich tabuisiert und passen weder ins Klischee der glücklichen noch der hilflosen Schwangeren. Die Aggressivität der Phantasien sperren sich vielfach gegen das von der Schwangeren antizipierte, kulturell erzwungene Bild der aufopfernden Mutter. Schon deshalb verbinden Schwangere solche Phantasien auch mit der bangen Frage: »Werde ich überhaupt eine *gute Mutter*, wenn ich bereits als

Schwangere so etwas denke?«, und drängen deshalb diese Bilder ins Unbewußte ab. Vielfach fehlt Schwangeren das Bewußtsein über die Notwendigkeit solcher Ambivalenzen und Phantasien.

Die Gefühlsstrudel einer Schwangerschaft helfen Altes abzubauen, um für Neues Raum zu schaffen. Sie werden individuell häufig als Konflikt und mitunter sogar als Krise erlebt, um so mehr, als es heute weder Riten noch Ermutigung gibt, die eigenen Phantasien und Ängste zu verarbeiten. Zudem werden Frauen mit Eintreten der Schwangerschaft mit eigenen Kräften konfrontiert, für die es in einer leistungsorientierten Gesellschaft wie der unseren weder Erklärung noch Raum gibt. Wir Frauen, die sonst gewöhnt sind, unsere gesellschaftliche Minderwertigkeit und Mißachtung mit viel Kraftaufwand und Anstrengung auszugleichen, sollen jetzt dieses eingeübte Muster fallen lassen, um uns einem inneren Geschehen hinzugeben. Dies geht nicht von heute auf morgen: Eine Schwangere verleiht dieser Desorientierung Ausdruck, wenn sie sagt: »Ich hatte immer das Gefühl, mein Körper sei gar nicht fähig, so etwas Wundervolles wie ein Kind zu machen. Und jetzt glaube ich, es könnte niemals ein normales Kind werden.«[7] An dieser Stelle lockt das Angebot herkömmlicher Medizin. Es paßt zu der gesellschaftlichen Ideologie: »Frau muß viel tun, um halbwegs vernünftige Ergebnisse zu bringen.«

In diesen Zeiten schwankender Identität bietet die Pränataldiagnostik ihre Dienste an. Sie verspricht, Ängste mittels technischer Lösungen bewältigen zu helfen. Sie kanalisiert die unterschiedlichen Ängste und Phantasien, reduziert sie auf die Angst vor einem behinderten Kind, vorwiegend sogar auf die Angst vor Trisomie 21. Wie sehr diese Einengung bereits gelungen ist, zeigt, daß inzwischen fast immer die Angst vor »Mongolismus« als erste und schwerwiegendste Sorge von Schwangeren genannt wird, und das, obwohl die Trisomie 21 zu den leichteren Behinderungen zählt. Vielfach erscheinen die Antworten der Frauen so stereotyp, daß man in diesem Zusammenhang schon von einem »Trisomie-21-Angst-Syndrom« sprechen könnte, an dem die Bevölkerung leidet.[8]

Das Versprechen von Sicherheit und Kontrolle erzeugt Erwartungen bei Patientinnen. Und es setzt »Qualitätsstandards«, die sich eindeutig an der momentanen Aussagekraft vorgeburtlicher Diagnostik orientieren. Im Klartext: »Mongoloide Kinder brauchen heute nicht mehr geboren zu werden«, morgen sind es vielleicht Kinder, die allergieanfällig oder kleinwüchsig sind. Gleichzeitig schürt dieses Angebot aber auch die diffuse Angst, das Kind könnte diesen Standards nicht entsprechen, und fördert damit die Bereitschaft immer größerer Kreise von schwangeren Frauen, dieses »Recht« auf Pränataldiagnostik bzw. auf ein gesundes Kind auch für sich einzufordern.

Placebos gegen Klischees

Die Humangenetik in Verbindung mit der Gynäkologie hat in den letzten Jahren nicht nur die Ängste der Schwangeren in bestimmte Bahnen geleitet, sondern auch das genetische Risiko dramatisiert. Mit der empfohlenen Altersgrenze 35, die sich, wie ich an anderer Stelle ausgeführt habe, an Laborauslastungen und Fehlgeburtsrisiken orientiert und nicht an plötzlich manifest werdenden genetischen Risiken, wurden Ängste erst geschürt. Die Folge ist, daß Schwangere über 35 viel mehr von Befürchtungen geplagt sind, zumindest in der ersten Hälfte der Schwangerschaft, als Frauen, die Anfang 30 sind[9], und das, obwohl das statistische Risiko zum Beispiel einer 37jährigen kaum höher ist als das einer 33jährigen. Trotzdem sprechen Frauen von der »magischen« Grenze 35, nach der erhebliche psychische Kräfte aufgewandt werden müssen, um die Untersuchung nicht machen zu lassen. Allerdings ist die »magische Grenze« inzwischen auf Abwärtstrend und erfaßt jetzt auch die 30jährigen. Aus dem Munde eines Humangenetikers hört sich das dann so an: »Die älteren Schwangeren sind uns dankbar für diese Möglichkeit der pränatalen Diagnose. Endlich können sie beruhigt ihre Kinder zur Welt bringen.«[10] Andere Humangenetiker gehen sogar so weit, den momentanen Geburtenboom als eine positive Folge vorgeburtlicher Diagnostik zu werten.

Die Möglichkeit des genetischen Check-up hat Ängste verstärkt, die die Humangenetik mit ihrem »Anti-Angst-Programm« verspricht abzubauen. Sie propagiert, daß sich mit dem Wissen um die genetische Normalität des Ungeborenen auch Ängste verlieren werden; und tatsächlich – nach dem normalen Befund der Fruchtwasseruntersuchung fühlen sich viele Schwangere für den Rest der Schwangerschaft beruhigt.[11] Nach einer Münchner Untersuchung gaben fast 50% der Frauen an, nach dem Normalbefund keinen Zweifel mehr an der Gesundheit des Kindes zu haben.[12] Eine Tatsache, die auf den ersten Blick verwundert, da die Pränataldiagnostik im Moment nur den geringsten Teil angeborener Behinderungen ausschließen kann und ihrerseits wieder eine Reihe von Risiken für Mutter und Ungeborenes produziert. Ist es die moderne Magie der Technik, oder ist das Geheimnis der Placeboeffekt?

Ängste und Sorgen, der Nachwuchs könnte nicht gesund sein, sind normal in der Schwangerschaft. Sie können als innerer Motor gewertet werden, das künftige Kind in allen seinen Ausprägungen anzunehmen. Trotz moderner Technik bleibt die Beziehung zum Ungeborenen eine geheimnisvolle, in die alle möglichen Phantasien der werdenden Eltern hineingelegt werden können: So vermischt sich die Angst vor einem behinderten Kind mit archaischen Phantasien oder brechen sich eigene perfektionistische Vorstellungen und Sehnsüchte mit Zerrbildern von Behinderung. Diese inneren Abbildungen erreichen einen hohen Grad an Absolutheit, weil sie in den neun Monaten der Schwangerschaft nicht auf ihre Stimmigkeit überprüft werden können. Im übrigen auch nicht durch die Pränataldiagnostik, die nur Genabschnitte vergleicht oder Chromosomen abzählt, aber der individuellen Gestaltung des Fötus damit nicht gerecht werden kann. Sie gibt Auskunft über Krankheitsmerkmale, aber nicht über die Individualität des zukünftigen Kindes. Zudem gibt es selbst unter Medizinern und genetischen Beratern große Unterschiede in der Bewertung von bestimmten Befunden. Irmgard Nippert vom Institut für Humangenetik in Münster: »Wohl auf kaum einem anderen Gebiet wie dem der genetisch bedingten Krankheitsbilder, angeborenen Fehlbildungen und Syndrome herrschen daher gleichzeitig neben der Verfügbarkeit modernster Diagnosetechniken soviel krasse Unkenntnis, Irrtümer und Fehlinformationen (selbst in manchen medizinischen Nachschlagwerken) vor.«[13]

Fraglich ist, ob überhaupt in der Schwangerschaft solche weitreichenden Entscheidungen über das Weiterleben des Ungeborenen aufgrund von genetischen Befunden getroffen werden können. Hannah, die sich kein eigenes Bild von der Normabweichung des Kindes in ihrem Bauch machen konnte, hielt sich dafür krampfhaft an der Abbildung des personifizierten Krankheitsbildes im medizinischen Wörterbuch fest. Sie war darüber zutiefst erschrocken. Lisa vermutet heute, daß sie Philipp abgetrieben hätte, wenn sie in der Schwangerschaft mit der Diagnose »Speiseröhrenmißbildung« konfrontiert worden wäre. Sie glaubt, sie hätte sich an der schlimmstmöglichen Krankheitsausprägung orientiert und diese zu bewältigen sich vorab nicht zugetraut. Wie Lisa geben auch andere Eltern behinderter Kinder zu bedenken, daß die Kraft, ein krankes oder fehlgebildetes Kind großzuziehen, mit der Geburt und der damit entstehenden Beziehung zum Kind wächst. Dies ist ein Lernprozeß, der in der Schwangerschaft nicht theoretisch vorweggenommen werden kann. Normabweichende Befunde können für die werdenden Eltern nicht an der Realität überprüft und damit auch nicht relativiert werden. Dafür löst ein abweichender Befund, egal wie geringfügig er ist, einen Schock aus. Phantasien und Ängste werden mobilisiert, die wiederum einen problematischen Einfluß auf den weiteren Schwangerschaftsverlauf haben können. Es wird sogar von Fällen genetischer Normabweichung berichtet, die keinerlei Krankheitswert haben, deren Vermutung die Eltern aber so verunsichert hat, daß nach der Geburt des (normalen) Kindes jedes Weinen oder verzögerte Krabbeln als Ausdruck der genetischen Abnormität gewertet wird. Deshalb finde ich es verständlich, wenn Schwangere glauben, nur mit einem Schwangerschaftsabbruch das »Problem« bewältigen zu können. Der Vater eines 21jährigen Sohnes mit Spina bifida weiß, daß ein behindertes Kind genauso geliebt werden kann. Trotzdem sagt er: »Wenn ich vorweg entscheiden kann, wähle ich wahrscheinlich den leichteren Weg, d. h. den Weg, der mir erst mal ein gesundes Kind verspricht.«[14] Wenn man diese Worte bedenkt, erscheint die vielbeschworene und gesetzlich zugesicherte »freie Wahl«[15], das Ungeborene abzutreiben oder auszutragen, als eine Formalie, die im alltäglichen Kontext zwar Kirchenvertreter beruhigen mag, aber in der Realität nicht trägt. Die fast 100%ige Abbruchrate nach einer diagnostizierten genetischen Abweichung spricht da eine deutlichere Sprache.

»Ich habe Angst, ein behindertes Kind zu gebären und damit in ein tiefes dunkles Loch zu fallen, aus dem ich nicht mehr herauskomme.« So charakterisiert eine von mir befragte schwangere Frau ihre Motivation für eine Fruchtwasseruntersuchung. Diese Aussage zeigt, wie vielfältig und auch unspezifisch die Ängste Schwangerer vor einem »irgendwie« defekten Kind sind. Um sich vor diesen diffusen Ängsten zu schützen, greift die Schwangere zu einem Test, um sich bestätigen zu lassen, daß mit dem Ungeborenen »alles in Ordnung« ist. Dieser Test enthebt die werdende Mutter der Aufgabe, sich weitergehender und genauer mit Fehlbildung und Behinderung auseinanderzusetzen. Wenn allerdings wider Erwarten doch nicht »alles in Ordnung ist«, bleiben meist nur noch Stunden, manchmal auch Tage, um sich für oder gegen den Abbruch der Schwangerschaft zu entscheiden. Da direkte Erfahrungen fehlen, bilden sozial vermittelte negative Klischees und Erfahrungen aus zweiter Hand die Entscheidungsgrundlage. Da fällt den Paaren dann die Mühe mit dem kranken Kind einer Bekannten ein oder der »mongoloide« Sohn einer entfernten Verwandten oder gar die Schulschwierigkeiten eines Nachbarkindes. Als Beispiel das Zitat einer schwangeren Frau, deren Fruchtwasserbefund auf eine Geschlechtschromosomenabweichung des ungeborenen Mädchens (Trisomie X) hinwies, eine Abweichung, die keinen Krankheitswert hat, aber möglicherweise in manchen Fällen mit Schulschwierigkeiten verbunden sein könnte: »Uns fiel das Kind einer Bekannten ein, das Schwierigkeiten in der Schule hat und furchtbar darunter leidet. Und da war es für uns irgendwie klar, daß wir das für unser Kind nicht wollen.«[16]

Die Entscheidungen für einen Abbruch spiegeln oft die gesellschaftliche Stigmatisierung und Ausgrenzung von Behinderten wider, die, wie Anne Waldschmidt in ihrem Beitrag in diesem Buch schreibt, doppelt wirksam ist: Sie hält Behinderte in ihrem Alltag verborgen und macht sie damit geradezu auffällig. So verwundert es nicht, daß wir bislang kaum realistische Vorstellungen über Möglichkeiten eines Zusammenlebens mit Behinderten entwickelt haben. Auch ich habe erst durch die Beschäftigung mit vorgeburtlicher Diagnostik und meinen Kontakt mit Behinderten- und Krüppelgruppen Erfahrungen sammeln können und viel über meine eigenen Vorurteile erfahren. Ich habe begriffen, daß unsere Bilder von Behinderung nicht durch alltägliche Begegnungen geprägt sind, sondern von Gaffsituationen, in denen uns der Schrecken des »Mißgestaltet-Menschlichen«, des »Ausgebrannten« und »furchterregend Verrückten«, vor Augen geführt wird. In solch einem Kontext finden wir keine Möglichkeit, das, was liebenswert, normal und interessant ist, kennenzulernen und anzunehmen.

»Es ist schwierig, zu einem behinderten Kind ja zu sagen, wenn man so wenig von Behinderung kennt und weiß und dafür um so Schlimmeres phantasiert«, sagte Gila, und Hannah: »Ich war dumm, dumm, dumm, hatte keinerlei Vorstellung von Behinderten oder behinderten Kindern. Das kam in meinem Leben bis dahin einfach nicht vor, und ich sollte jetzt eine Entscheidung treffen, ob ich mir zutraue, ein behindertes Kind großzuziehen.« Auf der Basis von fehlender Erfahrung und Furcht vor Unbekanntem, die sich vermischen mit gesellschaftlichen Vorurteilen, werden die Entscheidungen für eine Pränataldiagnostik und bei diagnostizierten Normabweichungen für einen Abort getroffen. Staatliche Instanzen fördern diesen Prozeß, indem sie Milliardenbeträge in die Förderung pränataler Diagnostik stecken, statt damit Eltern behinderter Kinder zu unterstützen. Auf diese Weise werden Klischees weiter verfestigt, mitunter sogar neu produziert. Diesmal nicht über die gewohnte gesellschaftliche Stigmatisierung und Ausgrenzung von Behinderten, sondern individualisierter, versteckter, auch alltäglicher. Der Selektionsprozeß findet gut verborgen im und durch den Leib der Frau statt und zwingt werdende Eltern in Entscheidungskonflikte, die sie überfordern müssen und die sich letztendlich auch ihrem Beurteilungsvermögen entziehen. Hannah, die sich nach der Fruchtwasseruntersuchung mit einem normabweichenden Befund konfrontiert sah: »Ich wünsche keinem Menschen, jemals in seinem Leben vor so einer Entscheidung zu stehen, denn egal, wie man sich in einer solchen Situation entscheidet, das Leben wird nie mehr so, wie es vorher gewesen ist.« Die Verantwortung für diesen Schritt wird meist schuldhaft von der einzelnen Frau und ihrem Partner verarbeitet, während Humangenetiker und Mediziner sich als die Helfer und Retter aufspielen, als diejenigen, die individuelles Leid verhindern helfen.

»Leid verhindern« helfen, das war immer schon ein Argument, das neue medizinische Technologien durchsetzen half. Jetzt wird es erfolgreich für die Legitimation der Pränataldiagnostik von Fachleuten und inzwischen auch von Frauen verwandt. Mich machen diese Bemerkungen nachdenklich. Sie rufen Assoziationen zur deutschen Vergangenheit wach. »Wir alle träumen den Traum vom Fortschritt, den Traum von der guten Gesellschaft, die auch eine gesunde Gesellschaft ist, ohne Leiden, Schmerz und Not. Unsere Väter der NS-Zeit haben diesen Traum am radikalsten geträumt. Sie haben versucht mittels medizinischer Maßnahmen Leiden, Schmerz und Not auszurotten.«[17] Soweit die These des Psychiaters Klaus Dörner. Was mich aufhorchen läßt, ist nicht die Parallele zu einem staatlichen Zwangsapparat, sondern wie die Utopie einer leidensfreien Gesellschaft das Töten als »therapeutische« Maßnahme rechtfertigt und wie Menschen zurechtgestutzt werden, um in die Utopie zu passen. Dazu brauchen wir heute keine gesetzliche Verpflichtung mehr. Viel zu sehr haben wir »unseren« Traum der leidensfreien Gesellschaft verinnerlicht und glauben auch an seine Machbarkeit, so daß wir jeden Strohhalm, der uns solches verspricht, gerne und bereitwillig annehmen.[18]

Schnell und leichtfertig wird unsere eigene Angst zum »Leid« der anderen umgedeutet. Ein behindertes Kind erinnert an die eigene Verletzbarkeit; an den Teil unserer Existenz, den wir individuell mit mehr oder weniger Erfolg zu verdrängen hoffen. Vielleicht auch deshalb dieses tiefe Erschrecken, wenn wir einem Leidenden oder Mißgestalteten begegnen. Was wir selbst in uns verdrängen, findet seine Entsprechung in einer Gesellschaft, die Behinderung als etwas Fremdes und Bedrohliches ausgrenzt. In einer Zeit, in der »Ganzheitlichkeit« in vieler Munde ist, wird allzuleicht übersehen, daß Ganzheit beides umschließt: Krankheit *und* Gesundheit, Hell *und* Dunkel. Glück und Unglück lassen sich nicht gegeneinander abwägen: »In meinem Leben haben die Momente tiefer Glücksempfindung die Tage und Monate von Leiden längst aufgehoben«, so ein etwa 40jähriger Mann, der wegen seiner schweren angeborenen Knochenkrankheit schon Jahre in Krankenhäusern und Sanatorien verbracht hat, in einer Fernsehdiskussion. Dazu im Gegensatz: Renate, eine 42jährige Frauenärztin, die ihren Schwangerschaftsabbruch nach einer diagnostizierten Trisomie 21 so rechtfertigt: »Es geht hier nicht darum, seine Muttergefühle durchzusetzen, sondern darum, diesen Kindern so ein Leben zu ersparen; und der Gesellschaft, solche Kinder zu haben. Dafür ist die Untersuchung da.«[19] Ein Zitat, das zeigt, wie weibliche Verantwortlichkeiten bereits neu, d. h. dem Standard der Technologie angepaßt, definiert werden: Eine schwangere Frau sieht sich aufgefordert, mit Hilfe vorgeburtlicher Diagnostik für die Gesellschaft Leid, sprich die Geburt von Behinderten verhindern zu helfen, und sie kommt dieser Forderung bereitwillig nach, denn schließlich ist es auch ihr Interesse, verantwortungsbewußt einem Kind »leidvolles Leben« ersparen zu helfen. Letztere These habe ich im übrigen häufig als Legitimation sowohl von Fachleuten als auch von betroffenen Frauen gehört. Ich halte es für eine pragmatische Verdrehung, die wohl mehr das vorweggenommene Leid der Eltern, vielleicht auch der Umwelt, als das der Kinder meint. Sicherlich gibt es sehr schwere Krankheiten, an denen Kinder leiden und die die Eltern zu einem aufopfernden Leben zwingen. Doch sind dies nicht die Krankheiten, die heute mit der üblichen Chromosomenanalyse zu erkennen sind.

Zum Beispiel Kinder mit Trisomie 21. Wissen wir denn überhaupt, ob Kinder mit einer solchen Diagnose unter ihrer Behinderung leiden? Eltern oder auch Betreuer solcher Kinder oder Jugendlicher erzählen, daß diese Menschen glücklich und liebenswert sind. Inzwischen gelten diese Kinder allgemein als entwicklungsfähig. Allerdings ist das noch nicht lange so. Bis in die 60cr Jahre wurden »mongoloide« Kinder den Familien weggenommen und in Heime gesteckt, wo sie dann dahinvegetierten und meist schon im Jugendalter verstarben. Mitunter wurden die Neugeborenen der Mutter gar nicht gezeigt, um keine emotionale Bindung entstehen zu lassen. Erst engagierte Eltern, die sich gegen diese Praxis wehrten und ihre Trisomie-21-Kinder mit nach Hause nahmen, konnten nachweisen, daß diese extreme geistige Retardierung nicht die Folge der genetischen Abweichung, sondern die pathologische Auswirkung des Heimaufenthaltes war. Die Veränderungen im Krankheitsbild »Trisomie 21« zeigen, wie wenig genetische Muster an sich aussagen. Sie stehen immer in Wechselbeziehung mit sozialen Komponenten.[20] Inzwischen weiß man, daß mit entsprechender Förderung und Zuwendung Kinder mit Down-Syndrom eine handwerkliche Lehre oder die Hauptschule abschließen können. Von einem Jungen wurde mir erzählt, der sogar den Realschulabschluß gemacht hat. Viele Down-Syndrom-Menschen sind im späteren Leben auch zu einer halbwegs autonomen Lebensführung fähig. Aber über diese Möglichkeiten schweigt eine Chromosomenuntersuchung. Sie kann nur Abweichungen von der Norm feststellen, den werdenden Eltern nichts über Schweregrad oder Ausprägung mitteilen. Sie betreibt eine »Defektologie«, die den sozialen Kontext weitgehend ausblendet. Sie setzt auf die Gene und hält deren Einfluß auf die Entwicklung des Menschen für ausschlaggebend. Eine solche Überbewertung einzelner genetischer Abweichungen wird inzwischen selbst von einigen Wissenschaftlern in Zweifel gezogen, da sich vermutlich Genabschnitte nur im Zusammenspiel genetischer Gesamtstrukturen bewerten lassen. Auch gehen inzwischen einige Humangenetiker davon aus, daß genetische Abweichungen zu unser aller »Biographie« gehören, ohne daß wir davon wissen. Unser »Glück« ist, daß es zu Zeiten unserer Geburt noch keine vorgeburtliche Diagnostik und damit auch noch keine genetische Auslese gab.

Zurück zu den Anomalien, nach denen heute routinemäßig bei der Chromosomendiagnostik gefahndet wird. Neben dem Down-Syndrom sind die am zweithäufigsten diagnostizierten Abweichungen solche der Geschlechtschromosomen. Bekannt geworden ist das sogenannte »XYY-Syndrom« (statt normalerweise ein Y, werden diese Jungen mit einem doppelten Y-Chromosom geboren). Diese »Krankheit« ist eine sehr junge, knapp 20 Jahre alt. Sie wurde erst durch die möglich gewordene Chromosomenanalyse »entdeckt«, beschrieben und zur Krankheit ernannt. Da in diesem Falle an Strafgefangenen und Psychiatriepatienten, die sich immer für medizinische Forschungen »anbieten«, ein gehäuftes Auftreten eines zweiten Y gefunden wurde, schritten die Wissenschaftler forsch von der Analyse in die Stigmatisierung: Das zweite Y galt fortan als »Verbrecher-Chromosom«, soziale Abweichung konnte man somit genetisch sehr einfach erklären. Dies löste eine heftige Diskussion in den USA aus, und neue Studien haben inzwischen nachgewiesen, daß das »XYY-Syndrom« zu keinerlei klinischen Beeinträchtigungen führt. Trotzdem habe ich mit Erstaunen in Neuauflagen humangenetischer Lehrbücher diese Vorurteile wieder gefunden. Da heißt es z. B.: »Die psychiatrische Untersuchung von ›XYY-Männern‹ zeigte auffällige Charaktereigenschaften und kriminelle Tendenzen, die sich im guten sozialen Milieu mildern, im schlechten steigern.«[21] So verwundert es nicht, daß Schwangere mit einem solchen Befund in Händen erschreckt die Schwangerschaft abbrechen. Wer will schließlich schon einen Verbrecher großziehen? Aber wenn sich Schwangere auch zum Austragen des Kindes entscheiden, wird ein solcher Befund vermutlich Spuren im familiären Miteinander hinterlassen und möglicherweise bewußt oder unbewußt die Erziehung des Kindes prägen. Ähnlich verhält es sich mit den übrigen Abweichungen der Geschlechtschromosomen. Auch sie passen wenig in die Schreckensvorstellungen von Behinderten. Selbst Fachleute streiten sich inzwischen über den Krankheitswert eines »Klinefelter-« oder »Turner-Syndroms«. Und wie ist es mit der Trisomie 18 oder 13? Diese chromosomalen Abweichungen bedingen so schwerwiegende Fehlbildungen, daß die Föten entweder bereits intrauterin oder die Neugeborenen wenige Wochen oder Monate nach der Geburt sterben. Auch hier sehe ich keinen Vorteil, diesen Befund bereits mitten in der Schwangerschaft mitgeteilt zu bekommen. Frauen, die sonst erst nach der Geburt des Kindes mit der Krankheit konfrontiert worden wären, sehen sich plötzlich von einer solchen Diagnose überwältigt, die die Fortsetzung der Schwangerschaft zum Alptraum werden läßt. In einer eingeleiteten Geburt werden sie gewaltsam vom Fötus getrennt und damit der Chance eines ruhigen Abschieds von dem sterbenden Kind beraubt. Eine Mutter, deren Kind 6 Wochen nach der Geburt an Trisomie 18 gestorben ist, erzählt, daß sie trotz allen Schmerzes dankbar ist für diese Zeitspanne. Sie hat ihr eine reale Vorstellung und das langsame Abschiednehmen ermöglicht, eine Voraussetzung, wie sie heute weiß, um den frühen Tod des Kindes verarbeiten zu können.

Viele Nutzerinnen der Pränataldiagnostik nennen die befürchtete Belastung durch ein behindertes Kind als vorrangiges Motiv für den genetischen Check-up des Ungeborenen. Eine ökonomische Kategorie, von der frau hofft, vom Gegenüber verstanden und bestätigt zu werden. Schließlich paßt diese Denkweise in unsere Zeit und in unser Leben. Sie rüttelt nicht an den Strukturen der Arbeitsteilung und den Bedingungen, unter denen heute Kinder großgezogen werden. Sie blendet aus, daß unsere Lebensverhältnisse Frauen glauben machen, daß sie nur noch unter der Prämisse – scheinbarer – Sicherheit, ein gesundes Kind zu bekommen, sich ein Kind »leisten« können. Wen wundert das auch, denn im Grunde sind Frauen schon häufig durch gesunde Kinder kaum mehr auf dem Markt konkurrenzfähig. Ein behindertes Kind, so befürchten sie, würde den Ausschluß aus der Leistungsgesellschaft bedeuten. Sie haben Angst, die Behinderung ihres Kindes könnte zu ihrer eigenen werden. Dies meint sowohl die Angst vor eigener Stigmatisierung und Isolation als auch die Arbeitsbelastung und seelische Erschütterung. Sie fürchten um ihr »eigenes Stück Leben«, daß sich gerade unsere Frauengeneration schwer erkämpfen mußte. Insofern verwundert es nicht, daß es auch diese Frauen sind, die dankbar die Möglichkeit zum chromosomalen Check-up ihres Nachwuchses in Anspruch nehmen und letztendlich in den letzten Jahren dazu beigetragen haben, daß sich die Fruchtwasseruntersuchung und die Chorionbiopsie landauf landab innerhalb weniger Jahre etablieren konnten.

Ich will hier keine Anforderungen herunterspielen, die ein krankes Kind an die Eltern stellt. Die Geburt eines behinderten Kindes ist sicherlich eine Herausforderung für die Eltern und für mögliche Geschwister. Meist macht sie eine Umstrukturierung des Alltags erforderlich, möglicherweise auf Kosten der Karriere der Frau. Zudem müssen sich Eltern behinderter Kinder mit gesellschaftlichen Vorurteilen auseinandersetzen, die bis hin zu Problemen bei der Wohnungssuche gehen können. Trotzdem sind über den Belastungsdruck und das psychische Elend der Mütter, Väter oder auch der Geschwister viele Vorurteile und Klischees im Umlauf, die gerade aus Mangel an eigenen Erfahrungen bei der Entscheidung für Pränataldiagnostik und einen Schwangerschaftsabbruch großes Gewicht haben. Eine Untersuchung, die vom Institut für Humangenetik in Münster durchgeführt wurde, kommt zu wesentlich optimistischeren Einschätzungen. Sie fand bei nur 10% der 114 befragten Frauen eine große Erschöpfung und Hoffnungslosigkeit, die meist auf die traditionelle Arbeits- und Rollenverteilung in der Familie zurückzuführen war. Die Mehrzahl der Mütter hat nach einer schwierigen Anfangsphase wieder zu einem Leben gefunden, in dem sie sich selbst verwirklichen kann. Sie selbst berichten von Stärke, Selbstbewußtsein und neuem Lebenssinn.[22] Diese Einschätzung deckt sich mit Erfahrungsberichten, in denen Mütter (auch Väter) über ihren Lernprozeß erzählen. Die Mutter eines fünfeinhalbjährigen geburtsgeschädigten Kindes: »Dieses Kind hat mich das Wertvollste gelehrt, was es im Leben gibt – die Liebe.«[23]

Trotzdem ist die Geburt eines behinderten Kindes erst einmal ein Schock und eine Verletzung für die Eltern, die weder zu leugnen noch wegzudiskutieren ist. Ein behindertes Kind, das wir aus unserem Leib gebären und als einen Teil von uns empfinden, kränkt und kann Gefühle von Ohnmacht, Schuld und Wut mobilisieren. Immerhin verbindet sich mit einem Kind auch ein Stück Lebenssinn, möglicherweise ist es auch ein Symbol von Gemeinsamkeit zwischen einer Frau und einem Mann. Heinz sagte über die Geburt der »mongoloiden« Klara, sein Leben habe dadurch eine vorher nie gekannte Schwere bekommen. Auch andere Mütter oder Väter sprechen über Erschütterung, Trauer und Enttäuschung. Kinder sind ein Teil ihrer Eltern, und behinderte Kinder gelten vielfach als ihr mißratenes Abbild. Sie erinnern auf sinnliche Weise an die eigene Unvollkommenheit, häufig erlebt als eine Kränkung des Ichs. Die Mutter eines Trisomie 21-Mädchens zu den ersten Jahren mit ihrem Kind: »Wenn ich die Kleine angeschaut habe, dann war es, als schaute ich in einen zerbrochenen Spiegel.«

Kinder bergen Wünsche an ein gemeinsames Leben in sich, sie versprechen einen Zuwachs an Lebendigkeit und Sinngebung.[24] Mit ihnen wollen wir vielleicht noch mal eigene Erinnerungen an unsere Kindheit leben, hoffen, Verhärtungen unseres Lebens aufgeben zu können. Ulrike, Mutter, eines bei der Geburt schwerstgeschädigten Kindes, erzählt von diesen enttäuschten Hoffnungen. »Ich habe mich immer mit einem Kind an der Hand gesehen, mit dem ich lachend über eine Blumenwiese laufe. Diese Träume haben sich nicht erfüllt. Ich war wütend, traurig, depressiv und verletzt. Inzwischen weiß ich, daß ich mit Luisa im Rollstuhl über eine Wiese fahren kann und wir uns gemeinsam freuen. Trotzdem fühle ich mich mitunter wie eine Wunde. Doch wie Luisa zu meinem Leben gehört, so auch die Verletzung.« Luisa ist inzwischen sieben Jahre alt geworden. Ein hübsches sommersprossiges Mädchen, das sich nur krabbelnd fortbewegen und nur mit Gestik und für Fremde kaum zu verstehende Laute verständlich machen kann. Öfter begegne ich Ulrike und Luisa, wenn sie mit der eigens für Luisa konstruierten »Fahrradrikscha« gemeinsam durch die Stadt radeln. Ulrike und ihr Mann haben inzwischen eine selbstverständliche Beziehung zu ihrem anfangs ungeliebten Wunschkind gefunden. Wie auch andere Eltern behinderter Kinder haben sie erst lernen müssen, mit dem Schock der Behinderung umzugehen. Es ist ein Prozeß, ähnlich dem, den Elisabeth Kübler-Ross beschreibt, als Reaktion auf eine schwere Krankheit oder den Tod eines nahestehenden Menschen, und er weist Ähnlichkeiten auf mit der durchlebten Trauer nach einem späten Schwangerschaftsabbruch. Ulrike hat sich inzwischen mit dem Alltag arrangiert. Nach Jahren der Verzweiflung spürt sie Kraft und Ruhe in sich. Sie sagt, sie habe durch Luisa das Kämpfen gelernt: um ein Fahrrad mit Rollstuhl, um Hilfe durch Zivildienstleistende, um ein Leben, das sie und ihren Mann zufrieden macht und in dem auch Platz für die kranke Luisa ist. Ulrike lebt mit ihrer Familie in einer Hausgemeinschaft in einem Viertel, wo sie die Nachbarn als tolerant beschreibt.

Humangenetik und Medizin haben in den letzten Jahren den Ängsten, Phantasien und Ambivalenzen schwangerer Frauen bestimmte Namen gegeben. Sie haben geholfen, gesellschaftliche Klischees weiter zu verfestigen und zu »Gefahren« für werdende Eltern umzudeuten. Daß damit zugleich auch alle Eltern, beispielsweise von Kindern mit Trisomie 21, diskriminiert werden, sei an dieser Stelle nur ganz nebenbei bemerkt: Die Mutter eines Kindes mit Trisomie 21 zur »Gefahr des Mongolismus«: »Ich finde es eine Diskriminierung der Mongoloiden, daß man sie so unter den Tisch kehrt und es quasi eine Schutzimpfung, die pränatale Diagnose, dagegen gibt, obwohl sie sich wirklich nicht so von gesunden Kindern unterscheiden. Ein falsches Bild wird vermittelt... jetzt habe ich sogar in einer Frauenzeitschrift gelesen... welche Methoden es gibt, um die ›Gefahr des Mongolismus‹ auszuschließen. Mein Kind ist also praktisch eine Gefahr. Ich seh' das jetzt mit ganz anderen Augen, und das finde ich eben so einen Betrug. Das *ist* doch Betrug.«[25]

Betrug nennt es diese Mutter. Fest steht, daß die »Gefahr des Mongolismus« den HumangentikerInnen als »Kämpfer gegen diese Gefahr« zu einem glanzvollen Comeback verholfen hat. Unter dieser Flagge ist ein weitverzweigtes Netz genetischer Beratungsstellen und Laboratorien entstanden. Die »Gefahr« hat die invasiven Methoden vorgeburtlicher Diagnostik hoffähig gemacht und damit die Schwangeren bereit, ihre schützende Höhle für die eindringende Nadel des Mediziners zu öffnen. Dabei läßt die Rasanz, mit der an der Entschlüsselung des Erbguts gearbeitet wird, eine baldige Ausweitung genetischer Tests auf DNA-Ebene vermuten. Zu befürchten ist, daß unsere Enkel bereits einen »embryonalen Hindernislauf«[26] bewältigen müssen, bevor sie überhaupt auf die Welt kommen dürfen. Dabei wird der Boom der sequenzierten Gene einen Boom von neuen Krankheitsbildern initiieren. Die Normalität bestimmt sich immer weniger aus dem Miteinanderleben, sondern aus der Anordnung der Gene. Mehr und mehr werdende Eltern stehen dann vor der Frage: Kann ich mir dieses Kind mit dieser Genstruktur überhaupt noch leisten?

Menschen sollen durch die Sequenzierung ihrer Gene kartiert und definiert werden. Viel Geld fließt in dieses Unternehmen, von dem keiner so recht weiß, inwieweit es zu tragfähigen Erkenntnissen führen wird. Vielfach erscheinen die Anstrengungen wie die Hatz nach dem letzten Baustein, der die menschliche Existenz erklären könnte. Doch unser Wesen entzieht sich dem naturwissenschaftlich-materialistischen Blick. Zumal es sich mit den Genen vermutlich so ähnlich wie mit der Zwiebel verhält: Neue Erkenntnisse führen zu neuen Fragen. Trotzdem, und das finde ich das Gefährliche, wird auf der Basis von Halbwissen und Einschätzungen, die auf Vorurteilen beruhen, bereits heute massiv in das Leben eingegriffen. Ganz zu schweigen von der Botschaft, die durch einen solchen genetischen Determinismus erzeugt wird. Sie prägt unsere Haltung zum Leben und zu unseren Nachkommen. Kinder können nicht mehr so angenommen werden, wie sie sind. Mit dem Verfahren vorgeburtlicher Diagnostik scheinen sie plötzlich in die Möglichkeit des Machbaren zu rücken.

Zur Probe schwanger

Amniocentese und Chorionbiopsie sind keine Untersuchungen, die ähnlich wie vielleicht eine Blutentnahme wegzustecken wären. Schon der Eingriff selbst wird als invasiv erlebt. Zudem institutionalisieren diese Untersuchungen einen Konflikt zwischen Kopf und Bauch und verändern dadurch das Erleben einer Schwangerschaft. Sie erschweren die Bindung der werdenden Mutter an ihr werdendes Kind. Sie drängen sich zwischen eine – wohlgemerkt erwünschte – Schwangerschaft und die Geburt des Kindes. Schwangere Frauen reden in den ersten 4 Monaten der Schwangerschaft nicht mehr davon, was sein wird, *wenn* sie..., sondern *falls* sie das Baby gebären. Es gibt kein bedingungsloses Ja mehr zu diesem »Fötus«, den die schwangere Frau erst nach dem »Normalbefund« zu »ihrem Baby« machen will. Dazu gibt es mit zunehmenden Diagnoseverfahren immer mehr »Qualitätsstandards«, die scheinbar erfüllt sein müssen, um dieses heranwachsende Wesen auch akzeptieren zu können. Dabei richten sich die »Standards« mehr nach dem aktuellen medizinischen Wissensstand und der Möglichkeit zur Diagnose, als nach dem Schweregrad einer Fehlbildung oder Krankheit. Eine Frau, die in zwei Schwangerschaften eine Fruchtwasseruntersuchung hat machen lassen, faßt diese Erfahrung so zusammen: »Viele Bekannte, die von meiner Schwangerschaft erfuhren, reagierten mit der Frage: Läßt du die Amniocentese machen? statt mit dem üblichen ›Herzlichen Glückwunsch‹.«[27] Die Gratulation wird auf später verschoben, wenn der Befund grünes Licht für die Fortsetzung der Schwangerschaft gibt. Bei der Fruchtwasseruntersuchung ist das frühestens in der 20. Schwangerschaftswoche, bei der Chorionbiopsie einige Wochen früher, wenn sowohl der Normalbefund der Chromosomenanalyse als auch die AFP-Befunde einen offenen Rücken und andere Fehlbildungen des zentralen Nervensystems ausschließen können. Die Untersuchungen des zentralen Nervensystems sind frühestens in der 16. Woche möglich.

Die Auswirkungen der Pränataldiagnostik berühren mehr oder weniger alle Schwangeren, die sich einer Fruchtwasseruntersuchung oder Chorionbiopsie unterziehen, und zwar unabhängig davon, ob eine genetische Normabweichung diagnostiziert wird oder nicht. Das heißt, wenn auch letztendlich nur 2% Normabweichungen diagnostiziert werden, so sind trotzdem auch die anderen 98% mehr oder weniger um Wochen, wenn nicht sogar um Monate ihrer Schwangerschaft betrogen.

Die Entscheidung zur vorgeburtlichen Diagnostik prägt bereits die ersten Wochen einer Schwangerschaft. Sie wird meist im ersten Drittel der Schwangerschaft getroffen, in einer Zeit also, in der die Frauen von der Tatsache des Schwangerseins mehr oder weniger überrascht worden sind und sich mit der neuen Lebensperspektive auseinandersetzen müssen. Es ist die Zeit der körperlichen Umstellungen, der häufig auftretenden Müdigkeit, des Schlappseins und der Übelkeit. In dieser Periode stehen vielfach nicht das erwartete Kind und die Umwandlung zur Mutter im Mittelpunkt des Erlebens, sondern das Abwägen der Vor- oder Nachteile vorgeburtlicher Diagnostik. Es geht um Fragen wie: Ist die Fruchtwasseruntersuchung der Chorionbiopsie vorzuziehen? Welcher Arzt macht den Eingriff am schmerzlosesten? Wie hoch sind die Fehlgeburtsrisiken, Komplikationen oder möglichen Verletzungen des Fötus? Was für Diagnosen oder Fehldiagnosen gibt es? Und was ist wenn...? Die Angst vor einem Schwangerschaftsabbruch bleibt meist unausgesprochen und wirft doch ihre Schatten über die ersten Monate der Schwangerschaft, ebenso wie die Angst vor dem Eingriff oder einer möglichen Fehlgeburt die Freude dämpft. Eine schwangere Frau: »Die Schwangerschaft wird fast verdrängt, obwohl es eigentlich ein Wunschkind ist.«[28] Frauen spüren, daß sich zwischen sie und das potentielle Kind das nüchterne Kalkül einer selektierenden Medizin drängt. Eine Schwangere, die sich für die Chorionbiopsie entschieden hat: »Ich gehe ja gleich davon aus, daß was nicht stimmt mit meinem Kind, und dieses negative Gefühl ist schlecht für die Schwangerschaft.«[29] Auch eine andere schwangere Frau sehnt sich danach, voll und rund schwanger zu sein und nicht ihre Gefühle und Sehnsüchte von sogenannten vernünftigen Entscheidungen herunterdrücken zu lassen: »Die Freude wird durch meine Überlegungen gedämpft. Die ganze Sache droht mir fremd zu werden, und ich habe das Gefühl, als ob ich das Kind bereits jetzt mit Distanz betrachte.«[30]

Mit dem Termin zur Fruchtwasserentnahme in der 16. oder 17. Schwangerschaftswoche ist auch die Schwangerschaft weiter fortgeschritten. Im »normalen« Schwangerschaftsprozeß, also dem ohne Amniocentese und Chorionbiopsie, verlieren sich in dieser Phase der Schwangerschaft zunehmend die Ängste, Ambivalenzen, die Gefühle psychischer und körperlicher Labilität. Der Embryo, der bislang als Teil des Selbst der Schwangeren wahrgenommen wird, löst sich nach und nach aus der Einheit und gewinnt an eigener Gestalt.[31] Von Mehrfachgebärenden werden um die 16. Schwangerschaftswoche die ersten Lebenszeichen des »Kindes« in sich wahrgenommen, was normalerweise Freude und Hochgefühle auslöst. Auch bei Schwangeren, die noch keine Kindsbewegungen wahrgenommen haben, initiiert das Ultraschallbild zumindest eine bildhafte Beziehung. Die schwangere Frau hat sich in der 16. oder 17. Schwangerschaftswoche normalerweise auf die »anderen Umstände« eingestellt. Nicht so die Schwangere, die jetzt eine Fruchtwasseruntersuchung durchführen läßt. Sie wehrt die Beziehung zum Fötus ab, schützt sich vor einer Bindung. Der jetzt durchgeführte Ultraschall, der sonst von Schwangeren freudig und interessiert angenommen wird, gerät zum »Eindringling«, der einem ein »Bild vom Baby« nahelegt, vor dem sich die Schwangere schützen muß. Die Ultraschallbilder werden als verschwommen und unscharf wahrgenommen. Der Kommentar einer Schwangeren: »Vielleicht liegt es daran, daß ich momentan noch nicht so viel an das Kind denken will; vielleicht geht ja noch etwas schief.«[32] Die meisten Frauen haben Angst vor der

Fruchtwasserpunktion. Nach einer Münchner Untersuchung fürchteten sich 78% der Frauen vor der Punktion selbst, 67% vor einer möglichen Verletzung des Fötus und 53% vor einer Fehlgeburt.[33] Auch bei den Gesprächen, die ich geführt habe, wurde die Angst vor Verletzung des Fötus von der Mehrzahl der Frauen artikuliert, ebenso die psychische Überwindung, die es kostet, die Nadel in den schützenden Leib eindringen zu lassen. Viele sahen sich beruhigt, daß sich der Fötus während der Punktion in eine Ecke des Uterus zurückgezogen hatte, so daß die Nadel ihn nicht treffen konnte.

Für Schwangere, die sich für eine Fruchtwasseruntersuchung entschieden haben, beginnt jetzt eine schwierige Phase des Wartens auf den Befund. Durchschnittlich dauert das Ergebnis 3 Wochen. Aber ich habe auch schon öfter von sechswöchigen Wartezeiten gehört, dann, wenn der Befund unklar war oder die Entnahme wiederholt werden mußte, weil sich die Zellkulturen nicht entwickelt haben. Das bedeutet noch mal Zittern vor der Fruchtwasserentnahme, noch mal mehrwöchiges Warten auf das Ergebnis. Während sich in diesen Wochen in normalen Schwangerschaften eine zunehmende Verbindung zum »Kind« herstellt, Babyjäckchen gestrickt, Kinderzimmer gestrichen und Geburtsvorbereitungsgruppen und Hebammen gesucht werden, warten Schwangere mit Amniocentese noch auf »ihr freudiges Ereignis«, sprich auf das »Okay« des humangenetischen Labors. Denn wenn Schwangere auch nicht müde werden, sich selbst und anderen immer wieder zu bestätigen, daß der Grund für die genetische Diagnostik nur in der Bestätigung der Gesundheit des Fötus liegt, so prägt doch die Angst vor einer Normabweichung und einem damit verbundenen Schwangerschaftsabbruch diese Phase der Schwangerschaft.

Die langen Wochen des Wartens werden von vielen Schwangeren als unerträglich empfunden. Interviews, die ich in diesem Zeitraum machte, zeugen von diesem Zustand der Schwebe. Schon aufgrund der körperlichen Veränderungen können Frauen einerseits ihren Zustand nicht ignorieren, andererseits verbieten sie sich, ihn zu bejahen. Phantasien um das Ungeborene werden vermieden, teilweise erzählen Frauen, daß sie »Vorstellungen mit aller Kraft verdrängen würden«.[34] Fast alle Frauen halten mit ihrer Freude zurück. Sie tragen keine Schwangerschaftskleidung und verschweigen zum Teil ihren Zustand im Bekannten- oder Kollegenkreis, und das, obwohl sie sich jahrelang sehnlichst ein Kind gewünscht haben. Mitunter erfahren nicht einmal die bereits vorhandenen Kinder von dem möglichen Geschwisterchen. Häufig glauben die Frauen, durch Verschweigen werde die Schwangerschaft weniger real. Manche Frauen flüchten sich in dieser Zeit in Arbeit. Untersuchungen charakterisieren den Zustand der meisten Frauen in dieser Phase als angespannt, aufgewühlt und sehr angstvoll.[35] Viele Schwangere klagen über körperliche Symptome wie Schlaflosigkeit und Herzjagen. Gehäuft kommt es in dieser Wartezeit auch zu psychosomatischen Reaktionen wie frühzeitigen Wehen und schwerem Schwangerschaftserbrechen. Die Psychologin Ulrike Hauffe sieht diese Krankheitsbilder als einen Ausdruck für einen Konflikt der Schwangeren: »Einerseits will sie Kontakt mit dem Ungeborenen, andrerseits verbietet sie es sich aus vernünftigen Gründen.«[36] Karl-Heinz Wehkamp, Gynäkologe an einer großen Frauenklinik, der in den letzten Jahren zunehmend auch mit diesen Beschwerden von Amniocentesepatientinnen konfrontiert wurde: »Der Körper setzt sich schon durch; wenn der Kopf die Schwangerschaft nicht beachten will, dann sorgt die Gebärmutter schon dafür, daß die Schwangerschaft zu ihrem Recht kommt.« Eine Schwangere charakterisiert diese Zeit so: »Ich war in der Wartezeit sehr nervös... auch habe ich mehrmals von dem Kind geträumt. Doch anders als vor der Punktion war das Kind in den Träumen nicht mehr faßbar, im Gegensatz zu früher konnte man nicht mehr erkennen, ob es gesund ist.«[37]

Die abwartende Haltung zum Ungeborenen verändert die Bedeutung der Kindsbewegungen in der Schwangerschaft. Fast alle Frauen, die keine Pränataldiagnostik haben durchführen lassen, verbuchen die eigenständigen Lebenszeichen »ihres Kindes« als einen wichtigen Einschnitt in der Schwangerschaft. Immerhin kann mit den Kindsbewegungen »das Baby« das erste Mal von der Frau als selbständiges Lebewesen erspürt werden. Gesehen hat sie es meist ja bereits schon vorher auf dem Bildschirm des Ultraschalls, und vermutlich haben diese Bilder auch schon eine gewisse Bindung initiiert. Anders die Bewertung der Kindsbewegungen durch die Schwangeren, die auf den Befund der Fruchtwasseruntersuchung warten. Die Amerikanerin Barbara Katz Rothmann stellte in ihrer Studie fest, daß von 60 befragten Frauen sich 13 nicht mehr an den Zeitpunkt der ersten Kindsbewegungen erinnern können, sondern nur noch an das Datum des Amniocenteseergebnisses, das als grünes Licht für die Fortführung der Schwangerschaft gewertet wurde.[38] Sie vermutet, daß sich mitunter Schwangere psychisch derart abschirmen, daß die Lebenszeichen des Fötus erst mit dem Normalbefund empfunden werden können.[39]

Das Blubbern und Strampeln in ihrem Bauch nehmen Schwangere normalerweise als eine Beruhigung wahr, als ein Zeichen, daß die Schwangerschaft ihren guten Lauf nimmt. Auch wenn die Bewegungen des Kindes nicht unbedingt etwas über mögliche genetische »Fehler« aussagen, so haben Schwangere doch das Gefühl, »ihr Kind« ist gesund und wohlauf. Schwangere mit Amniocentese können sich von dem Strampeln des Ungeborenen nicht beruhigen lassen. Verschiedentlich empfinden sie das Zappeln des Ungeborenen als störend oder unangenehm. Sie entwickeln Schuldgefühle, »das Baby« nicht so bedingungslos annehmen zu können, wie sie sich das eigentlich wünschten. Hannah beschreibt diesen Zwiespalt, wenn sie einerseits beruhigend die Hand auf das in ihr strampelnde Wesen legt, um im nächsten Moment laut zu denken: »Gar nichts ist gut, wenn du nicht stimmst, dann, ja – radikal ausgedrückt, dann töte ich dich.« Je mehr das Kind Gestalt in der Frau annimmt, um so unerträglicher wird die Vorstellung eines Schwangerschaftsabbruches. Mit dem immer dicker werdenden Bauch fangen Frauen mitunter an, sich zu fragen, warum sie sich wegen »lächerlicher 1 % oder 2 % Risiko« einer solchen Prozedur unterworfen haben. Sie phantasieren, den Fötus als »ihr Baby« anzunehmen, egal welchen genetischen Status er haben mag.

In diesen Wochen des Wartens erleben Schwangere den Konflikt zwischen ihren aggressiven und gleichermaßen schützenden Anteilen. Sie werden gewahr, daß nicht sie, sondern die Dynamik der Technologie den Schwangerschaftsprozeß bestimmt und die Haltung zum Ungeborenen prägt. Sie sind zunehmend irritiert, daß sich möglicherweise ein Befund zwischen sie und das Ungeborene drängt und das Verhältnis zu beenden sucht. Sie spüren, daß sie es sind, die mit ihrem Leib für das Ungeborene und letztendlich auch für seine »Qualität« bürgen. Sie ahnen, daß die Trennung nur gewaltsam für beide Seiten sein kann, daß sie nicht nur einen regelwidrigen Fötus abtreiben, sondern auch einen Teil von sich selbst. Um so erstaunlicher war für mich, daß mit der Mitteilung des Befundes die Zeit der Reue und der Zweifel, ob dieser Test nicht zu viel für die einzelne gekostet hat, schlagartig vorbei war. Hatten mir Schwangere noch wenige Tage vorher erzählt, sie würden die Untersuchung nicht mehr durchführen lassen, so waren diese Bedenken mit dem Bescheid bei der Mehrzahl der Frauen plötzlich völlig verflogen. Auch die Einbußen im Schwangerschaftserleben, die schlaflosen Nächte, die Unlust am Essen oder die Angstzustände werden hinterher weniger dramatisch gesehen. Ebenso wird das Wissen, das möglicherweise der Fötus andere Behinderungen haben könnte, zumindest von der Hälfte der Schwangeren erfolgreich verdrängt. Jetzt endlich, im 5. Monat der Schwangerschaft, mit dem Normalbefund in der Tasche dürfen sie schwanger, rund und froh sein. Babyjäckchen werden gekauft, Freundinnen angerufen, Sektflaschen geöffnet, um auf das »freudige Ereignis« anzustoßen, das sich bereits in vier bis fünf Monaten mit mehr oder weniger Gebrüll ankündigen wird.

Allerdings gibt es auch vereinzelt Schwangere, die nicht so euphorisch auf den Befund reagieren. Manche empfanden die plötzliche Differenzierung zwischen dem eigenen Ich und dem Ungeborenen als eine Bedrohung.[40] Es war ihnen unmöglich, Gefühle der Zuneigung, die sie wochenlang unterdrückt hatten, so schnell wieder zu mobilisieren, was sie wiederum in Verzweiflung stürzte. Andere Schwangere erzählen, daß sie enttäuscht waren über die nüchterne Mitteilung des Gynäkologen »Befund normal«. Eine 37jährige Frau schildert dieses Bedauern: »Als ich das Ergebnis der Fruchtwasseruntersuchung in den Händen hatte, habe ich geweint. Ein paar Tage lang. Zuerst glaubte ich, daß ich deshalb weinte, weil ich eigentlich ein Mädchen wollte... Erst später habe ich bemerkt, daß meine Tränen sehr viel mehr damit zu tun hatten, daß ich eigentlich im 4. Monat meiner Schwangerschaft noch gar nicht bereit war, so viel über dieses Kind zu erfahren. Es beschnitt mir völlig diesen imaginären Teil der Schwangerschaft, die Phantasie um das Kind... Dieses aggressive Hineintreten der Realität war einfach zu früh. Das war das Problem. Ich glaube, man braucht 9 Monate der Unsicherheit und des Mysteriums. Man benötigt das Phantasieren über das Kind, und ich hatte auch keine Lust darauf, daß die Hälfte des Traumes abgeschlossen sein sollte. Ich erlebte es als frustrierend, daß ich nicht mehr alles für möglich halten konnte. Ich glaube, man braucht in einer Schwangerschaft ein Minimum an Informationen, aber man muß nicht alles wissen.«[41]

Ungefähr neun Monate im Mutterleib brauchen die miteinander verschmolzenen Ei- und Samenzellen, um sich zu einem Individuum zu entwickeln. Diese neun Monate braucht auch die schwangere Frau, um sich körperlich und seelisch für die Geburt ihres Kindes öffnen zu können. Dabei ist das körperliche und seelische Zusammenspiel zwischen Schwangerer und Ungeborenem komplex und vielfältig. Es gestaltet sich ein Wesen im Körper der Frau, das allein in den ersten drei Monaten 700mal seine Form ändert. In ständigem Austausch mit dem mütterlichen Organismus erlebt es dessen Selbstausdruck als den seinen, zunächst über den Stoffwechsel und den Hormonspiegel, später auch über die Berührung des Bauches, über Vibrationen, Geräusche und Bewegungen. Der Psychiater Ronald D. Laing schreibt: »Die Umwelt wird vom ersten Moment meines Lebens registriert, von meiner ersten Zelle. Was sich mit meinen paar ersten Zellen ereignet, kann durch die Generationen nachhallen, die auf unsere ersten zellularen Eltern folgen... Unsere erste Erfahrung mit diesem Universum machen wir in einem Eileiter in einem weiblichen Körper.«[42]

Dieser seit jeher bestehende Prozeß wird durch die Medizin erheblich gestört: Die Fruchtwasseruntersuchung betrügt die Frau um die Hälfte ihrer Schwangerschaft und das werdende Kind um die Beziehung mit seiner werdenden Mutter. Diesen Zwiespalt erleben Frauen besonders stark, wenn sie sich einerseits aus Selbstschutz mit der Bindung zurückhalten, andererseits aber auch Vorstellungen des Umgangs mit Ungeborenen, wie sie heute vielfach gefordert werden, gerecht werden wollen. Mit einem »Fötus«, der möglicherweise noch abgetrieben werden soll, zu herzen, zu reden, zu singen und Musik von Beethoven zu hören, um ihm eine günstige Entwicklung angedeihen zu lassen, ist nicht nur absurd, sondern überfordert auch die Psyche. Viele Ratschläge pränataler Populärpsychologie mögen überzogen sein und Schwangere unter das Diktat einer »neuen Moral« setzen. Schließlich ist es ein bißchen viel verlangt, immer fröhlich und ausgeglichen zu sein, keinen Ärger im Büro zu haben oder jeglichen Konflikt mit Freunden oder Ehemann zu meiden, da ja möglicherweise das Ungeborene davon Schaden nehmen könnte. Es ist lebensfremd zu glauben, einen Schwangerschaftsprozeß von schicksalhaften traumatischen Ereignissen freihalten zu können. Auch entziehen sich beispielsweise Totgeburten oder bestimmte Schwangerschaftskomplikationen dem direkten Einfluß der Schwangeren. Trotzdem ist anzunehmen, daß dieser enge Austausch zwischen werdender Mutter und Ungeborenem Spuren hinterläßt, die Einfluß auf das spätere Leben haben werden. Namhafte Psychologen sprechen von dem »pränatalen Muster«, das wesentlich die spätere Persönlichkeit bedingt.[43] Studien zeigen Zusammenhänge zwischen mütterlichem Dauerstreß, z. B. in unerwünschten Schwangerschaften oder traumatischen Erfahrungen in der Schwangerschaft, und späteren organischen und psychischen Leiden: So berichten sie von angeborenen Anomalien wie Gaumenspalte, Stoffwechselstörungen im Kortisonhaushalt, motorischen Problemen und Verdauungsstörungen ungeklärter Ursache.[44] Diesen Studien haftet immer auch Hypothetisches an, und sie sind geeignet, Schwangeren noch mehr aufzuladen. Trotzdem muß die Frage erlaubt sein, wie es sich mit einer Technik verhält, deren Nutzung als verantwortungsbewußt und vernünftig verkauft wird und die gleichzeitig eine über Monate gehende Dauerkrise in der Beziehung zum Kind institutionalisiert, ganz zu schweigen von dem permanenten Streß der Mutter, den sie bedingt. Im Grunde zwingt sie die Schwangere zu einer Botschaft an das Ungeborene, die in etwa so lautet: »Du kannst dich nicht auf mich verlassen. Du wirst so lange zur Disposition gestellt, bis das Labor deine Qualität nachgewiesen hat.« Eine Botschaft, die nicht ohne Auswirkungen auf das potentielle Kind bleiben kann. Möglicherweise initiiert dieser Streß sogar andere körperliche und seelische Folgeschäden, die dann wieder eines neuen medizinischen Managements bedürfen und vielleicht wiederum zu anderen vorgeburtlichen oder auch nachgeburtlichen Selektionsverfahren führen.

Die Chorionbiopsie – kein Ausweg

Der Ausweg aus diesem Dilema einer um Monate aufgeschobenen Schwangerschaft wird in der Entwicklung neuer vorgeburtlicher Diagnosetechniken gesucht. Vor allem die Chorionbiopsie, die inzwischen auch bei uns zunehmend Anwendung findet, wird von ihren Protagonisten als Methode der Zukunft »verkauft«, die viele Probleme der Fruchtwasseruntersuchung löst.

Ich habe bereits an anderen Stellen die Problematik der Chorionbiopsie skizziert, von den relativ häufig auftretenden Komplikationen wie Blutungen und Wehentätigkeit berichtet und über die häufig als entwürdigend erlebte Form des Eingriffs geschrieben. Von mehreren Frauen weiß ich, daß sie die Methode der transvaginalen Zottenentnahme an einen zurückliegenden Schwangerschaftsabbruch erinnert hat. Eine Schwangere erzählte mir, daß sie auf dem gynäkologischen Stuhl von der Assoziation überrollt wurde, nicht fötale Zellen würden abgesaugt werden, sondern der ganze Fötus. Eine andere Schwangere: »Das Schlimmste ist, daß ich seit dem Eingriff keine Beziehung und kein Gefühl mehr zu meiner Schwangerschaft habe. Alles ist psychisch und körperlich gestört.«[45]

Trotzdem wird vielfach die Chorionbiopsie als Alternative zur späten Fruchtwasseruntersuchung von Schwangeren dankbar angenommen. Vielfach wissen allerdings die Schwangeren nur sehr bruchstückhaft über die Problematik dieser Methode Bescheid. Sie hoffen, einfach nur zu einem gesunden »Produkt« zu kommen, ohne soviel »Kosten« dafür bezahlen zu müssen. Ein durchaus verständlicher Wunsch. Immerhin haben sich inzwischen die psychischen Strapazen einer durch die Fruchtwasseruntersuchung um Monate verspätet erlebten Schwangerschaft herumgesprochen. Und die Vorstellung eines möglichen Schwangerschaftsabbruches im 5. Monat erscheint jeder als Horrorvision. Also warum nicht in der 11. oder 12. Schwangerschaftswoche bereits über die Qualität des Fötus Bescheid wissen und dann wirklich schwanger sein dürfen? Über die nach dem Eingriff auftretenden Komplikationen wie Bauchziehen, Blutungen und Infektionen sind die Schwangeren kaum aufgeklärt; das erhöhte Fehlgeburtsrisiko schreckt nicht ab angesichts der erhofften Vorteile. Eine Fehlgeburt würde, wie es einmal eine Schwangere formulierte, sie doch nur um vier Monate in ihrer Planung zurückwerfen.

So verwundert es nicht, daß im Moment Adressen von Ärzten, die die Chorionbiopsie auch ohne starre Altersindikation durchführen, als heißer Tip unter Schwangeren gelten. In unserer Stadt ist das beispielsweise eine Privatpraxis in einer nahe gelegenen Großstadt, die sich auf kleine gynäkologische Eingriffe spezialisiert hat. »Gut machen die das«, sagte mir eine Schwangere, die Anfang 30 ist. »Es ist kaum schlimmer als eine Vaginaluntersuchung.« Und das Fehlgeburtsrisiko? frage ich sie. »Auch sehr gering, verglichen mit anderen Stellen, die die Chorionbiopsie durchführen.« Wie hoch denn? »Ich glaube bei 2–3 %«, antwortet sie mir. Ich bin im ersten Moment schockiert, wie sich die Wahrnehmung von Risiken in den letzten Jahren zunehmend verschoben hat. 2–3 % Fehlgeburtsrisiko werden heute als gering eingeschätzt, weil sie verglichen werden mit den sonstigen Risikoziffern, die die Chorionbiopsie landläufig produziert: Gegenüber 3–5 % Fehlgeburtsrisiko sind natürlich 2–3 %, vorausgesetzt es sind richtige Daten, niedriger. Aber trotzdem ist das Risiko um ein Mehrfaches höher als bei der Amniocentese und übersteigt um ein Vielfaches das Risiko, das eine 33jährige für eine Chromosomenanomalie hat.

Trotz der forschen Art meiner Gesprächspartnerin zeigen Untersuchungen, daß Schwangere bei der Chorionbiopsie von ähnlichen Entscheidungskonflikten wie bei der späteren Fruchtwasseruntersuchung gebeutelt werden, mit einem Unterschied. Vielfach hat die Botschaft ihrer Schwangerschaft die Frau noch gar nicht richtig erreicht, dann muß sie bereits die Entscheidung für die Chorionbiopsie treffen. Nicht selten fallen sogar die ärztliche Bestätigung der Schwangerschaft und die Terminabsprache für die Chorionzottenbiopsie zeitlich zusammen. Für die Ambivalenzen gegenüber der Schwangerschaft bleibt kein Raum, nicht mal für das Überdenken, ob diese Schwangerschaft der Frau generell als tragbar und möglich erscheint. Mitunter drücken Entscheidungen für die risikoreichere Chorionbiopsie auch prinzipielle widersprüchliche Gefühle gegenüber der Schwangerschaft aus. Diese Frauen können sich nicht zu einem Schwangerschaftsabbruch durchringen. Sie delegieren lieber die Entscheidung sozusagen an eine »höhere Stelle«, in dem Fall an die Chorionbiopsie, die schon entscheiden wird, ob dieses Kind auf die Welt kommen soll oder nicht.[46] Auch bei erwünschter Schwangerschaft tritt die Auseinandersetzung mit dem Für oder Wider dieser Methode an die Stelle der in dieser frühen Schwangerschaftsphase sonst üblichen Konfrontation mit der sich durch ein Kind verändernden Lebensperspektive und Familiendynamik.

Iris, 35, selbst Ärztin, entschloß sich beim 3. Kind zu einer Chorionbiopsie. Sie war zu diesem Zeitpunkt in der 6. Woche schwanger. Sie wählte die Chorionbiopsie, weil sie sich vor der langen Wartezeit der Fruchtwasseruntersuchung scheute. Sie wußte um das

Fehlgeburtsrisiko und suchte sich deshalb einen der führenden deutschen Spezialisten in Sachen Chorionbiopsie aus. In der dortigen Universitätsklinik bekam sie ohne weitere Probleme einen Termin für den Eingriff in der 10. Schwangerschaftswoche. In diesen Wochen des Harrens auf die Biopsie überwältigte sie immer wieder die Angst vor einer von der Chorionbiopsie provozierten Fehlgeburt. Am Morgen des Eingriffs fing sie unvermittelt an zu bluten. Sie hatte eine Fehlgeburt. Der Fötus war seit 4 Wochen nicht mehr gewachsen, faktisch mit der Anmeldung zum Termin. Als sie mir von dieser Begebenheit erzählte, war sie gerade wieder in der 10. Woche schwanger. Sie und ihren Mann hatte diese Fehlgeburt zum Nachdenken gebracht. Diesmal ließ Iris keine genetische Diagnostik in der Schwangerschaft durchführen. Seit sie diese Entscheidung gemeinsam getroffen haben, erlebte sie die Schwangerschaft freudig und zu ihrem eigenen Erstaunen angstfreier und gelassener. Ihr Blick ist nicht mehr durch die vielen möglichen Eventualitäten, Risiken und Krankheiten geprägt.

Es entzieht sich meiner Beurteilung, inwieweit der Fötus, überspitzt ausgedrückt, die Lust am Leben verloren hat, weil die werdende Mutter ihn vor dem Akzeptieren durchchecken lassen wollte. Wichtig finde ich vielmehr, daß Iris und ihr Mann diesen Interpretationszusammenhang hergestellt haben, der für die nächste Schwangerschaft handlungsweisend wurde. Im übrigen habe ich im Zusammenhang mit Fehl- oder Totgeburten auffallend oft solche irrational erscheinenden, auch mystifizierenden Erklärungen gehört. Mein Eindruck ist, daß gerade in dieser Krisensituation Kindheitsmuster wieder belebt werden. Vielfach spielen Schuld und die Idee der Strafe, auch des Bestraftwerdens für etwas, das Frau zwar gemacht hat, aber trotzdem ethisch nicht vertreten kann, eine wichtige Rolle. So auch bei Iris, wenn sie sagt, sie sei sehr froh, daß diese Fehlgeburt nicht nach der Chorionbiopsie passiert ist, weil sie sich damit noch schuldiger gefühlt hätte.

Fehlgeburten können zu jedem Zeitpunkt belasten, also auch dann, wenn noch keine Kindsbewegungen gespürt worden sind. Immerhin handelte es sich um ein erwünschtes Kind. Iris berichtete von den sich anschließenden Monaten des Niedergedrücktseins: Auch Margret hatte noch keine Kindsbewegungen gespürt und fühlte sich trotzdem von der Fehlgeburt in der 16. Woche existentiell berührt. Zudem läßt das frühe Bangen um das »intrauterine Kind« die Frucht frühzeitiger als sonst persönliche Gestalt annehmen. Das Mysterium der Schwangerschaft, die langsame Differenzierung zwischen dem Ich der Schwangeren und dem Du in ihr, geschieht bereits zu einem Zeitpunkt, an dem die Schwangere innerlich möglicherweise noch gar nicht dazu bereit ist. Die bildgebenden Verfahren wie der Ultraschall, der essentiell zur Chorionbiopsie gehört, fördern die Wahrnehmung des Fötus als »Kind«. Dies kann zu Beziehungsstörungen zwischen werdender Mutter und werdendem Kind führen, macht es aber andererseits auch schwieriger, einen Verlust durch Fehlgeburt oder Schwangerschaftsabbruch zu verarbeiten. Da Fehlgeburten und Schwangerschaftsabbrüche nach einer Chorionbiopsie zahlreicher vorkommen, sind auch mehr Frauen mit dem Drama eines solchen Verlustes konfrontiert. Im übrigen bedeutet es nicht, daß der frühere Zeitpunkt des Eingriffes auch die Fehlgeburten vorverlagert. Auch noch viele Wochen nach der Chorionbiopsie kann der Fötus als Spätfolge der Untersuchung abgehen.

Es kommt relativ häufig vor, daß die Befunde nach einer Chorionbiopsie nicht eindeutig sind und Frauen auf die Fruchtwasseruntersuchung – sprich auf zwei Monate später – vertröstet werden. In der Göttinger Untersuchung war das immerhin bei 9% der Frauen der Fall.[47] Von der Mehrzahl dieser Frauen wird berichtet, daß sie enttäuscht waren und sich Vorwürfe machten, »umsonst« das Risiko der Chorionbiopsie eingegangen zu sein. Ein Teil dieser Schwangeren reagierte mit großen Ängsten bis hin zu manifesten körperlichen Symptomen, die ihrerseits wieder die Schwangerschaft gefährdeten. Auch wenn das Ergebnis der Chorionbiopsie in Ordnung ist, so werden die Schwangeren doch noch weiter in Anspannung gehalten, da diese Methode Neuralrohrdefekte nicht erfassen kann. Dazu ist ein zusätzlicher Test in der 16. Woche notwendig, der im mütterlichen Blut den AFP-Wert bestimmt. Wie bereits oben beschrieben, ist die Aussagekraft dieses Tests nur beschränkt, so daß Frauen zur Verifizierung eines verdächtigen Befundes doch noch eine Fruchtwasseruntersuchung durchführen lassen müssen. Das bedeutet, die Risiken und Komplikationen von Amniocentese und Chorionbiopsie addieren sich, die Chorionbiopsie kann oft einen Rattenschwanz anderer Untersuchungen nach sich ziehen, die die schwangere Frau auch die Hälfte der Schwangerschaft in Anspannung und Sorge halten.

Ein weiteres Problem früher Diagnostik sind die häufiger diagnostizierten pathologischen Befunde. Zahlreiche Föten mit schwerwiegenden Chromosomenanomalien können zum Zeitpunkt der Zottenentnahme noch leben. Für das Down-Syndrom ist z. B. mit einer Verdoppelung der Befunde im Vergleich zur Amniocentese zu rechnen.[48] Dies ist damit zu erklären, daß schwergeschädigte Föten in der Regel bis zur 16. Schwangerschaftswoche spontan abgehen. D. h., daß nun die schwangeren Frauen »leisten« müssen, was die Natur bislang mit Hilfe von Spontanaborten selbst regelte. Abgesehen von dem Schock einer solchen Diagnose, von dem möglichen Für und Wider eines Abbruchs, ist auch ein solcher Schwangerschaftsabbruch anders als eine Absaugung in der Frühschwangerschaft. Ein solcher Abbruch ist meist mit einem mehrtägigen Krankenhausaufenthalt verbunden, vielfach wird auch hier bereits mit Prostaglandingaben der Muttermund erweicht, um dann mit einer Ausschabung den Fötus zu beseitigen. Zudem ist der Hintergrund einer solchen Entscheidung ein völlig anderer. Geht es bei der »sozialen Indikation« um den Abbruch einer unerwünschten Schwangerschaft, um das Gefühl, mit der Mutterrolle überfordert zu sein, bedeutet die »eugenische Indikation« die Ablehnung dieses speziellen Fötus, der einmal ein erwünschtes »Kind« war. Als solcher hat er bereits Raum in Leib, Seele und Partnerschaft eingenommen. Dieser Unterschied spielt in der anschließenden Verarbeitung des Verlustes eine große Rolle.

Der eingeleitete Tod: Trauma und Tabu

Vorgeburtliche Diagnostik verhilft nicht zu gesunden Kindern. Sie macht keine kranken Föten heil und richtet keinen genetischen Defekt. Vorgeburtliche Diagnostik filtert normabweichende Föten heraus, um anschließend der werdenden Mutter freizustellen, wie sie sich mit diesem Wissen um ihr Ungeborenes verhalten will. Hofften Frauen durch die Pränataldiagnostik dem »Schicksal«, Mutter eines behinderten Kindes zu sein, zu entgehen, dann sehen sie sich durch einen pathologischen Befund plötzlich einem anderen »Schicksal« ausgeliefert. Sie erfahren hautnah, daß es die vielfach propagierte einfache Lösung nicht geben wird. In der Regel sind die Frauen zu diesem

Zeitpunkt Anfang des 5. Monats schwanger. Sie haben bereits Kindsbewegungen gespürt, und ihr dicker werdender Bauch läßt sich immer schwerer verstecken. Fast alle Schwangeren entscheiden sich nach einem solchen Befund gegen das Austragen dieses Kindes, unabhängig vom prognostizierten Krankheitswert der festgestellten genetischen »Regelwidrigkeit«.

Der eugenisch motivierte Abbruch einer möglicherweise lange ersehnten Schwangerschaft ist die dunkle Seite vorgeburtlicher Diagnostik. In der Gesellschaft ist er tabuisiert, von der Öffentlichkeit in seiner Tragik nicht wahrgenommen, und von den Nutzerinnen der Pränataldiagnostik wird er, so gut es geht, verdrängt: Nur ein kleiner Teil der Schwangeren hält es überhaupt für nötig, den Schwangerschaftsabbruch zum Thema der Beratung vor der Fruchtwasseruntersuchung oder Chorionbiopsie zu machen. Nach dem Inhalt des Beratungsgesprächs gefragt, hatten sich in einer Studie nur 25% der Schwangeren daran erinnert, daß das Thema Schwangerschaftsabbruch bei diagnostizierter Mißbildung von den genetischen Beratern angesprochen wurde.[49] Wenn dann die genetische Beraterin oder auch der Gynäkologe mit der Bemerkung anruft: »Wir haben da etwas bei Ihrem Kind gefunden«, und sie zu einem persönlichen Gespräch auffordert, dann bricht eine Welt zusammen. In welche Maschinerie sie hineingeraten sind, begreifen Frauen mitunter erst, wenn sie unter Wehen ihr fehlgebildetes oder genetisch auffälliges »Kind« gebären müssen und hinterher eine große Leere in sich spüren.

Noch unvorbereiteter als nach einer Fruchtwasseruntersuchung oder Chorionbiopsie treffen Schwangere Fehlbildungsdiagnosen, die durch den Ultraschall festgestellt worden sind. Häufig werden solche Fehlbildungen erst nach der 24. Schwangerschaftswoche entdeckt, so daß ein Abbruch aus »eugenischer Indikation« zeitlich nicht mehr möglich ist. Der Klinikgynäkologe Karl-Heinz Wehkamp erzählt das Beispiel einer Schwangeren, bei deren Ungeborenem in der 25. Schwangerschaftswoche ein Hydrozephalus (Wasserkopf) entdeckt worden ist, der so schwerwiegend war, daß dem Kind kaum eine Überlebenschance eingeräumt wurde. Der Frau wurde ein Schwangerschaftsabbruch verweigert, da sie über die 24-Wochen-Frist war. »Das ist eine ganz üble Situation, weil die Frauen fast verrückt werden, weil sie das Kind loswerden wollen, und es findet sich kein Arzt, der sagt, ich nehm das auf meine Kappe. Die Ärzte sagen: solange keine Selbstmordgefahr besteht, bleibt das Kind drin.«[50] In einer solchen Situation ist durch die Diagnose die Beziehung zum »Kind« im Bauch so tiefgehend gestört, daß die Frauen unter keinen Umständen die Schwangerschaft fortsetzen wollen. Es dreht sich nur noch alles darum, irgendwo, irgendwie, notfalls im Ausland unter schwierigen Bedingungen, noch einen Schwangerschaftsabbruch zu bekommen.[51] Es beginnt ein Wettlauf mit der Zeit. Ein Abschiednehmen vom »Wunschkind« ist in einer solchen Situation nicht mehr möglich.

Solche Fälle zeigen, wie problematisch diagnostische Verfahren sind, die Fehlbildungen erst zu einem Zeitpunkt aufdecken, an dem der Gesetzgeber den Abbruch verbietet. Wenn in der Schwangerenvorsorge medizinische Techniken angeboten oder, wie beim Ultraschall, routinemäßig eingesetzt werden, die darauf ausgerichtet sind, die Qualität des Fötus zu prüfen, dann muß die Entscheidung über das Fortbestehen der Schwangerschaft auch bei der Frau liegen. Forderungen wie »Gebärzwang für Krüppel« oder »Abschaffung der eugenischen Indikation«, wie sie in letzter Zeit wiederholt vor allem von den männlichen Mitgliedern der Behindertengruppen gestellt worden sind,[52] sind zwar verständlich, zäumen aber das Pferd beim Schwanz auf. Nicht der Schwangerschaftsabbruch ist behindertenfeindlich, sondern die Technologie und deren medizinisches Interpretationsmuster, das auswählt, bewertet und Entscheidungen über »wertes« und »unwertes« Leben nahelegt.

Die Nachricht von einer Fehlbildung oder Normabweichung des Ungeborenen greift tief in den Schwangerschaftsprozeß ein und stört das Miteinander von Schwangerer und ihrem »Kind« im Bauch. Auch Frauen wie Hannah, die selbst in der Phase des Wartens auf den Fruchtwasserbefund mit der Freude auf das Kind nicht zurückgehalten hat, fühlen mit einem solchen Befund die Beziehung zum »Kind« mit einem Schlag unterbrochen oder gar durchtrennt. Die Mitteilung eines normabweichenden Befundes ist für Schwangere ein Schock, der Angst und Hilflosigkeit auslöst, und zwar oftmals unabhängig von dem Schweregrad oder der Ausprägung der Behinderung. Unter diesem Eindruck ist es den schwangeren Frauen fast nicht mehr möglich, weitergehende Informationen zum Krankheitsbild oder zu den Entwicklungschancen ihres potentiellen Kindes aufzunehmen. Mögliche Bedenken und Gefühle gegenüber einer Abtreibung, die die schwangere Frau mit zunehmendem Leibesumfang insgeheim entwickelt hat, treffen nun auf tausend gute Gründe, kein behindertes Kind auszutragen. Ärzte, der Mann, Freund oder Freundin – alle halten es für unvernünftig, ein behindertes Kind, noch dazu in der heutigen Zeit, in die Welt zu setzen. Schließlich weiß auch die Frau, daß es »unvernünftig« ist, den scheinbar mühevolleren Weg zu wählen. Trotzdem ist *nur* sie es, die das Wesen in sich spürt: Nur sie weiß, wie sie sich kürzlich über den Schluckauf des »Kindes« amüsiert hat, nur sie hat die Zwiesprache in stillen Stunden erfahren, die angstvollen und freudigen Phantasien, die sie damit verband, nur sie erinnert sich an die zögernde Liebkosung ihres Bauches, die ihrem »Kind« galt, aber sie gleichsam berührte. Alle diese Wünsche und zarten Kontakte sind ausgelöscht durch einen Befund, der nach nüchternem Abzählen ein Chromosom mehr oder weniger beim Fötus festgestellt hat.

Eine Schwangere, bereits Mutter von zwei kleinen Kindern, bei deren Ungeborenem eine Geschlechtschromosomenabweichung (Trisomie X) gefunden wurde, die nachgewiesenermaßen keinen Krankheitswert hat, fand unter Tränen, daß es kaum möglich sei, eine Entscheidung für einen Abbruch zu treffen, wo die Schädigung noch nicht einmal erwiesen sei. Sie sprach von der schwersten Woche ihres Lebens und schämte sich, daß sie so »feige ist und sich nicht mutiger entscheiden konnte«[53]. Hannah beschreibt, wie sie der Kampf zwischen Kopf und Bauch, zwischen »mütterlich-schützend« und »aggressiv-tötend« fast bis zum Wahnsinn getrieben hat. Dieser Zerrissenheit stellen sich die wenigsten Frauen. Die Entscheidung zum Abbruch fällt meist bereits mit der Mitteilung einer Abweichung. Das Gespräch bei der genetischen Beratungsstelle, das eigentlich der Entscheidungsfindung dienen soll, wird in den meisten Fällen für unnötig und verzögernd gehalten.[54] Schwangere hoffen, sich aus der Situation zu retten, indem sie alle Hebel in Bewegung setzen, ganz schnell diesen »Alptraum« loszuwerden. Dies entspricht auch der Tendenz des medizinischen Apparates, den »Störfall« möglichst »rasch« zu beseitigen.[55] Allerdings schreibt der § 218 die Einhaltung einer dreitägigen Frist zwischen Indikationsstellung und Abbruch vor.

Wenn der Impuls der Schwangeren, diesen Fötus schnell und schmerzlos loszuwerden, auch nachvollziehbar ist, zeigen alle Erfahrungen, daß ein überstürztes »Weg damit« die anschließende Bewältigung des Kindsverlustes erschweren kann. Denn kein noch so rasch vollzogener Abbruch kann die Schwangerschaft ungeschehen machen. Die Abtreibung eines erwünschten Kindes aufgrund kindlicher »Mängel« hinterläßt Spuren, die sich tief in die Biographie der Schwangeren, ihres Partners und möglicherweise auch in die bereits vorhandener oder zukünftiger Kinder einprägen. Verglichen wird die Erfahrung vielfach mit dem Trauma einer Totgeburt oder eines perinatalen Kindsverlustes. Auch die Gespräche mit Margret und Hannah zeigen, daß sowohl bei der Fehlgeburt, die durch eine Fruchtwasseruntersuchung ausgelöst worden ist, als auch bei einem Schwangerschaftsabbruch Schmerz, Trauer und Schuld die Zeit danach bestimmen.

Der Tod des Fötus ist bei der Amniocentese und noch mehr bei der Chorionbiopsie miteinkalkuliert. Es ist die Opfergabe an die Methode, die die Frau bereit sein muß zu leisten, wenn sie sich auf diese Techniken einläßt, und an die sich schwangere Frauen anscheinend zunehmend gewöhnen. Sie registrieren dieses Risiko kaum, selbst dann nicht, wenn es statistisch höher ist als das Risiko für eine chromosomale Abweichung. Vermutlich werden die Einbußen, die die Frau durch ein irgendwie krankes Kind befürchtet, so hoch eingeschätzt, daß eine Fehlgeburt billigend in Kauf genommen wird. Ganz besonders ist mir das in Gesprächen mit Frauen, die eine Chorionbiopsie durchführen ließen, aufgefallen.

Margret, die »ihr Kind« in der 17. Schwangerschaftswoche verlor, ahnte vorher nicht, wie sie ein solches Erlebnis erschüttern würde. Mit Schaudern erlebte sie ihre als lebenspendend phantasierte Gebärmutter als todbringend. Das war zu einem Zeitpunkt, an dem sie noch keine Kindsbewegungen gespürt hat. Üblicherweise müssen auch Föten, die intrauterin abgestorben sind, geboren werden. Ähnlich wie beim Schwangerschaftsabbruch im zweiten Drittel der Schwangerschaft wird medikamentös eine Geburt eingeleitet.

»Das Ganze wurde dargestellt wie eine Blinddarmoperation... wie so eine Abtreibung vor sich geht, darüber wurde kein Wort verloren, obwohl sich das, was da mit einem passiert, mit der Assoziation, die man von einer Abtreibung hat, überhaupt nicht in Einklang bringen läßt«, so eine Ratsuchende über ihre »Aufklärung« bei einer genetischen Beratungsstelle.[56]

Auch meine Recherchen bestätigen dieses Informationsdefizit. Weder wurden die Schwangeren vor der Fruchtwasseruntersuchung über den Ablauf eines Abbruches, noch über seine medizinischen und seelischen Risiken unterrichtet.

Ein Schwangerschaftsabbruch nach einer Amniocentese ist nicht vergleichbar mit einem Abbruch in der Frühschwangerschaft. Er findet meist um die 21. Schwangerschaftswoche statt, also zu einem Zeitpunkt, bei dem der Leib der Frau ganz auf Schwangersein eingestellt ist. Der Fötus ist bereits weitgehend entwickelt. Er ist 20–25 cm groß und wiegt zwischen 600 und 800 g. Ein Abbruch durch Absaugen ist nicht mehr möglich. Ausschaben gilt bei dieser Größe als sehr riskant. Die gewaltsame Dehnung des Muttermundes kann zu erheblichen Verletzungen des Muttermundes oder auch der Gebärmutter führen. Schwierigkeiten bei einer möglichen nächsten Schwangerschaft sind damit schon medizinisch vorprogrammiert. In den meisten deutschen Kliniken ist man deshalb zu einer medizinisch schonenderen, doch gleichzeitig auch körperlich und psychisch schmerzhafteren Methode übergegangen. Die Frau muß »ihr Kind« zu Tode gebären. Da der schwangere Leib nicht auf Loslassen des Fötus, sondern auf Austragen eingestellt ist, muß dieser Prozeß künstlich mit der Gabe von Prostaglandinen eingeleitet werden. Prostaglandine bewirken eine Wehentätigkeit, die häufig von Nebenwirkungen wie Erbrechen, Durchfall, Atemnot und Kreislaufbeschwerden begleitet wird. Die schonendste, nebenwirkungsärmste, aber auch länger dauernde Methode ist, in Form von Prostaglandinzäpfchen den Muttermund weichzumachen und dadurch langsam zu öffnen. Verstärkt wird diese Wirkung durch einen Gummikatheter, der in die Gebärmutter geschoben wird und durch den im Abstand von 2 Stunden eine bestimmte Menge von Prostaglandinen in die Gebärmutterhöhle gespritzt wird. Bei dieser Methode dauert das Gebären zwischen 6 Stunden und 3 Tagen, durchschnittlich rechnet man mit 48 Stunden. Hat sich eine Frau einmal für die Einleitung der Geburt entschieden, gibt es kein Zurück mehr, da schon geringe Gaben des Medikamentes das Gehirn des Fötus schwer schädigen. Eine schnellere, aber auch riskantere Methode ist das intramuskuläre oder intravenöse Spritzen von Prostaglandinen. Da dies zu Schockreaktionen bei der Gebärenden führen kann, ist ein solches Vorgehen nur unter intensivmedizinischer Kontrolle ratsam. Bei beiden Verfahren wird hinterher unter Narkose eine Ausschabung gemacht. Vor allem, wenn sich die Geburt zu lange hinzieht, ist die Gebärende durch Infektionen gefährdet. In solchen Fällen wird ein sog. »kleiner Kaiserschnitt« gemacht.

Es gibt wenige Frauen, die sich öffentlich oder auch nur im Bekanntenkreis zu einem späten Schwangerschaftsabbruch bekennen. Doch alle beschrieben diese Stunden oder Tage als einen einsamen Horrortrip, sinnlos, trostlos. »Es war eine Tortur sondergleichen. Ich bin weder schmerzempfindlich noch zimperlich. Aber vielleicht schmerzt das immer so, wenn man gegen sich entscheiden muß. Es hat mir so weh getan, weil ich vom Gefühl her nicht loslassen wollte. Es war etwas, das ich eigentlich mit allen Fasern versucht hatte zu verhindern«[57], so Renate, die sich nach einem Trisomie-21-Befund, ohne viel nachzudenken, zur Abtreibung entschied. Mitunter sehen Frauen in der eben beschriebenen Geburtseinleitung nichts weiter als eine Strafaktion der Ärzteschaft, die ihnen diese Erfahrung zumutet, anstatt sie durch einen schnellen Kaiserschnitt von ihrer Last zu befreien. Doch Mediziner halten vielfach einen solchen chirurgischen Eingriff für zu riskant und der Situation nicht angepaßt: »Ein unerträglicher Zustand der Mutter ist nicht durch eine Operation zu behandeln, sondern durch Schmerzmittel, möglicherweise eine Periduralanästhesie und vor allem durch psychische Betreuung und menschliche Zuwendung.« Soweit der Gynäkologe Karl-Heinz Wehkamp, der zusammen mit einer psychosomatischen Arbeitsgruppe an einer Bremer Frauenklinik Ansätze eines anderen Umgangs mit prä- und perinatalem Kindstod entwickelt hat. Diese Erfahrungen bestimmen auch die Betreuung von Schwangeren mit späten Schwangerschaftsabbrüchen in diesem Krankenhaus.

Anders als in den meisten bundesdeutschen Kliniken, in denen diese Schwangeren im Kreißsaal, in der Abstellkammer oder in einem Mehrbettzimmer die Geburt vollziehen müssen, wird in der Bremer Klinik den Frauen möglichst ein eigenes Zimmer zur Verfügung gestellt. ÄrztInnen legen viel Wert darauf, daß der Partner auch in diesen Stunden und Tagen die Frau begleitet. Auf Wunsch wird er mit aufgenommen. Allerdings, so zeigen die Erfahrungen, ist solch ein Tot-Gebären häufig das einsame Geschäft der Frauen. Die Männer drücken sich und kommen wieder, wenn alles vorbei ist. Manchmal werden sie auch von den Frauen weggeschickt. Möglicherweise erleben es die Frauen, ähnlich wie bei einem intrauterinen Fruchttod, als beschämend, nichts »Vernünftiges« zustande gebracht zu haben. Sie empfinden es als ihren Makel, den sie jetzt auf diese Weise wiedergutmachen wollen. Trotzdem ermutigt die Klinik dazu, den Partner mit einzubeziehen und auch bereits vorhandene Kinder davon zu unterrichten. Häufig, so berichtet das Klinikpersonal, erscheinen die Frauen freundlich und anspruchslos, ein eingeübtes Verhalten gegenüber der Institution Krankenhaus, das Frauen auch sonst auffallend oft an den Tag legen. Selbst in dieser schwierigen Lebenssituation entschuldigen sie sich für ihre Tränen, ihr Stöhnen und Schreien. Manche lehnen mit verbissenem Lächeln jede Unterstützung oder Tröstung ab. Die Psychologin Gerda Mehl beschreibt die schwangeren Frauen »oft starr in Erwartung des Entsetzlichen, was da auf sie zukommen, bzw. aus ihnen herauskommen wird. Sie ringen darum, die Fassung zu behalten, nicht abzudrehen, nicht schreiend über die Flure zu rennen, nicht aus dem Fenster zu stürzen, nur durchzuhalten.«[58] Bei einem späten Schwangerschaftsabbruch muß eine Geburt geleistet werden, die Geburt eines Wunschkindes, das mit genetischem Befund plötzlich zur Belastung wurde und dessen Tod die Mutter mit ihrem Leib mitzuvollstrecken hat. Die Aachener Hebamme Monika Selow: »Es gibt kaum eine Frau, die nicht noch während der Entbindung dauernd nach der Bestätigung ihres Handelns sucht.« Auch erhoffen die so plötzlich verwaisten Mütter oder Väter immer wieder, daß die Ärzte und Schwestern sie von ihrer empfundenen Schuld freisprechen.

»Im Schonraum des Krankenhauses ist die psychische Genesung von der traumatischen Krise anzubahnen, einzuleiten, zu begleiten«[59], fordert die Psychologin Gerda Mehl für die Betreuung von Frauen nach einer Totgeburt. Sie hat schon eine ganze Reihe von Frauen nach Totgeburten psychotherapeutisch betreut und weiß, wie wichtig bereits in diesem Stadium Gespräche, der Austausch über Gefühle und die schrittweise Begleitung sind. In der Bremer Klinik versuchen einige Ärzte und Krankenschwestern – so gut das im Klinikalltag möglich ist –, die Frauen auch seelisch während ihres Krankenhausaufenthaltes zu begleiten: Sie erklären bereits vor der Einleitung der Geburt den medizinischen Ablauf, sprechen über seelische Probleme, über die Leere, den Wirrwarr der Gefühle, der hinterher auftreten kann, und mögliche Verarbeitungsformen. In vielen Kliniken werden die Tränen der so Gebärenden mit Beruhigungsspritzen getrocknet und die Schreie mit Psychopharmaka oder starken Schmerzmitteln zum Verstummen gebracht. Hinterher fehlt dann den Frauen in der Regel ein »Stück Zeit«, meistens um die Geburt ihres Kindes herum. Eine solche Vorgehensweise erweist sich allerdings bei der Verarbeitung des Abbruchs geradezu als kontraproduktiv. Deshalb versucht man in Bremen durch Gespräche und gezielte Dosen von Schmerzmitteln bis hin zur Rückenmarksanästhesie den Frauen eine bewußte Loslösung zu ermöglichen. Der Gynäkologe Karl-Heinz Wehkamp weiß aus Erfahrung, daß es keinen Sinn hat, die Schwangerschaft und Geburt hinterher vor sich selbst zu verleugnen oder für nicht existent zu erklären. Dies blockiert nur den Weg zur Genesung.

Nach der Geburt bietet das Krankenhaus den »verwaisten« Eltern an, gemeinsam das tote Kind anzuschauen, eine Praxis, die sich bei der Verarbeitung des Kindstodes als sinnvoll erwiesen hat. Es werden Fotos gemacht, und der kleine Leichnam wird noch einen Tag aufbewahrt, um auch noch einige Stunden später einen Abschied zu ermöglichen. Während inzwischen fast alle Mütter oder Väter eines totgeborenen oder unter der Geburt gestorbenen Kindes das Angebot annehmen, ist dies bei späten Schwangerschaftsabbrüchen eher die Ausnahme. Karl-Heinz Wehkamp: »Die Frauen und Männer haben sehr viele Schuldgefühle – häufig auf so eine Weise, daß sie dem Kind, wenn es geboren ist, nicht mehr ins Gesicht gucken wollen.« Die Ärzte versuchen, den Frauen zumindest zu erzählen, wie ihr Kind ausgesehen hat, da sie aus der Erfahrung der Verarbeitung von Totgeburten wissen, daß es sehr schwer fällt, von einem »Phantom« Abschied zu nehmen. Oft fühlen sich Frauen, die ihr »totes Kind« nicht gesehen haben, von Monsterphantasien geradezu verfolgt. Der Anblick ihres realen toten »Kindes« gibt den verwaisten Müttern und Vätern den Bezug zu dem realen Wesen, daß da gestorben ist. Ist denn diese Konfrontation mit dem toten Frühgeborenen nicht grausam und erschreckend? frage ich den Gynäkologen Wehkamp. »Die Phantasien um das tote Kind sind meist schlimmer als die Realität«, sagt er und berichtet, daß bei den am häufigsten auftretenden Chromosomenanomalien, wie Trisomie und Geschlechtschromosomenabweichungen, dem Fötus ohnehin meist keine Behinderung anzusehen ist: »Es sind schöne Kinder«, sagt er, der schon viele davon gesehen und in Händen gehalten hat. Zudem sehen die Eltern sowieso nur das, was gelungen ist an dem Kind, die kleinen Finger und Zehen, das Kinn, das vom Vater ist, die Ohren, die vielleicht denen des Geschwisterchens ähneln. »Es sind Momente der Stille und der Ergriffenheit. Manchmal nehmen sie das tote Kind auf den Arm. Oftmals tut es ihnen sehr leid, und sie bereuen in diesen Momenten den Schritt des Abbruchs.«

Das, was die Bremer versuchen, ist eher die Ausnahme in deutschen Krankenhäusern. »In der vorherrschenden Praxis wird das verstorbene Kind vor der Mutter verborgen, sein Tod mit Schweigen umhüllt, die Trauer unterdrückt und versteckt, häufig erhalten die Kinder weder einen Namen noch ein Grab«[60], so der übliche Umgang mit Totgeburten. Werden natürliche Totgeburten schon als ein Tabu behandelt, so späte Schwangerschaftsabbrüche erst recht. Die »Sache« wird medizinisch durchgezogen. Menschliche Zuwendung und seelische Begleitung fehlen vielerorts. Die Frauen werden mit ihren Versagensängsten, Schuldgefühlen und Schockreaktionen allein gelassen, ihre Wahrnehmung mit Psychopharmaka getrübt. Die Frauen klagen über Einsamkeit und Anonymität im Apparat eines Krankenhauses. Vor allem die Situation im Kreißsaal, wo wohl meistens der Abbruch durchgeführt wird, wird als unerträglich empfunden.[61] Krankenschwestern, Hebammen und Ärzte wissen oftmals nicht mit so einer Situation umzugehen. Sie sprechen von eigenen ethischen Bedenken oder auch von Gefühlen der Trauer und Schuld, die sie mitunter überwältigen und vor denen sie sich selbst schützen müssen. »Das Schlimmste ist, wenn der geborene Fötus noch atmet«, sagte mir eine Hebamme aus einem norddeutschen Krankenhaus. Und eine Kollegin, die in einer großen Universitätsklinik in Südwestdeutschland arbeitet: »Nicht wenige Kinder kommen noch lebend zur Welt, werden dann schnell den Augen der Mutter entzogen, und es bleibt Sache der Hebamme, mit diesem Problem, neben der Arbeit mit normalen Entbindungen, die sie oft parallel im Nebenraum hat, fertig zu werden. Das Kind wird in einer Ecke seinem mehr oder weniger langen Todeskampf überlassen. Es gibt inzwischen nicht wenige Hebammen, die sich weigern, dabei mitzuspielen.«[62]

Für den Gynäkologen ist mit der »Entbindung«, die medizinisch einwandfrei gelaufen ist, der Fall abgeschlossen, für die

Humangenetiker ist er mit der Obduktion des Leichnams und der Überprüfung des genetischen Befundes erledigt. Die psychischen Folgen dürfen die Frauen, ihre Partner und möglicherweise Geschwisterkinder alleine tragen. Mit der Entlassung verliert sich der Kontakt zur Klinik. Auch der Gynäkologe Wehkamp fragt sich, wo die Frauen »danach« bleiben, wie sie mit dem Abbruch fertig werden und ob sich ihr Leben dadurch verändert hat. Nur sporadisch hatte er noch mal Kontakt mit Frauen, dann, wenn sie nach dem Abbruch nicht mehr schwanger werden konnten und sich deshalb einer Sterilitätsbehandlung unterzogen oder wenn sie in der nächsten Schwangerschaft als Risikoschwangere eingeliefert wurden. Er erzählt von Zombieträumen und verhaltensgestörten Geschwisterkindern.

Frauen und Männer, die hofften, mit einem raschen Schwangerschaftsabbruch schnell die Geschichte hinter sich zu bringen, um dann ein neues, »besseres« Kind zu zeugen, fühlen in sich eine Erschütterung, die dieses »try and error-Verfahren« gründlich in Frage stellt. Frauen haben hinterher große Angst, wieder schwanger zu werden und nochmals die gleiche Tortur durchstehen zu müssen. Viele reagieren auch mit Unfruchtbarkeit oder mit Komplikationen in der nachfolgenden Schwangerschaft. Spätestens dann wird klar, daß unser Leib eben nicht wie eine Maschine mit Knopfdruck zu bedienen ist, schon gar nicht, wenn es um Sexualität und Fortpflanzung geht, die vielfältig verwoben sind mit biographischen und kulturellen Erfahrungen. Gerade in der Verarbeitung eines solchen Schwangerschaftsabbruches kommen das eigene Lebensmuster, der Umgang mit Gefühlen und die Erfahrungen mit der eigenen Geschlechtlichkeit zum Tragen.

Wenig ist über die Bewältigung solcher Schwangerschaftsabbrüche bisher an die Öffentlichkeit gedrungen. Bei meinen Recherchen haben Mauern von Scham und Schuld mir vielfach den genauen Blick dahinter verwehrt. Auch die Forschungen darüber sind bislang sehr spärlich. Dabei waren es eigenen Schätzungen zufolge in den letzten zehn Jahren mindestens 20000 Frauen, die allein in der BRD nach einer auffälligen genetischen oder Ultraschalldiagnose einen Abbruch machen ließen. Um so erstaunlicher ist es, daß sich für dieses »Schicksal« nur so wenige interessieren, während über psychische Krisen nach einem Abbruch aus sozialer Indikation in den Medien oft und ausführlich berichtet wird.

»Vor einem Jahr hat meine Frau einen Schwangerschaftsabbruch durchführen lassen, und jetzt heult sie immer noch«, sagte mir ein betroffener Partner, der zunehmend weniger Verständnis für den Schmerz seiner Frau aufbringen konnte. Auch die wenigen Frauen, mit denen ich Kontakt hatte, glaubten zunächst, schneller wieder zur Tagesordnung übergehen zu können. »Fünf Jahre ist es nun her, und alle meinen, jetzt müßte ich damit eigentlich durch sein«, sagte mir eine andere Frau, die als 37jährige ihr »Wunschkind, bei dem unglücklicherweise Trisomie 21 diagnostiziert wurde«, abtreiben ließ. Sie ist danach nicht mehr schwanger geworden, ihr Mann hat sich von ihr getrennt, da er zunehmend weniger mit ihren depressiven Zuständen umgehen konnte. Da sie auch unter körperlichen Beschwerden wie Magengeschwüren und Migräne litt, hat ihr Hausarzt sie zu einer Psychotherapeutin überwiesen. Auch in der Ehe einer anderen Frau hat der Schwangerschaftsabbruch eine tiefe Krise ausgelöst. Die Frau, bereits Mutter von zwei Kindern, hatte sich bei und nach dem Abbruch von ihrem Mann allein gelassen gefühlt, während er sich von ihr zunehmend unverstanden und abgelehnt fühlte. Die wenigen Untersuchungen, die es gibt, fanden nach dem »Ereignis« eine Sprachlosigkeit zwischen den Partnern und gegenseitiges Mißverstehen, das auch möglicherweise durch unterschiedliche Verarbeitungsmuster erzeugt wird. Fast immer waren schwerwiegende Konflikte in der Partnerschaft die Folge, die von manchen als Stärkung der Beziehung erlebt wurden, bei anderen zur Trennung führten.

Die meisten Frauen und Männer reagieren auf einen späten Schwangerschaftsabbruch ähnlich wie auf einen frühen Kindsverlust oder eine Totgeburt, nur daß die depressiven Verstimmungen länger und intensiver andauern.[63] Sie erleben Schuld- und Versagensängste. Sie haben das Gefühl, nicht imstande zu sein, einem »normalen« Kind das Leben zu schenken. Manche sprechen von Verlorenheitsgefühlen, Enttäuschung und Bedrohung des Selbstwertgefühls, andere empfinden Bitterkeit, daß ausgerechnet ihnen so etwas passieren muß. Von Selbstvorwürfen bis hin zu Selbstmordgedanken wird berichtet. Margret wollte nach der Fehlgeburt, in der ersten Phase der Verzweiflung, ihrem »Kind« hinterhersterben und sprach von Tendenzen der Selbstzerfleischung. Eine Frau berichtete von sich, sie fühle sich »dumpf und leer«, eine andere redet von Schuldgefühlen, weil möglicherweise die zehn Zigaretten das Kind so schwer geschädigt haben könnten, eine dritte beschuldigt sich, ihre Berufstätigkeit nicht rechtzeitig aufgegeben und damit das Leben ihres »Kindes« aufs Spiel gesetzt zu haben. Eine andere Frau spricht von einer »Wunde, die anfängt sich zu verschließen, wenn noch Eiter darin sitzt«. Gerade von dieser Frau wird berichtet, daß sie scheinbar locker die Entscheidung zum Abbruch traf (die Diagnose war eine Geschlechtschromosomenabweichung, Trisomie X). Hinterher tröstete sie sich mit einem »es mußte ja sein« und kämpfte gleichzeitig mit einer Leberschwellung, Lungenstauung, Atemnot und »Magenkoliken, die sich anfühlten wie der Kopf eines Kindes im Bauch«.[64]

Noch Jahre später hat eine ganze Reihe von Frauen (und Männern) nicht den Frieden mit ihrer Entscheidung zum Abbruch schließen können. Die Schweizer Psychotherapeutin Verena Kast spricht in solchen Fällen von einer »pathologischen Trauer«, bei der über eine längere Zeit nicht mehr die Hoffnung im Leben gefunden werden kann. Sie spricht von fehlender Lebensenergie, von Phantasien, die immer wieder um den Verlust und die Warum-Frage kreisen, von Vorwürfen, die die eigene Schuld nicht akzeptieren können. Nicht Schmerz und Trauer überwiegen bei solchen »verwaisten Eltern«, sondern Leere und Depression.[65] Immerhin zeigt eine deutsche Untersuchung, wie belastend die Situation nach einem solchen Schwangerschaftsabbruch sein muß. Von den 41 befragten Frauen hatten immerhin sechs ihren Schritt zum Abbruch bereut, weil sie der Verlust des Kindes bzw. die damit verbundenen Schuldgefühle zu sehr belasteten.[66]

Die psychische Bewältigung eines Schwangerschaftsabbruches oder einer Fehlgeburt kann nur über die Trauer führen. Verena Kast hat in ihrem Buch »Trauern« die Trauerarbeit als einen aktiven, in Phasen ablaufenden Prozeß eindrücklich charakteristiert. Sie beschreibt den Weg von der Empfindungslosigkeit und Starrheit über Wut, Angst und Schmerz bis hin zum Sich-Trennen von dem Verlust und sich anders als vorher in der Welt wiederfinden.[67] Sowohl Margret wie auch Hannah, deren Geschichten stellvertretend für die Schicksale vieler Frauen stehen, sind diesen Weg der Trauer gegangen. Sie haben inzwischen zu neuem Lebenssinn gefunden. Diese Zeit war kein Honigschlecken, und für Hannah war es schwer, mit der Verantwortung für die Entscheidung zurechtzukommen.

»Ich weinte um den Verlust des Kindes, den ich zu verantworten habe. Steht es mir da überhaupt zu zu trauern?« sagte Hannah und spricht damit eines der Kernprobleme bei der Verarbeitung von späten Schwangerschaftsabbrüchen an. Die Schuldgefühle blockieren oftmals den Trauerprozeß. Schuldgefühle gehören in gewissem Maße zu jedem Trauerprozeß, weil in Beziehungen immer etwas versäumt worden ist, das angesichts des Todes des anderen nicht mehr gutzumachen ist. Allerdings hat hier die Schuld noch eine andere Dimension: Die Frauen und Männer haben den Tod eines potentiellen Kindes zu verantworten, denn sie haben die Entscheidung dafür getroffen. Zudem mußten die Frauen ihn selbst mit ihrem Leib vollstrecken, zu einem Zeitpunkt, zu dem bereits eine gewisse Bindung zu dem »anderen Wesen« vorhanden war. Die Verantwortung für diesen Schritt und damit auch die empfundene Schuld im Handeln ist nicht wegzudiskutieren. Vermutlich hilft das Akzeptieren der Schuld eher, sie in das eigene Leben zu integrieren, als wenn sie geleugnet oder weggeschoben wird. Kein Arzt oder Humangenetiker oder sonst wer kann Frauen und ihre Partner davon befreien. Sie selbst müssen sich die Absolution erteilen, um sich öffnen zu können für den Schmerz und die Trauer über diesen Schritt.

Sicherlich spielt die Unterstützung durch Familie und Freunde eine große Rolle bei der Verarbeitung des Kindsverlustes. Allerdings ist hierzulande zwar die Pränataldiagnostik hoch angesehen, doch der Abbruch tabuisiert. Auch fürchten Paare, dieses tragische Kapitel der eigenen Biographie preiszugeben. Die Folge ist oft ein Rückzug aus sozialen Kontakten. Aber gerade in der Isolation, auch der Isolation in der Familie, gewinnt der Konflikt an Schärfe. Aus diesem Wissen heraus haben sich in Kalifornien und in Schottland Selbsthilfegruppen von ehemals betroffenen Paaren gegründet, die Frauen und Männern in einer ähnlichen Situation helfen. Sie unterstützen im Krankenhaus und begleiten aus dem Verständnis der eigenen Erfahrung die verwaisten Eltern in ihrer Trauerarbeit.[68] Jüngst bietet die schottische Selbsthilfegruppe auch Hilfestellungen an, wenn sich werdende Eltern trotz normabweichenden Befundes für das Kind entscheiden. In der Bundesrepublik ist bislang, trotz vereinzelter Bemühungen von genetischen Beratern, eine solche Selbsthilfegruppe nicht entstanden.

Rücksichtslos werden medizinische Techniken eingeführt,

ohne die Folgen mitzureflektieren. Im Falle der Pränataldiagnostik bedeutet es, daß eine Technik auf dem Markt angeboten wird, die indirekt den späten Schwangerschaftsabbruch propagiert, aber den Frauen die Hilfe verwehrt, um diesen Schritt zu verarbeiten. Bereits 1975 machte ein amerikanischer Wissenschaftler in einer Fachzeitschrift auf die extreme psychische Belastung nach einem Schwangerschaftsabbruch aus eugenischer Indikation aufmerksam. Trotzdem wurde seit dieser Zeit die Pränataldiagnostik ausgeweitet und wurden immer größere Kreise von Schwangeren miteinbezogen, ohne den Frauen und Paaren viel psychische Hilfestellungen anzubieten. Die meisten Beratungsstellen und Gynäkologen wollen »lieber die Pferde nicht schon vorher scheu machen« und sprechen, wenn überhaupt, nur am Rande den Schwangerschaftsabbruch oder eine mögliche Fehlgeburt an.

Die Antwort der Mediziner, mit den Problemen der Amniocentese und des späten Schwangerschaftsabbruchs fertig zu werden, ist, eine bessere technische Methode zu entwickeln: Sei es die Chorionbiopsie oder, der letzte Renner, ein einfacher Bluttest in der 8. Woche der Schwangerschaft. An dem Bluttest wird im übrigen in einigen Labors ehrgeizig gearbeitet. Ein solcher Test wäre vermutlich der Marktschlager, vergleichbar mit der Antibabypille. In beiden Fällen hoffen WissenschaftlerInnen die »Kosten« für genetische Schwangerschaftstests gegen Null zu senken, um damit auch die Akzeptanz zu fördern. Während das Gelingen eines solchen Bluttests noch mit vielen Fragezeichen versehen ist, bringt die Chorionbiopsie keineswegs die viel gerühmte Sorglosigkeit in die Schwangerschaft. Über die begrenzten Aussagemöglichkeiten des Tests, die Probleme in der Diagnostik und die dadurch nötige Wiederholung des Tests sowie die höhere Fehlgeburtsrate habe ich bereits weiter vorn geschrieben. All diese Probleme nehmen Schwangere in Kauf, weil sie hoffen, damit bereits früher vorbehaltlos schwanger sein zu *dürfen* als bei der Fruchtwasseruntersuchung und eine späte Abtreibung zu vermeiden. Das ist im übrigen auch die Propaganda, die sich um diese Methode rankt. Um so erstaunlicher ist es zu hören, daß Frauen, die nach der Chorionbiopsie einen Schwangerschaftsabbruch machen ließen, von ähnlichen Erfahrungen des Schmerzes, der Schuld und der Trauer berichten wie Frauen nach einem späten Schwangerschaftsabbruch.[69] Sicherlich, die Schwangere spürt noch keine

Kindsbewegungen, und ein Abbruch in der 13. Woche ist körperlich besser durchzustehen als zwei Monate später. Aber trotzdem handelt es sich auch hier um den Abbruch einer erwünschten Schwangerschaft, und vermutlich gibt es keine lineare Beziehung zwischen der Schwere dieses Verlusterlebnisses und der Dauer der Schwangerschaft. Dies zeigen auch die Antworten von verwaisten Müttern, die einen späten Schwangerschaftsabbruch durchgestanden haben. Fast die Hälfte glaubt nicht, daß ihre seelischen Probleme nach einer früherliegenden Abtreibung wesentlich geringer wären.[70] Auch der frühe Test befreit nicht von der Kränkung, die Schwangere und ihre Partner gerade durch den Pränataltest vermeiden wollen. Auch hier schnappt das »Schicksal« zu – sogar noch öfter. Ich denke dabei an die zahlreichen Schwangeren, die die Entscheidungsnot bei einem normabweichenden Befund durchstehen, obwohl sich möglicherweise die Natur selbst geholfen und das Kind ausgestoßen hätte. Oder an die relativ häufig vorkommenden Fehlgeburten normal entwickelter Föten.

Die »Kosten« für die Pränataldiagnostik sind hoch, für die eine Schwangere weniger, für die andere mehr, für manche zu hoch. Und sie befreien uns nicht von einem Schwangerschaftsprozeß, der nur zum kleinen Teil in unserer Macht steht. Zudem bedeutet, eine Schwangerschaft effektiv und produktorientiert zu gestalten, auch immer, sich selbst zu instrumentalisieren und fremder Kontrolle unterzuordnen. Nur – der (schwangere) Leib in seiner eigenen Weisheit sperrt sich gegen diese Funktionalisierung und sorgt für Widerhaken: Er verweigert nach einer Fehlgeburt oder einem Abbruch eine erneute Schwangerschaft, reagiert mit frühzeitigen Wehen oder Blutungen, die Frauen sieben Monate ans Bett fesseln, oder stößt den Fötus aus dem Leib, und niemand weiß, warum.

»Mit Erschrecken begriff ich, daß mein Kind auch eine verletzbare Stelle in meiner Existenz war wie keine andere«, so eine werdende Mutter. Jeder, der Kinder hat, weiß, wie sie die Angriffsflächen des Schicksals vergrößern. Kinder sind immer auch ein Unsicherheitsfaktor für die eigenen Vorstellungen vom Leben, denn, wie im übrigen auch andere tiefe Beziehungen, beinhalten auch sie die Möglichkeit des Verlustes oder der Enttäuschung. So gesehen, eignen sich Kinder schlecht als Selbstverwirklichungsprojekt, eine Sichtweise der Mittelschicht, die als Hauptklientel pränataler Diagnostik diese Methode maßgeblich etablieren half. Kinder sollen vielfach für die Intimität, Wärme und Lebendigkeit im Leben der Mütter und Väter sorgen, die sie sonst in einer stromlinienförmigen Leistungsgesellschaft vermissen. Sie sollen das Leben in einer Gesellschaft, die vor allem an Verwertbarkeit orientiert ist, bunter, freudiger und sinnvoller gestalten. Aber um dies alles erfüllen zu können, geraten Kinder zunehmend selbst unter dieses Kalkül der Verwertbarkeit.

Kinder können von den Eltern vielfach nur als Bereicherung wahrgenommen werden, wenn sie sich »pflegeleicht« ihrem Alltag, vor allem dem ihrer Mütter, anpassen können. Dafür steht die Pränataldiagnostik. Sie ist zum Hoffnungsträger für Frauen geworden, um beides, Kinder und Beruf, leben zu können. Die Pränataldiagnostik als Geschenk an die Emanzipation der Frau? Die Freiwilligkeit wird betont, der zunehmende gesellschaftliche Erwartungsdruck verschwiegen. Die Entscheidung ist privatisiert, und damit müssen Frauen und bedingt ihre Partner die Folgen einer solchen Entscheidung individuell tragen. Eltern, so heißt es, wollen keine behinderten Kinder. Ein frommer Wunsch. Aber daß sich dieser Wunsch nur über die selektive Abtreibung genetisch verdächtiger Föten und nur durch den Leib der Frau verwirklichen läßt, ist kein Thema. Ebensowenig wie die Einbußen, die schwangere Frauen durch die Methoden vorgeburtlicher Diagnostik erleben und auch bereit sind, in Kauf zu nehmen. Doch kein Geschenk an die Emanzipation? Frauen übertragen den selektiven Maßstab, den Kampf gegen ihre gesellschaftliche Nicht- oder Mißachtung ein Stück weit auf ihre Ungeborenen. Sie wissen, daß sie nur funktionieren können, wenn ihre Kinder funktionieren. Die Lebensbedingungen, unter denen Mütter Kinder großziehen, stehen damit nicht mehr zur Diskussion. Auch nicht die Arbeitsbedingungen, die Aufgabenverteilung zwischen Männern und Frauen, die Arbeitszeiten, die Hilfen für Eltern behinderter Kinder und die Integration Behinderter. Statt sozialer Forderungen wird nach einfachen technischen Lösungen gesucht, die den Frauen versprechen, sie endlich unabhängiger von ihrem Leib und damit auch von den Wogen des Lebens zu machen und das Kinderkriegen zu effektivieren.

Zunehmend müssen Kinder Standards erfüllen, um angenommen und geliebt zu werden. Heute müssen sie gesund sein und sich möglichst »pflegeleicht« unserer effektiven Lebensführung unterordnen. Morgen wird der Katalog der Qualitätsstandards möglicherweise um Allergieanfälligkeit, Anfälligkeit für Herz-Kreislauf-Beschwerden und um Intelligenz, oder besser gesagt, was man dafür hält, ergänzt werden. Dabei produzieren neue Standards neue Ängste, diese Standards nicht zu erfüllen. Sie bringen neue Zumutbarkeiten und Verantwortlichkeiten mit sich und üben neue Zwänge aus, selbst auf diejenigen, die die Pränataldiagnostik nicht anwenden lassen wollen. Der selektive Blick einer auf Verwertung orientierten Gesellschaft weitet sich damit bis in die Gebärmutter hinein aus. So ist die vorgeburtliche Diagnostik die Geburtshelferin des gläsernen Menschen, von dem behauptet wird, er wäre kalkulierbar von seinem Anfang bis zu seinem Ende.

Teil 5
Zur Diskussion gestellt: Kritische Ansichten und widerständige Perspektiven

Hilft die vorgeburtliche Diagnostik, unser gesellschaftliches Zusammenleben humaner zu gestalten? Eine Frage, die an jede moderne Technologie gestellt werden muß und deren Antwort über ihren Sinn oder Un-Sinn entscheidet.

Der Blick in die Gebärmutter trennt; er mißachtet Körpergrenzen und kompliziert die vielfältigen Bindungsprozesse zwischen einer Schwangeren und ihrem »Kind im Bauch«. Der genetische Blick wertet; zwischen normal und nicht normal, zwischen guten und schlechten Genen. Er fördert den inneren Zwiespalt; zerrt die Frauen in Widersprüche zwischen eigenen Sehnsüchten, gesellschaftlichen Realitäten und leiblicher Identität.

Die Wertung zwischen schlechten und guten Genen verselbständigt sich zur Wertung von sinnvollem und sinnlosem Leben, eine Klassifikation, die als erste von denen wahrgenommen wird, die als TrägerInnen dieser »schlechten« Gene betroffen sind. So schreibt das Geschwisterpaar Marie-Theres und Kai Krahnen, deren Mutter an der Erbkrankheit Chorea Huntington gestorben ist und die möglicherweise auch von dieser Krankheit betroffen sind, in dem Mitteilungsblatt der Huntington-Gruppen: »Haben wir denn nicht alle Recht auf Anerkennung, egal mit welcher Behinderung wir leben? Wer bestimmt denn, ob ein Leben sinnvoll ist, heißt es etwa, daß wir, wenn wir krank sind, sinnlos dahinleben? Solche Ideen von lebenswertem und lebensunwertem Leben zu beurteilen, steht uns nicht zu, zumal wir wissen, daß auch ein Leben mit der Huntingtonschen Krankheit einen Sinn für uns persönlich haben wird.« Wilhelm Bremer, Vorsitzender der Cystische-Fibrose-Selbsthilfe und Vater eines Kindes, das an dieser Krankheit leidet, befürchtet, die Pränataldiagnostik könne zu einer Enthumanisierung des Verhältnisses zwischen Eltern und Kindern beitragen. Anlaß für diese Bedenken war eine Fragebogenaktion von Humangenetikern unter Selbsthilfegruppen, ob der soeben entwickelte DNA-Test für Cystische Fibrose vorgeburtlich angewandt werden soll. Während sich rund zwei Drittel möglichbetroffener Eltern für den vorgeburtlichen Check-up aussprachen, erzürnten sich die mit dieser Krankheit großgewordenen Kinder über diesen Standpunkt ihrer Eltern.

Zwiespälte versteinern sich zur Zwietracht. Ängste werden mobilisiert, Befürchtungen artikuliert, vor allem von denen, die als Behinderte schon heute ausgegrenzt sind. Es verwundert nicht, daß die »Krüppelgruppen« als erste auf die Barrikaden stiegen, um mit radikalen Forderungen die Öffentlichkeit auf die Praxis der Humangenetik aufmerksam zu machen. Lange waren sie einsame Rufer in der Wüste, die gegen die eugenische Alltäglichkeit anzurennen versuchten, denn: Wer will denn schon ein behindertes Kind? Anne Waldschmidt, engagiert in der »Krüppelbewegung«, skizziert im nachfolgenden Beitrag die Argumente gegen den »genetischen Blick«. Sie berichtet von Erfahrungen mit humangenetischer Beratung. Sie entwirft negative Utopien, die sich von Bildern der nationalsozialistischen Vernichtungspolitik nähren und hinüberreichen in ein genetisches Zeitalter, in dem behinderte Menschen nur noch als »Unfälle« einer ansonsten gläsernen Schwangerschaft angesehen werden.

Zwiespältiger und damit zögerlicher als von den Behindertengruppen kommt die Kritik aus der Frauenbewegung. Zwar werden auch hier vielfach die eugenischen Implikationen dieser Technik gesehen. Doch gleichzeitig erhoffen sich viele Frauen einen Zuwachs an Selbstbestimmung durch zusätzlich möglich gewordene Kontrolle ihrer Gebärfähigkeit. Anna Dorothea Brockmann zeichnet in ihrem Beitrag »Leibhaftige Risiken« Widersprüche und Widerspenstigkeiten der feminstischen Diskussion nach. Sie sieht die Entmystifizierung der Technik als eine wichtige Voraussetzung für einen kritischen Umgang mit vorgeburtlicher Diagnostik.

Um kritischen Umgang und reflektierte Entscheidungen geht es auch im letzten Beitrag dieses Buches. Darin werde ich die Arbeit der Bremer »Initiativgruppe Pränataldiagnostik« vorstellen. Die Gruppe aus Hebammen, Ärztinnen und Psychologinnen bietet Informationen und Konfliktberatung an, leistet Aufklärungsarbeit unter Hebammen und GynäkologInnen und fordert kommunale Kontrollgremien. Sie hofft den Automatismus, der sich inzwischen bei der Inanspruchnahme vorgeburtlicher Diagnosetechniken eingeschlichen hat, aufzubrechen. Sie will mit dem Angebot der Konfliktberatung werdenden Eltern zu einer tragfähigen Entscheidung verhelfen.

Anne Waldschmidt

»Zur Norm verpflichtet« Die Kritik der Krüppelinitiativen an der humangenetischen Beratung

Ein einsamer Standpunkt

»Wir lehnen die humangenetische Beratung ab. Uns ist klar, daß dies in der Bundesrepublik ein einsamer Standpunkt ist«, so Udo Sierk und Nati Radtke in ihrem 1984 erschienenen Buch »Die Wohltätermafia«. Diese Minderheitsmeinung wird getragen von einer ganzen Bewegung, der Krüppelbewegung. Ausgehend von ihrem dezidierten Standpunkt, haben die Krüppelinitiativen mittlerweile präzise Forderungen formuliert. Sie verlangen die Schließung der Beratungsstellen, die Verbesserung der Lebensbedingungen behinderter Menschen, den Aufbau eines Unterstützungsnetzes für Familien mit behinderten Kindern und Aufklärungskampagnen über das humangenetische Ausleseverfahren. Ein Aufruf zum Boykott der humangenetischen Beratung rundet den Katalog ab.

In einer Situation, in der die Warteräume der Beratungsstellen voll und die Laborkapazitäten für die vorgeburtliche Diagnostik fast erschöpft sind, diese Praxis abzulehnen, gar ihre Abschaffung zu fordern, scheint weltfremd zu sein. Anachronistisch ist diese Position bestimmt, ja, sie muß dem »Zeitgeist« sogar widersprechen. Doch: weltfremd? Die Krüppelinitiativen sind im Grunde gezwungen, sie zu vertreten. Sie müssen sich gegen genetische Beratung und Diagnostik wenden, denn es geht um ihr Lebensrecht, um das Lebensrecht behinderter Menschen, das durch die Humangenetik tagtäglich negiert wird. Um zu verstehen, warum Behinderte zu solch radikalen Forderungen gelangen, warum sie sich überhaupt mit Genetik, Pränataldiagnostik und Gynäkologie beschäftigen, muß man die Geschichte kennen, nicht nur die der bundesdeutschen Humangenetik, sondern auch die der Krüppelbewegung. Nur so wird einsichtig, warum diejenigen, die sich »Krüppel« nennen, die humangenetische Beratung in Zusammenhang von Faschismus und Eugenik bringen, warum sie Verbindungen zwischen ihr und Sterilisation, Abtreibung, Sterbehilfe herstellen. Wenn ich diese Geschichte erzähle, dann erzähle ich auch Teile meiner eigenen Geschichte, als behinderte Frau, als Kritikerin der Gen- und Fortpflanzungstechniken.

»Lieber lebendig als normal!«

Wie so viele Widerstands- und Protestbewegungen hatte auch unsere ihren Beginn in den 70er Jahren. In dieser Zeit des Aufbruchs und des Aufbegehrens hatte Sozialarbeit Hochkonjunktur und die Arbeit mit den sogenannten Randgruppen ebenso. Als Gegenreaktion sammelten sich bald die Ausgegrenzten selbst. Sie wollten sich von den Professionellen nicht länger bevormunden und als »Arbeitsfeld« benutzen lassen. Sie begannen, den eigenen »Aufstand aus dem Abseits« zu proben, ihre eigene Geschichte und Identität zu entdecken. Schließlich gründeten auch Behinderte und psychisch Kranke ihre eigenen Gruppen, nach Jahrzehnten des Schweigens, des Weggeschlossenseins hinter Anstalts- und Heimmauern. »Selbsthilfe« war der Schlüsselbegriff dieser und der nächsten Jahre. Zwar hatte die Behindertenselbsthilfe schon eine lange Tradition, doch in jenen Jahren passierte etwas Neues: Sogenannte »Krüppelgruppen« schossen aus dem Boden. Ansatzpunkt dieser Zusammenschlüsse war nicht die Ursache der gesundheitlichen Beeinträchtigung – ob »Arbeits-« oder »Kriegsunfallopfer« – und auch nicht die Betroffenheit als Elternteil. Ebensowenig spielte die spezifische Krankheit oder Gesundheitsschädigung eine Rolle für die Selbstorganisation der »Krüppel«. Das ist ihr wesentlicher Unterschied zu anderen Selbsthilfegruppen Behinderter. Die meisten anderen Behindertengruppen sehen die gesundheitliche Schädigung als entscheidende Ursache für ihre schwierige Lebenssituation. Sie verstehen Behinderung vorrangig als technisch-medizinisches Problem. Subjektives Leiden an der Behinderung, Schmerzerfahrungen und ein aufreibender Alltag, der oftmals von Anstrengungen, technischen Hürden, Armut und Einsamkeit geprägt ist, lassen in vielen behinderten Menschen den Wunsch nach einem behinderungs- und leidfreien Leben entstehen. Folglich begrüßen sie auch die genetische Beratung als ein Mittel, Krankheit und Behinderung vorzubeugen, also ein solch belastetes Leben wie das ihre gar nicht erst entstehen zu lassen.

Gegen diese Sichtweise wehren sich die Krüppelinitiativen vehement. Sie haben einen ganz anderen, einen sehr radikalen Standpunkt entwickelt: den »Krüppelstandpunkt«. Er wendet sich gegen die Professionellen und Pädagogen, gegen die Macht der Helfer, die bevormunden und unterdrücken, gegen die Wohl-Täter und ihr verachtungsvolles Mitleid. Er beinhaltet wütenden Protest gegen die Partnerschaftsideologie und den Integrationsgedanken, die sich in solchen Slogans niederschlagen wie: »Auch Behinderte sind Menschen.« Das Wörtchen »auch« läßt diesen Satz genau das Gegenteil meinen.

Aggressiv und provozierend definiert der »Krüppelstandpunkt« das Verhältnis um: Nicht wir als Behinderte, als Randgruppe, sind das Problem, sondern die Gesellschaft, in der wir leben, und die Nichtbehinderten, die Schwierigkeiten mit uns haben, sei es, weil sie Widerwillen und Ablehnung gegenüber »Krüppeln« empfinden und deshalb der Konfrontation ausweichen wollen, sei es, weil wir sie an die eigene Verletzbarkeit erinnern, sei es, weil wir gesellschaftlichen Wertvorstellungen nicht entsprechen. Im Unterschied zu anderen Behindertenselbsthilfevereinigungen, die es sich gerade zum Ziel gesetzt haben, Behinderte und Nichtbehinderte zusammenzubringen, kommen »Krüppel« in den Gruppen nur unter sich zusammen. Frauenbewegung und -selbsterfahrungsgruppen sind hier Vorbild. Unser Ziel ist, Behinderung als Lebensform anzuerkennen und wertzuschätzen. Ebenso werden radikale Veränderungen der Lebensumstände eingefordert, als selbstverständliches Recht und nicht als Almosen. Wir wollen keine »Musterkrüppel« sein: angepaßt, lieb und brav, isoliert und normalisiert. Wir wollen »Krüppel« sein: stolz auf unsere Besonderheit, frech und kämpfend, »lieber lebendig als normal!«

Für mich und viele andere ist der Begriff »Krüppel« mit unserer Anfangszeit verbunden, in der wir – die wir eigentlich gefesselt an den Rollstuhl, hilflos an Krücken, nicht ganz richtig im Kopf sein sollten – endlich begeistert in Bewegung kamen. In den Initiativen herrschte Aufbruchstimmung, ein aufregendes »coming-out«. Damals konnte – und sollte – es schockierend klingen, wenn wir uns als »Krüppel« zu verstehen gaben. Doch heute – zehn Jahre danach – ist uns dieser Begriff als Kampfeswort entglitten. Nicht-Behinderte benutzen ihn nun auch, sei es, um sich opportunistisch als Befürworter und Unterstützer der »Krüppel« zu erkennen zu geben, sei es, um ein fortschrittliches Synonym für das Wort »Behinderte« zu haben. Natürlich wird »Krüppel« auch immer noch – und nach meinem Eindruck wieder häufiger – in seiner althergebrachten Bedeutung benutzt, als Wort der Herabwürdigung, der ernstgemeinten Stigmatisierung behinderter Menschen.

Behinderung und Aussonderung sind gesellschaftliche Phänomene

Damals wie heute – auch nach einer Phase der stärkeren Institutionalisierung, die sich in pragmatischer Lobbypolitik, Vereinsgründungen, ABM-Arbeitsplätzen und Beratungsdiensten niedergeschlagen hat – bildet der »Krüppelstandpunkt« und damit ein bestimmtes Verständnis von Behinderung den Ausgangspunkt unserer Aktivitäten. Diesen Behinderungsbegriff möchte ich ausführlich erläutern, weil meiner Meinung nach unsere Ablehnung der humangenetischen Beratung sich aus ihm herleitet. Was genau besagt er? Behinderung wird als Ergebnis eines sozialen Ausgrenzungs- und Zuschreibungsprozesses verstanden, dessen Ansatzpunkt eine Schädigung in Leiblichkeit, Geist oder Seele eines Menschen bildet. Damit jemand ihretwegen herabgewürdigt und ausgestoßen werden kann, bedarf es einer wie auch immer legitimierten Begründung, einer Diagnose nach bestimmten und – das ist wichtig! – immer auch gesellschaftlichen Kriterien. Die mehr oder minder objektiv feststellbare Schädigung wird auf diese Weise zur materiellen Voraussetzung für das gesellschaftliche Phänomen Behinderung und für den Prozeß der Be-Hinderung, der immer auch ein Be-Hindert-Werden beinhaltet. Darüber, ob dieser Prozeß in Gang kommt und welches Gewicht er erhält, entscheiden herrschaftlich gesetzte Normen, die sich in unserer Gesellschaft vor allem auf die folgenden Bereiche beziehen: auf Arbeit und Bildung, Selbständigkeit und Mobilität, Ästhetik und Kommunikation. Behinderung beinhaltet demnach die Zuschreibung von ökonomischer und sozialer Minderwertigkeit, d. h. von Leistungs- und Konkurrenzunfähigkeit, von der im Gegensatz zu Krankheit angenommen wird, daß sie chronisch, dauerhaft und nicht rückgängig zu machen ist. Wir als Betroffene, als »Mängelwesen« angesehen, werden an Entfaltung und Entwicklung gehindert. Gesellschaftliche Teilnahme und Teilhabe ebenso wie der Entwurf von Lebensperspektiven werden unmöglich gemacht, weil Behinderte allein über Defizite und nicht über Fähigkeiten und Talente definiert werden. Mit anderen Worten: Wessen Bildungsmöglichkeit gering eingeschätzt wird, wessen Arbeitskraft nicht vermarktet werden kann, wer sich nicht behende bewegen kann, wer als häßlich gilt, wer sich nicht verbal verständigen und die Lebensführung nicht autonom bewältigen kann – gilt als behindert. Behinderung entsteht somit im Umgang und im Handeln mit anderen und stellt sich in diesen Interaktionen immer wieder neu her. Auf diese Weise wird sie zur permanenten, identitätsbildenden Lebenserfahrung des oder der einzelnen.

Schon an dieser Stelle der Argumentation findet sich ein Grund für den Widerstand der Krüppelinitiativen gegen die genetische Beratung. Wer Behinderung als gesellschaftspolitisches Problem begreift, wird es notwendigerweise als zynisch empfinden, wenn über die Verhinderung der Betroffenen selbst das Problem gelöst werden soll – und genau dieser Ansatz liegt der aktuellen humangenetischen Praxis zugrunde. Zusätzlich gibt es handfeste historische Fakten, die auf strukturelle Verbindungslinien von der Herabwürdigung über die Ausgrenzung und Aussonderung bis zur Auslese und Ermordung behinderter Menschen hinweisen. Denn die gesellschaftliche Isolation geschieht nicht nur auf subtile Weise, in Form von Ächtung und herablassenden Äußerungen, sondern ganz konkret und gewaltsam, in Gestalt von Heimen, Anstalten, Sondereinrichtungen. »Krüppel, Idioten, Auffällige« werden seit Jahrhunderten weggeschlossen, ausgesondert, hinter Mauern und Türen verbannt und verwahrt. Dies ist die gemeinsame Erfahrung, die uns »Krüppel« miteinander verbindet und zusammenschweißt.

Die Aussonderung besitzt ein doppeltes Gesicht. Die als »behindert« definierten Menschen werden durch sie beides zugleich: verborgen und auffällig. Auf der einen Seite verschwinden sie aus dem Alltag und von der Straße; sie werden quasi unsichtbar. In den Sondereinrichtungen, in den speziellen Verwahranstalten werden sie zusammengerottet. Dort bilden sie eine Masse und eine gesellschaftliche Institution; damit sind sie zu einem »sozialen Problem« geworden. Die nächste Frage lautet demnach: Woher kommt die Aussonderung? Wie sind Behinderte früher behandelt worden? Die Krüppelinitiativen haben sich, um hier Antworten zu finden, schon bald mit Geschichte befaßt. Zwangsläufig steht dabei die Zeit des deutschen Faschismus im Mittelpunkt des Interesses. Die Behandlung von Behinderten ist in jenen Jahren so brutal und verachtend gewesen, daß insbesondere für »Krüppel« sofort die Frage entsteht: Hätte auch ich während des Nationalsozialismus sterilisiert, gequält, vergast werden können? Um so erschreckender ist es, wenn die wahrscheinliche Antwort lauten muß: ja!

Für den Massenmord an Behinderten 1933–1945 aber ist die vorhergegangene jahrhundertealte Aussonderung Bedingung, ja, Voraussetzung gewesen: Der Zugriff auf die in den Heimen zusammengepferchten, von ihren Familien getrennten, schutzlosen »Krüppel« und »Idioten« war so fast reibungslos möglich.

Gleich nach der Machtergreifung begannen die Nationalsozialisten ohne Aufschub und Zögern, Menschen, die sie als »nicht-lebenswerte Ballastexistenzen« definierten, systematisch »auszumerzen«, einmal, indem sie über Zwangssterilisierung an ihrer Fortpflanzung gehindert wurden, und zweitens über ihre Ermordung im Rahmen der sogenannten Euthanasie.

Reichsweit wurden bis zum Ende des Krieges mindestens 300000 Menschen Opfer des »Gesetzes zur Verhütung erbkranken Nachwuchses«; die Zahl der aus rassenhygienischen Gründen Getöteten wird heute auf 100000 bis 275000 geschätzt.

Ist Geschichte wiederholbar? Diese Frage steht immer im Mittelpunkt, wenn wir über das Unfaßbare, über die bis heute tabuisierte NS-Rassenhygiene nachdenken und diskutieren. Die großen Anstalten, die die Zielscheibe der Ausmerzungsmaßnahmen bildeten, sind nach Kriegsende nicht aufgelöst worden. Sie existieren weiter; das System der Aussonderung ist während der letzten 40 Jahre nicht abgebaut, sondern im Gegenteil erweitert und perfektioniert worden. Neben die herkömmlichen reinen Verwahranstalten sind mittlerweile neue, moderne Methoden und Institutionen getreten. In allen Lebensbereichen sind behinderte Menschen Sonderbehandlungen unterworfen: in Sonderkindergärten und Sonderschulen, in speziellen Ausbildungsmaßnahmen und auf dem Arbeitsmarkt in abgesonderten Werkstätten für Behinderte, in behindertengerechten Wohnghettos am Rande der Stadt, in eigens für sie eingerichteten Freizeitclubs.

Als neueste – und bedrohlichste! – Variante – so analysieren die Krüppelinitiativen – hat sich in den letzten 15 Jahren die humangenetische Beratung etabliert. Diesmal vor der Zeugung, über das Mittel der Familienberatung, oder vor der Geburt, mit Hilfe der vorgeburtlichen Diagnostik über den Schwangerschaftsabbruch aufgrund der eugenischen Indikation, wird nunmehr nicht allein Aussonderung, sondern (wieder?) gleich die Ausmerzung von behinderten Menschen betrieben: Nur wer als »gesund« oder »normal« eingestuft wird, erhält die Chance zum Leben. Die Diagnose »behindert« bedeutet den vorgeburtlichen Tod. Bevor ich diese Argumentation der Krüppelbewegung genauer erläutere, möchte ich auf die »Krüppelfrauen« zu sprechen kommen. Denn die in der Bewegung engagierten behinderten Frauen haben, bezogen auf die humangenetische Beratung, ihre eigenen Positionen entwickelt, die von der weiblichen Gebärfähigkeit und den damit verbundenen spezifischen Erfahrungen geprägt und in die feministische Sichtweisen eingeflossen sind.

»Krüppelfrauen – erobern wir uns den Tag!«

Schon bald nach dem Entstehen der Krüppelbewegung hatten auch wir »Krüppelfrauen« das Bedürfnis, uns ohne nichtbehinderte Frauen und ohne Männer zu treffen. Thema war und ist unsere besondere Problematik, als geschlechtslose Wesen zu gelten und es doch nicht zu sein. Als behinderte Frau in dieser Gesellschaft zu leben, bedeutet, mehreren Diskriminierungen gleichzeitig ausgesetzt zu sein. In der sozialen Hierarchie rangieren behinderte Frauen weit unten. Auf dem Arbeitsmarkt sind wir viel stärker als ein (behinderter) Mann und eine nichtbehinderte Frau von Arbeitslosigkeit bedroht. Wenn wir Arbeit finden, entspricht diese meist nicht unserer Qualifikation, wird überdurchschnittlich schlecht bezahlt und bietet kaum Aufstiegschancen. Doch wir sind in weit größerem Maße als eine nichtbehinderte Frau auf Erwerbstätigkeit angewiesen. Für uns ist das Ausweichen auf ein Leben als Ehefrau, Hausfrau und Mutter in der Regel nicht möglich. Meist werden wir schon in unserer Erziehung darauf vorbereitet, denn – so die gängige Erwartungshaltung – wir »kriegen eh' keinen Mann ab«. Im landläufigen Sinne nicht attraktiv genug, um als zukünftige

Ehefrau und Lebenspartnerin in Frage zu kommen, provozieren behinderte Frauen auch große Zweifel, ob sie gesundheitlich in der Lage sind, als Hausfrau zu funktionieren. Und nicht zuletzt sind wir mit der Frage konfrontiert, ob wir überhaupt gesunde Kinder gebären und erziehen können. In der Konkurrenz mit nichtbehinderten Frauen sind »Krüppelfrauen« jedenfalls hoffnungslos unterlegen. Wenn wir befriedigende Arbeit finden, wenn wir Liebesbeziehungen haben und Kinder zur Welt bringen, dann geschieht dies nicht wegen der, sondern entgegen den herkömmlichen Erwartungshaltungen und Wertvorstellungen. »Krüppelfrauen« müssen sich ihre Lebensperspektiven mühsam selbst erarbeiten, wenn sie sich nicht mit Ausgrenzung und Isolation zufriedengeben wollen. Verbunden damit ist immer auch die Auseinandersetzung mit den sogenannten normalen Frauen und mit der Frauenbewegung.

Während die nichtbehinderten Frauen sich für ihre Selbstbestimmung einsetzen und sich vor allem gegen den Abtreibungsparagraphen und die damit verbundene Pflicht zum Gebären zur Wehr setzen, müssen wir gegen ein anderes Prinzip kämpfen: gegen das Gebärverbot. Denn auf unsere Fortpflanzungsfähigkeiten reagiert die Gesellschaft nicht mit Zwang, sondern mit Abwehr. Wir sollen keine Kinder zur Welt bringen, die eventuell selbst behindert sind oder für die wir nicht selbst sorgen können. Das gegen uns gerichtete Gebärverbot ist zwar nicht explizit juristisch geregelt, doch auf informeller, ideologischer und moralischer Ebene ungeheuer wirksam. Die Mediziner sind Vermittler dieses Prinzips; das lehren uns unsere Erfahrungen immer wieder. Fast jede »Krüppelfrau« kann davon berichten: Die eine erhält viel zu schnell die Möglichkeit zur Sterilisation; der zweiten will der Frauenarzt ihre Gebärmutter gleich ganz entfernen; bei der dritten wird ihre Behinderung zum Indikationsgrund für eine Abtreibung. Und wieder kommt hier die humangenetische Beratung ins Spiel. Ausdrücklich hat sie die Aufgabe, die Geburt von behinderten Kindern zu verhindern. Wir »Krüppelfrauen« sind unter den ersten Adressaten der genetischen Familienberatung.

Aus dem Tagebuch von Juliane

Als Frau und damit als mögliche, zukünftige Mutter, diagnostiziert als behindert und damit als »vorbelastet«, haben uns Hausärzte und Frauenärzte quasi automatisch in ihrem Blickfeld. Am Beispiel von Juliane möchte ich veranschaulichen, welche Auswirkungen eine humangenetische Beratung auf Persönlichkeit und Identität haben, wie sehr sie in Familien einbrechen und Lebensperspektiven nachhaltig verändern kann. Juliane habe ich an der Universität kennengelernt. Sie kam 1960 mit einer angeborenen Behinderung zur Welt und verlebte Kindheit und Jugend in einer hessischen Kleinstadt nahe Marburg, der Stadt, in der zwölf Jahre später die erste humangenetische Beratungsstelle der Bundesrepublik eingerichtet wird. Juliane erzählte mir, daß ihr Vater Arbeiter ist und ihre Mutter Hausfrau. Ihre Eltern und ihr jüngerer, nichtbehinderter Bruder haben nie großes Aufheben um Juliane und ihre Behinderung gemacht. 1976 schlägt ihr Arzt bei einer regelmäßigen Kontrolluntersuchung die genetische Beratung vor. Er ist von diesem Angebot sehr angetan und erhofft sich weitere Erkenntnisse über die Ursache von Julianes gesundheitlicher Beeinträchtigung. Vor allem interessiert ihn, ob die bei der Geburt gestellte Diagnose richtig ist. Außerdem meint er, die Untersuchung sei wichtig, wenn Juliane Kinder kriegen wollte. Bemüht, die Interessen ihrer Tochter zu wahren, lassen sich die Eltern einen Termin bei dem humangenetischen Institut in Marburg geben.

Juliane ist zu diesem Zeitpunkt mitten in ihrer Pubertät – nicht mehr Kind und noch nicht Frau. Ihre Tagebuchaufzeichnungen über Untersuchung und Beratung, die sie mir freundlicherweise zur Verfügung gestellt hat, zeigen diese Brüche.

17. Mai 1976
Am 12. Mai, Mittwoch, waren wir in Marburg, im humangenetischen Institut. Mutti und Papa war, wie ich annehme, nicht sehr wohl zumute, weil sie fürchteten, gesagt zu bekommen, daß meine Behinderung erblich sei. Die Ärztin dort war schrecklich nett und normal (der Professor war nicht da, wie ich schon angenommen hatte, aber ich war ganz erfreut). Zuerst mußten wir unsere ganzen Verwandten angeben, wann geboren, wieso gestorben, irgendwelche besonderen Krankheiten?

Als die Reihe an Oma kam, schwiegen Mutti und Papa betreten. Ich war peinlich berührt, hatte aber schon so was kommen sehen und wollte schon sagen: »Ja, die war doch geistes...«, da erzählte es Mutti schon, aber mehr abschwächend. Die Ärztin wollte ihre Papiere vom Krankenhaus anfordern, wo Oma stationiert war, was die Eltern sofort großzügig und verständnisvoll erlaubten, und meinte lächelnd: »Wenn wir schon so etwas untersuchen, dann wollen wir auch gleich alles feststellen, nicht wahr?« Ich fand das auch vernünftig. Mit anderen Worten, wir werden bei der Generalbesprechung im Sommer erfahren, ob Geisteskrankheit in unserer Familie erblich ist. Und wenn es eine positive Antwort ist, wird es Papa schocken. Mir war es ziemlich peinlich, daß er immer wieder sagte: »Gesund! Alle gesund!« und meinte, eigentlich sei uns immer wieder versichert worden, daß meine Behinderung nicht erblich sei, und sich damit indirekt von der Untersuchung distanzierte. Als Papa sagte: »Ja, so ist das im Leben: die einen sterben früh, und die anderen werden alt« und die anderen nicht zu Wort kommen ließ, habe ich mich geschämt. Nachher wurde ich noch fotografiert und bekam Blut entnommen, das dann untersucht wird. Während der Besprechung und der Untersuchung war eine amerikanische Ärztin zugegen, die sehr süß aussah in ihrem Kleid und kein Wort Deutsch verstand.

20. April 1977
Am 15. April war ich in Marburg, im humangenetischen Institut zur abschließenden Besprechung meiner Chromosomenanalyse. Ich habe wahrscheinlich überraschend gefaßt gewirkt, als die Ärztin mir mitteilte, daß meine Chance, ein gesundes Kind zu gebären, 50:50 steht, mit anderen Worten, daß mir stark abzuraten ist, eine Schwangerschaft zu riskieren. Ich werde also infolge meiner rational vorausschauenden Erwägung der Sachlage niemals ein eigenes Kind haben. Zuerst war ich fest entschlossen, doch eins bekommen zu wollen, mit dem Bewußtsein, daß es höchstwahrscheinlich genauso oder noch stärker behindert als ich ist. Doch jetzt bin ich mir dieses eigennützigen Egoismus gewärtig geworden und werde mich, falls ich überhaupt jemals zu dieser Entscheidung gezwungen werde (was noch sehr in Frage steht), wohl gegen ein Kind entscheiden. Ich bin aber fest entschlossen, welche zu adoptieren, was viel nützlicher ist, als neues Leben in diese kinderfeindliche, unmensch-

liche Welt mit ihrem Hang zum Totalitären hineinzugebären. Wohl noch direkter betroffen hat mich die neue und befremdende Tatsache, daß mein Gesicht Ausdruck meiner Krankheit ist. Meine besonders ausgeprägte Unterlippe, nur für Nicht-Genetiker ungewöhnlich, meine Hautfalten neben den Augenlidern (beim genaueren Besehen kam ich mir mongoloid vor!) sind nämlich nicht persönliche Kennzeichen meiner Individualität, sondern abnormal und krankhaft. Das bedeutet also, daß jeder gute Arzt oder Genetiker mir ansehen (!) kann, welche Krankheit ich habe... Das fand ich wahnsinnig erschreckend. Als Papa am Mittagstisch tröstend sagte: »Na ja, es gibt auch Ehen ohne Kinder«, da habe ich auf den Tisch gehauen und gesagt: »Ich will nichts mehr davon hören.« Es klang so banal und dumm, diese Vorstellung von mir und einem Ehemann, alleine und wahrscheinlich gelangweilt, so verdüsternd und spießig, daß ich nicht anders als aggressiv reagieren konnte.

Heute, 13 Jahre nach dem Besuch beim Humangenetischen Institut, kann Juliane einigermaßen sachlich davon berichten. Die Untersuchung ihres Blutes ergab, daß ihr Chromosomensatz normal ist. Ein aufwendiges Literaturstudium und der Vergleich des Krankheitsbildes mit anderen Erkrankungen waren notwendig, um eine Diagnose zu ermöglichen. Die Untersuchung dauerte deshalb fast ein ganzes Jahr. Doch das Ergebnis ist mehr als dürftig. Die Behinderung wird rein symptomatisch als »Systemerkrankung« klassifiziert. Als Grundlage der Diagnose kann nur eine Gesamtzahl von 50 dokumentierten, ähnlich gelagerten »Fällen« herangezogen werden. Dennoch lautet der Befund, Juliane habe eine dominant vererbbare Behinderung. Juliane erinnert sich immer noch mit Entsetzen an die Bilder von anderen Betroffenen, die ihr mit dem Trost vorgelegt werden, daß sie selbst noch eine leichte Form der gleichen Behinderung habe. Juliane ist mittlerweile 30 Jahre alt, nicht verheiratet und ohne Kinder. Alle ihre Liebesbeziehungen sind von ihrem Bewußtsein, möglicherweise Trägerin einer Erbkrankheit zu sein, geprägt worden. Die genetische Beratung hat ihr ein fragwürdiges Wissen aufgezwungen, das unbelastete Entscheidungen über ihr Leben als Frau unmöglich gemacht hat. Will sie eigene Kinder gebären, muß sie dies trotz der Diagnose tun. Sie könnte auch schwanger werden, um bewußt ein behindertes Kind zur Welt zu bringen. Entscheidet sie sich für

Kinderlosigkeit, weiß sie nie, ob sie dies wegen des Befundes oder aus ganz anderen Gründen tut.

Juliane hat am eigenen Leib erfahren müssen, wie über genetische Beratung ihr Fortpflanzungsverhalten und Geschlechtsleben kontrolliert wird. Zu einem sehr frühen Zeitpunkt ist sie mit dieser Einrichtung, die heute an alle Frauen Gebär-Verbote und Gebär-Gebote richtet, konfrontiert worden. Sensibilisiert durch unsere Erfahrungen mit Medizin und Gynäkologie können wir »Krüppelfrauen« die humangenetische Beratung und Diagnostik nicht als einen Weg, größere weibliche Selbstbestimmung zu erreichen, ansehen, sondern nur als eine Institution zur Kontrolle von Frauen und unseren Körpern. Weibliche Gebärfähigkeit wird in den Dienst genommen, um ein bestimmtes Ziel zu erreichen: gesunden, »qualitativ guten« Nachwuchs. Das Überwachungsverfahren hat in der vorgeburtlichen Diagnostik seine technische Perfektionierung erfahren. Mit ihr werden die Föten ausgelesen und nur die für lebenswert befunden, die als normal diagnostiziert worden sind. Die humangenetische Beratung ist demnach die modernste Aussonderungs- und Ausleseanstalt: »Die Guten ins Töpfchen, die Schlechten ins...«

In ihrer Logik ist sie zutiefst behindertenfeindlich und auch gegen Frauen gerichtet, denn nur über die umfassende Kontrolle der Frau in der Schwangerschaft kann das Ziel, möglichst wenige behinderte Menschen entstehen zu lassen, verwirklicht werden. Aktuell gibt es allerdings eine heftige Kontroverse zwischen Vertretern der Krüppelbewegung und feministisch engagierten Frauen. Streitpunkt ist, inwieweit das Selbstbestimmungsrecht der Frau sich gegen Behinderte richtet, wenn Frauen die Pränataldiagnostik und die Abtreibung aus eugenischen Gründen für sich in Anspruch nehmen. In dieser Auseinandersetzung nehmen die »Krüppelfrauen« eine Position ein, die ich als »zwischen allen Stühlen« kennzeichnen muß. Wir »Krüppelfrauen« haben zwar auch starke Kritik am Selbstbestimmungsbegriff, der, wenn er unhistorisch verstanden wird, zur bloßen Ideologie verkommt und den herrschenden Imperativen wie der Pflicht zum gesunden Kind Genüge tut. Notwendig ist aber nicht seine Aufgabe, sondern seine Neubestimmung. Schließlich kann der Ausweg aus dem eugenischen Dilemma nicht heißen, Frauen möglicherweise einen »Gebärzwang für Behinderte« aufzuerlegen und damit konservativen Abtreibungsgegnern entgegenzukommen.

Von der Fortpflanzungshygiene zur Humangenetik

Im letzten Teil meines Beitrages will ich mich mit den Wurzeln der heutigen Humangenetik beschäftigen, mit den fortpflanzungshygienischen Konzeptionen und der Wissenschaft der Eugenik, um die jahrhundertealte Geschichte des Auslesegedankens zu verdeutlichen. Diese Ideen und Utopien sind von den Nationalsozialisten auf menschenverachtend radikale Weise in konkrete Politik umgesetzt worden. Sie haben damit Dämme gebrochen, die niemals wieder ganz zu schließen sind. Doch Geschichte dreht sich nicht im Kreis. Wenn sie sich wiederholt, dann wiederholt sie sich immer wieder aufs neue. Wir sind ständig mit unbekannten, veränderten Situationen und Strukturen konfrontiert. Statt Kontinuitäten und Traditionen zu betonen, möchte ich deshalb vorrangig mein Augenmerk auf die neuen Dimensionen der Humangenetik und Eugenik richten. Doch zunächst ein Blick zurück.

Die Grundprinzipien, die in der heutigen humangenetischen Beratung stecken, sind uralt. Seit Platon, 380 v. Chr., sind immer wieder Utopien und Programme entworfen worden, die Kontrolle und Planung der menschlichen Fortpflanzung zum Inhalt haben. Ihnen allen ist die Idee gemeinsam, qualitativ hochwertige Menschen, die »Besten der menschlichen Rasse«, zu züchten. Mit anderen Worten, angestrebt wird die Rationalisierung, Verwissenschaftlichung und schließlich Technologisierung des menschlichen Geschlechtslebens. Es wird zunehmend der Zweckrationalität und Produktorientierung unterworfen; ebenso spielt die Bewältigung der Angst – sowohl vor dem Geschlechtstrieb als auch vor verkrüppelten und kranken Menschen – eine wichtige Rolle bei dem Aufkommen fortpflanzungshygienischen Gedankengutes. Die Züchtungsidee, perfektioniert beim Tier, wird auf den Menschen übertragen. Typisch für die alten Konzeptionen war auch immer – hier allerdings liegt ein wesentlicher Unterschied zur heutigen Praxis – die Vorstellung eines starken Staates, der über das Fortpflanzungsverhalten seiner Untertanen wacht und die Auslese vornimmt.

Die »Eugenik« hat alle diese Überlegungen in sich aufgenommen und sie zu einem wissenschaftlichen Konzept ausgebaut. Diese Wortschöpfung griechischen Ursprungs, mit der Bedeutung »von guter, edler Abstammung«, wird Francis Galton (1883), einem Vetter Darwins, zugeschrieben. Das 19. Jahrhundert ist das Jahrhundert der Eugenik und zugleich das Zeitalter des sich durchsetzenden Kapitalismus und der Industrialisierung. Weitverbreitet sind in jenen Jahren sowohl Fortschrittsoptimismus und Technikbegeisterung als auch Niedergangsstimmung und Zivilisationspessimismus – angesichts der sozialen Zustände durchaus nachvollziehbar. Insbesondere um die Jahrhundertwende brodelt es, vor allem in den Städten, in denen wegen der ausbeuterischen Arbeitsverhältnisse und elenden Wohnbedingungen große Armut herrscht. Die arbeitende Bevölkerung hat an sehr schlechter Gesundheit zu leiden; ihre Kinder und Säuglinge sind von hohen Sterblichkeitsraten betroffen. In dieser Situation muß ein Erklärungsansatz auf fruchtbaren Boden fallen, der die gesellschaftlichen Zusammenhänge mit biologistischen Metaphern als Ergebnis der fehlenden »natürlichen Selektion«, die durch die Zivilisation aufgehoben worden sei, und der daraus resultierenden erblichen Belastung zu erklären versucht. Er verspricht zudem noch, der Lage über gezielte Interventionen entgegenzuwirken: Einmal soll das Aufkommen schlechter Gene künstlich verringert werden, indem ihre Träger an der Fortpflanzung gehindert werden (»negative Eugenik«), und zum anderen, indem über spezielle Maßnahmen diejenigen mit guten Genen zur Fortpflanzung motiviert werden (»positive Eugenik«).

Die Wiederentdeckung der Mendelschen Erblehre um 1900 und die stürmische wissenschaftliche Entwicklung auf dem Gebiet der Genetik tragen zu einer raschen Verbreitung und sicher auch Popularisierung des eugenischen Gedankens bei. Die Eugenik etabliert sich nicht nur als zukunftsorientierte Wissenschaft, sondern wird auch zur sozialen und politischen Bewegung. Unzählige Vereinigungen mit eugenischen Zielen schießen aus dem Boden, immer auch mit Beziehungen zur rassistisch geprägten Anthropologie und bald auch mit einer starken Affinität zur rechtsradikalen Politik. In ihrer Mehrheit arbeiten die deutschen Eugeniker und Genetiker aktiv mit den Nationalsozialisten zusammen, als es darum geht, die dann endgültig zur Rassenhygiene umbenannte Konzeption in konkrete Schritte umzusetzen.

Nach dem Zusammenbruch des »Dritten Reiches« gehen dieselben Männer (unter ihnen nur wenige Frauen) daran, die

Erblehre, bald Humangenetik genannt, in der Bundesrepublik auf- und auszubauen. Mit der Kontinuität der Lebensgeschichten stellt sich die Tradition der wissenschaftlichen Disziplin wieder her. Zunächst arbeitet die alte Garde still und leise in den wissenschaftlichen Instituten für Genetik, die beispielsweise in Berlin, Münster und Marburg errichtet worden sind. Zum Ende der 60er Jahre ist es dann soweit: Die Humangenetiker der neuen Generation wagen sich wieder an die Öffentlichkeit. 1969 wird auf einem Kongreß mit dem Titel »Genetik und Gesellschaft« in Marburg die Planung für die erste humangenetische Beratungsstelle in der Bundesrepublik vorgestellt und diskutiert. Finanzierungsanträge für ein Modellprogramm in Frankfurt und Marburg werden beim Bundesgesundheitsministerium und der VW-Stiftung eingereicht und bewilligt. 1972 beginnt der Lauf des Beratungsmodells. Übrigens hat man bewußt die Stelle in Marburg an die Universität und nicht an das Gesundheitsamt angegliedert, weil man – wie der Marburger Leiter Wendt formulierte – befürchtet, daß sonst die Bevölkerung »aus emotionalen Gründen« den Weg zum Beratungsangebot nicht finden wird. Die Humangenetiker sind sich also ihrer Wurzeln durchaus bewußt! In diesem Institut ist Juliane 1976 untersucht worden, damals noch mit den traditionellen Methoden der Stammbaumuntersuchung und der Chromosomenanalyse. In knapp 20 Jahren ist es gelungen, ein bundesweites Netz von Beratungsstellen zu schaffen, für die das »Marburger Modell« Vorläufer und Pionier war. Mit den sich entwickelnden Möglichkeiten pränataler Diagnostik hat die Humangenetik einen enormen Aufschwung bekommen. Amniocentese und Chorionzottenbiopsie sind nur zwei von mehreren Methoden, um an Zellen der Föten zu gelangen, die dann auf vielfältige Weise untersucht werden können. Immer mehr Analysen auf molekulargenetischer Ebene stehen zur Verfügung. Die klinisch orientierte Genetik wird sicherlich über die anlaufenden bzw. geplanten internationalen Projekte zur Entschlüsselung des gesamten menschlichen Genoms einen weiteren Boom erleben.

Humangenetik und Eugenik haben genug Gemeinsamkeiten, die berechtigen, von dem gleichen Konzept zu sprechen: Bei beiden geht es um die Erforschung der Erbkrankheiten. Sie gehen den Fragen der Verursachung und Symptomatik dieser Krankheiten nach, früher auf der Grundlage der klassischen Erblehre nach Mendel und heute auf Chromosomen- sowie Genprodukt- und molekularer Ebene. Die Erkenntnisse der Eugenik und Humangenetik sind immer auch dazu bestimmt gewesen, gezielt zur Verhinderung von Erbkrankheiten eingesetzt zu werden, also zur Verhütung – in der modernen Sprache: Prävention – und zur Selektion. Sogenannte kranke Gene sollen vermindert, gesunde Gene weitergegeben werden. Das Prinzip der Auslese ist hier zentral. Früher geborenes, heute ungeborenes Leben wird ausgelesen, einer Bewertung nach gesellschaftlich begründeten Qualitätsmerkmalen unterworfen. Gemeinsam ist beiden auch der Hintergrund einer gesellschaftlichen Situation, die als krisengeschüttelt, als Umbruchs- und Modernisierungsphase zu kennzeichnen ist. Die Qualitätsfrage wurde und wird – im harten Kampf ums Dasein, in Konkurrenz um Ressourcen – immer wieder und immer häufiger gestellt.

Die Schaffung von Beratungsangeboten – auch das zeigt die Geschichte der Eugenik und der Humangenetik – ist im übrigen ein bewährtes Mittel zur Etablierung einer Wissenschaft und ihrer Anwendung. Beratungsangebote schaffen Nachfragen, suggerieren Probleme, die eventuell in dieser Form noch gar nicht vorhanden waren. Sie bilden die Klammer zwischen Wissenschaft, Forschung und Praxis und gewähren Zugang zur gewünschten Klientel. Im Gewande einer medizinischen Dienstleistung erlauben sie Zugriffe und Einblicke. Kraß gesagt, liefern sie das Experimentiermaterial, d. h. Menschen und ihre Gene, an denen die Erbvorgänge und -anlagen studiert, klinische Erfahrungen gesammelt und medizinische Techniken erprobt werden können. Auch zu Beginn der Eugenik ist mit dem Mittel der Beratung gearbeitet worden – allerdings mit unterschiedlichem Erfolg. Bereits 1864 wird die Presse von den Behörden aufgefordert, die Bevölkerung vor der Heirat »Ungesunder« zu warnen. Die erste »Eugenische Beratungsstelle« wird in Dresden unter der Leitung des Zoologen Ernst Häckel eingerichtet. Später findet genetische Beratung vor allem in den Eheberatungsstellen statt, die in den 20er Jahren gegründet worden sind und von denen es 1927 ungefähr 100 gegeben hat. Insgesamt scheinen die Stellen aber nicht stark in Anspruch genommen worden zu sein. So ist eine Beratungsstelle in Dortmund wieder geschlossen worden, da keine Ratsuchenden kamen. Ist damals die Zeit noch nicht reif gewesen?

Die mangelnde Inanspruchnahme des Beratungsangebotes und das fehlende technische Wissen zur vorgeburtlichen Selektion sind wichtige Unterschiede zwischen der Eugenik von früher und der Humangenetik von heute. Damalige Beratung hat sich nur auf die klassische Erblehre stützen und lediglich Wahrscheinlichkeitsaussagen machen, aber keine konkreten Hilfsangebote bieten können. Vorgeburtliche Untersuchungsmethoden, die Aussagen über Embryo und Fötus zulassen, sind zu jener Zeit noch nicht möglich gewesen. Die Fruchtwasseruntersuchung als erste invasive Untersuchungsmethode des Ungeborenen im Mutterleib ist erst in den 60er Jahren dieses Jahrhunderts entwickelt worden. Die Humangenetik verfügt mittlerweile über ein vielfältiges Instrumentarium, um zu einer Diagnose von Erbkrankheiten vor der Zeugung und vor der Geburt zu gelangen. Endergebnis einer pränatalen Diagnostik ist zwar heute in der Regel die Abtreibung eines Fötus mit »krankhaftem« Befund. Diese ist – obgleich keine Therapie im herkömmlichen Sinne – als medizinische Behandlung weithin anerkannt. Es scheint tatsächlich ethisch akzeptabler, der Abtreibung von mißgestalteten Ungeborenen zuzustimmen als der Tötung von behinderten Erwachsenen, wie sie von den Nationalsozialisten praktiziert wurde. Je früher die Selektion erfolgt, desto eher wird sie gutgeheißen. Doch vor dieser Tatsache verschließen Frauen und Männer oft die Augen: Zwar sind Abtreibung und NS-Massenmord nicht dasselbe, aber in beiden Fällen wird über den »Wert« des Lebens entschieden, ein Qualitätsurteil gefällt.

Amniocentese und die anschließenden Genomanalysen sowie gegebenenfalls Abtreibung sind heute Teile eines Dienstleistungsangebotes, das von Ärzten durchgeführt und über die Krankenkassen finanziert wird. Damit ist eugenisches Handeln zur Heilbehandlung umdefiniert worden. Deutlich wird das auch an den Legitimationen, die von den Humangenetikern formuliert werden: Arzt wolle man sein und individuelles Leid verhindern. Dem ungeborenen Kind werde ein leidvolles

Schicksal mit lebenslanger Therapie mit noch dazu unvollkommenen Ergebnissen und den Eltern die Belastung durch ein behindertes Familienmitglied erspart. Die alte Eugenik dagegen verstand sich in Wissenschaft und Praxis als eng verknüpft mit der »Rassenlehre« und als Teilbereich von staatlicher Bevölkerungspolitik, damit also als von oben verordnet und notfalls auch gegen den Willen der Betroffenen durchführbar.

Heute findet Eugenik unter Beteiligung der einzelnen statt, mit ihrer Zustimmung und mit ihrer Information. Sie hat ihre autoritären Wurzeln abgestreift und ist zu einem scheinbar demokratischen Ansatz herangereift. Sie ist also historisch ihren Kinderschuhen entwachsen, Zwang und Druck, offene Repression und Kontrolle werden heute nicht mehr angewandt; sie sind auch gar nicht mehr nötig. Staat und Gesellschaft brauchen nicht mehr aufzutreten, um eugenischen Gehorsam anzumahnen. Die einzelnen verhalten sich schon, ohne daß man es ihnen explizit sagen muß, »freiwillig« entsprechend dieser Logik.

Im Unterschied zur NS-Zeit wird mittlerweile Eugenik als eigenständiges Konzept nicht mehr vertreten. Statt eines scharf konturierten Politikbereiches haben wir es gegenwärtig mit eugenischen Praktiken zu tun, die allmählich alle Lebensbereiche unseres Alltags durchdringen. Auf den ersten Blick humaner als die alte Eugenik, erweist sich beim näheren Hinsehen die Neo-Eugenik als die perfektionierte Variante. Sie hat eine eigene Dynamik und funktioniert quasi wie von selbst, weil sie »von unten«, von der Frau und dem Mann auf der Straße, getragen und ausgeübt wird und nicht von Polizei und Behörden befohlen ist. Selbst die Humangenetiker erscheinen heute nicht mehr als selbständige Akteure, sondern als handelten sie nur noch auf Geheiß ihrer Klientinnen. Die Eugenik hat neue Gewänder erhalten; ihre Methoden sind modernisiert worden. Ausgereift und fast unsichtbar hat sie sich längst hinter unseren Rücken aufgestellt und beeinflußt – über die Strategie des Sachzwangs – unmerklich unser Handeln. Als Ergebnis erscheint genetische Selektion als etwas ganz Normales, als etwas Vernünftiges und Selbstverständliches. Eugenisch zu handeln wird somit zur Pflicht und technisch, individuell, über die elterliche Auslese vollzogen, mit dem Arzt als Mittler und Vollstrecker.

Noch vor 50, 60 Jahren mußte die Eugenik als krude Sozialtechnik gewaltsam gegen die Individuen durchgesetzt werden, heute realisiert sie sich genau über diese.

Behinderte sagen: »Wir lassen über unser Lebensrecht nicht diskutieren«, weil wir Angst vor der Normalisierung der Eugenik haben. Wir befürchten eine – wie ich es nenne – »genetische Zwickmühle«: Behinderte Menschen könnten demnächst als »Abfallprodukte« und »Unfälle« bei der genetisch durchleuchteten, technisch unterstützten Krankheit und Leid vorbeugenden Fortpflanzung angesehen werden. Sie würden zukünftig reduziert auf eine Diagnose, die stärker und einseitiger als je zuvor auf erbliche Faktoren abhebt. Die einzige Hilfe, die ihnen offeriert würde, wäre die Gentherapie. Finanzielle und soziale Unterstützungsangebote blieben künftig aus. Gesellschaftliche Ressourcen würden aus dem Sozialversicherungs- und Rehabilitationssystem abgezogen werden; eine Verschlechterung der Lebensbedingungen von Behinderten würde stattfinden. Ebenso existiert die Gefahr, daß Behinderung mehr und mehr individualisiert wird. Bald könnte es heißen, Behinderte hätten selbst schuld an ihrem Schicksal und folglich ihr Leben allein zu bewältigen. Sie seien auch schließlich nur Menschen, die eigentlich zu verhindern gewesen wären. Langfristig hätten sie im Zeitalter der Anwendung der Gentechnologie am Menschen – nach Entwicklung und Etablierung der Keimbahntherapie – keine wirkliche Existenzberechtigung mehr. Zwar ohne Rechte auf ein menschenwürdiges Dasein, würden behinderte Kinder dennoch weiter geboren und eine große Anzahl von Menschen ständig durch Verkehrs- und Arbeitsunfälle sowie Umweltgifte gesundheitlich geschädigt und im Laufe ihres Lebens zu Behinderten werden. Sie alle gerieten in die Klemme, zwar real vorhanden zu sein, aber gemäß der technizistischen Logik des Jahres 2000 als zu vernachlässigende Faktoren angesehen zu werden. Behinderte würden zum menschlichen »Müll« einer zukünftigen Gesellschaft.

Was Zukunftsvisionen sind, findet bereits im aktuellen politischen und sozialen Klima der Bundesrepublik auf ideologischer und moralischer Ebene seinen Ausdruck. Genetische Beratung und Diagnostik verändern schon heute soziales und individuelles Bewußtsein in Richtung auf Machbarkeitswahn. Sie erzeugen schon jetzt die Illusion, daß Behinderung abzuschaffen ist, und verhindern damit, daß sich Wissen, Umgangsformen und Traditionen für den Umgang mit Leid, Schmerz, Behinderung und behinderten Menschen ausbilden und entwickeln sowie gepflegt werden können. In einer Zeit, in der jede und jeder im Alltag möglichst reibungslos funktionieren muß, besitzt die Vorstellung einer vollständigen Gesundheit, eines heilen Lebens offenbar große Faszination – eine Faszination, die sich angesichts der technischen Möglichkeiten für versehrte und geschädigte, behinderte Menschen als gefährlich erweist: Der gegenwärtige Trend ist gegen uns, gegen Behinderte und Kranke, gerichtet.

Anna Dorothea Brockmann

»Leibhaftige Risiken« Die Herausforderung weiblicher Selbstbestimmung durch pränatale Diagnostik

Zwiespälte

Mit der Einführung neuer Techniken in die Alltagswelt ist in aller Regel und immer neu die Erwartung verbunden, diese brächten nicht nur Entlastung, z. B von Arbeit, sondern auch Sicherheit gegenüber Risiken und ein Mehr an Übersichtlichkeit, Rationalität, Naturbeherrschung und Reduktion von Angst.

Wenn diese Techniken sich in das Alltagsgefüge der Bedürfnisse nach Gewißheit, nach planender Voraussicht, Risikovermeidung und Selbstkontrolle einpassen lassen, wenn sie Angstminderung und Schutz vor Kränkungen versprechen, gelten sie als progressiv; Technik-KritikerInnen wird dann oft Fortschrittsfeindlichkeit unterstellt. Dieser Vorwurf wird auch feministischer Kritik an den neuen medizinischen Techniken der pränatalen, humangenetischen Diagnostik entgegengehalten; es wird den KritikerInnen darüber hinaus vielfach vorgehalten, mit ihren Forderungen nach Verboten andere Frauen zu bevormunden. Solche generalisierenden Vorbehalte ignorieren aber vielfach, daß die feministische Kritik keineswegs ohne Differenzen und Widersprüche ist.

In der feministischen Auseinandersetzung, die um diese Techniken entbrannte (in den USA seit Beginn, in der BRD seit Mitte der 80er Jahre), stehen m. E. zwei kontroverse Positionen im Mittelpunkt. Sie lassen sich vereinfacht so zuspitzen:

Auf der einen Seite werden diese Techniken als Hilfsmittel angesehen, die Frauen ein Mehr an reproduktiver Selbstbestimmung eröffnen. Betont wird der Zuwachs an gesellschaftlichem Wissen, an Aufklärung und mit ihr an Freisetzung von biologischen Zwängen. Die neuen Techniken öffnen demnach bisher unbekannte Wahlalternativen und Entscheidungsmöglichkeiten und erhöhen damit die Reichweite von Selbstbestimmung. Um dies auch im sozialen Alltag zu realisieren und sog. »Mißbrauch« zu verhindern, haben sich z. B. US-amerikanische Feministinnen mit kritischem Pragmatismus in die Formulierung von Gesetzen rund um die neuen Reproduktionstechniken eingemischt.

Eine dem widersprechende Position vertreten vor allem Frauen, die sich im FINRRAGE (Feminist International Network of Resistance against Reproductive Engeneering) zusammengeschlossen haben. Sie betonen, daß mit der Einführung dieser Techniken ein erheblicher Zuwachs an Bevormundung von Frauen verbunden ist. Dieser bleibt allerdings weitgehend hinter dem gewohnten Arzt-Klientin-Verhältnis verborgen und wird auch so lange nicht wahrgenommen, wie das Versprechen einer technisch machbaren Risikominderung falsche Hoffnungen schüren kann. Die Aufmerksamkeit dieser Kritikerinnen richtet sich auf die neuen Entscheidungsanforderungen, die diese Techniken hervorbringen; auf die sozialen Erwartungen, die neuen und alten Normen, die mit der Anwendung der pränatalen Diagnostik verbunden sind; darauf, daß die soziale Kontrolle gegenüber Frauen dort zunimmt, wo diese Techniken zur Anwendung kommen. Deshalb gelten die Tests der pränatalen Diagnostik vor allem als Falle für die Emanzipationsinteressen von Frauen. Der Kern dieser Kritik besagt, daß ein gesellschaftlicher Zuwachs an technischem Wissen als Aufklärung in einer patriarchalen Gesellschaft grundsätzlich auch die Kehrseite des Wissenszuwachses hervorbringt, nämlich Herrschafts-Wissen und soziale Kontrolle durch Wissensmonopole und Definitionsmacht. Diese Kehrseite, dies ist der Hauptpunkt dieser Kritik, dominiert in der pränatalen Diagnostik; die Anwendung der pränatalen Diagnostik beeinträchtigt soziale Emanzipation und beschneidet Selbstbestimmung von Frauen.

Ich werde im folgenden einige der wesentlichen Überlegungen ausbreiten, die diese Kritik fundieren. Mir ist aber vorab noch ein Seitenblick wichtig. Denn auch mit dieser kritischen Position kann über eines nicht hinweggesehen werden: Offen oder versteckt gilt die Schwangerschaft heute als ein risikoreiches Unterfangen, oftmals als um so risikoreicher, je länger diese Schwangerschaft geplant und aufgeschoben war. Für die Mehrzahl der Frauen quer durch die politischen Meinungslager gelten, oft »klammheimlich«, diese Techniken durchaus als ein

Angebot, das sie von tiefen Befürchtungen entlastet, das zukünftige Kind könne nicht »heil und ganz« sein. Diese Hoffnungsprojektion hält sich, obwohl es nur einige wenige Diagnosen sind, die von diesen Tests in den Blick gerückt werden.

Indem dieses Testangebot ihr Bedürfnis nach sichernder Vorausschau aufnimmt, so eng auch immer der Prognoserahmen ist, wird in ihm ein willkommener Zuwachs an Kontrolle über den im Prinzip unbeherrschbaren leib-seelischen Prozeß des Schwangergehens und der Menschwerdung des Fötus gesehen. Mit dem legalisierten Abbruch einer Schwangerschaft scheint es weiterhin möglich, wenigstens bestimmte Lebensrisiken in den Griff zu nehmen, konkret Kinder mit bestimmten Behinderungen zu vermeiden und damit eigene Lebensperspektiven zu gestalten. Zudem ist dieses Testangebot ja in die bestehende und gewohnte Schwangerschaftsvorsorge eingepaßt, stellt scheinbar insofern nichts wesentlich Neues dar, was zur Beunruhigung Anlaß geben müßte. Die vorausgehenden Kapitel zeigen allerdings, wie sehr diese Techniken, die damit verbundenen Informationen, die sozialen Interaktionen zwischen Ärzten bzw. HumangenetikerInnen und schwangeren Klientinnen, die dadurch provozierten Entscheidungen und die folgenden Handlungsschritte Frauen dennoch beunruhigen und in Konflikte und unbedachte Widersprüche stürzen.

Diese Zwiespältigkeiten bestätigen nun einerseits die Kritiken, zu denen ich meine eigenen Überlegungen rechne. Andererseits reizen sie mich inzwischen auch, »quer« zu fragen, ob denn das vorgetragene Entweder-Oder – Aufklärung oder Entmündigung – die soziale und psychische Komplexität aufnehmen kann, die widersprüchlichen Fragen, Entscheidungen, Hoffnungen, Wünsche und Lebensarrangements, die Frauen bewegen und die von dem Umgang mit diesen Techniken provoziert werden. Ob denn in dieser Betonung der Entmündigung Frauen nicht wieder einmal nur als passiv, allenfalls defensiv Erleidende, ausgeliefert an technische Zugriffe, angesprochen werden, als Opfer. In meiner Wahrnehmung verkürzt und verfälscht diese Opfer-Definition aber die teilnehmende Rolle von Frauen an diesem Geflecht medizinisch-technischer und psychosozialer Interaktion. Wenn ich die Interviews lese, aus denen Eva Schindele in diesem Band zitiert, frage ich mich auch, ob in dieser Dialektik von Aufklärung und Entmündigung nicht auch eine provokante Zumutung steckt: Indem den

Frauen die medizinische Technik auf und in den Leib rückt, sind sie ja auch herausgefordert, ihre Vorstellungen über technische Sachzwänge zu überprüfen, ihr Verhältnis zu den medizinischen Experten in den Blick zu nehmen. Dabei wären soziale Kompetenz zu mobilisieren und die Wünsche nach Eigenmächtigkeit ernst zu nehmen und hier, in der Auseinandersetzung mit Experten, zu konkretisieren. Herausgefordert ist auch die Fähigkeit, andere Umgangsweisen mit den Techniken zu erfinden als die, die vorgegeben sind. Diese Überlegungen griff Ortrud G. in einem Gespräch auf, das wir in der Zeit führten, als ich diesen Beitrag in Kopf, Leib und Seele mit mir herumtrug. Ortrud G. ist zur Zeit Studentin und hat drei Kinder ins Leben gebracht.

»Natürlich«, sagte sie, »müssen wir uns Selbstbestimmung immer wieder erarbeiten; die Behauptung immer wieder neu setzen, daß ich unter bestimmten Bedingungen leben will, die ich persönlich setze... Selbstbestimmung ist eben mehr, als sich für – oder gegen – irgendeine Technologie zu entscheiden, ist viel umfassender und hat elementar mit meiner ganzen Lebensgeschichte und meinen ganzen sozialen Lebensumständen zu tun. Wenn ich für mich sage, ich will selbst bestimmen, dann heißt das auf der anderen Seite auch zu akzeptieren, daß das Auseinandersetzung bedeutet und Stellung zu beziehen zu den eigenen Ängsten, zu Erwartungen von außen, zu Vorgaben der Experten.«

Ich werde im folgenden allerdings diese Fragen zurückstellen und erst einmal der Behauptung nachgehen, daß pränatale Diagnostik explizit und implizit mit neuen Wertvorstellungen verknüpft ist und soziale Normen setzt, die die Autonomiebestrebungen von Frauen beschränken, ihre Ansprüche auf Selbstbestimmung, ihr Recht auf Gestaltung ihrer Lebensperspektive unterminieren, sie sogar außer Kraft setzen. In den politischen Kontext dieser Frage gehört ein Rückblick auf die 70er Jahre, auf die Auseinandersetzung um den § 218, aus der heraus Selbstbestimmung als Emanzipationsbegriff in der Frauenbewegung formuliert wurde.

Selbstbestimmung im Kreuzfeuer

Daß die Frage nach sozialer Autonomie, nach Selbstbestimmung von Frauen sich vor allem dort entzündet, wo es um ihre leiblichen Potentiale und Fähigkeiten des Schwangergehens und Gebärens geht und um die Verfügung über diese Fähigkeiten, ist hinlänglich bekannt. Bekannt ist auch, daß eben diese leiblichen Potentiale Ziele staatlicher Politik und medizinischer Überwachung sind: in der Förderung von Geburten, in der Kriminalisierung von Abtreibung, in Schwangerschaftsüberwachung, in Experimenten mit technischer Erzeugung von Schwangerschaften, in pränataler Selektion von Föten.

In diesem staatlichen und medizinischen Zugriff auf den weiblichen Körper kommt ziemlich unverstellt die gesellschaftliche Herabwertung von Frauen zum Ausdruck und die Selbstverständlichkeit, mit der noch immer an ihrer Entmündigung festgehalten wird: Frauen haben noch immer kein prinzipielles Recht, über ihre Körper, ihre Körperpotentiale ohne Sanktion oder ohne Experten zu verfügen. Der § 218 setzt an erste Stelle die Kriminalisierung, an zweite die Ausnahme. Und auch vor diese Ausnahme sind Zwangsberatung und entwürdigendes Spießrutenlaufen gesetzt.

Dem Anspruch von Frauen aber auf Selbstbestimmung – in ihren Entscheidungen über das Ob und Wie von Schwangergehen und Kinder-in-die-Welt-Setzen – gelten zudem seit einigen Jahren weitere massive Angriffe. Sie kommen einerseits in besonders arroganter und diffamierender Form aus den Reihen der selbsternannten Anwälte und Schützer – und dies beileibe ja nicht allein Männer – von Embryo und Fötus. Ihre Angriffe zielen vor allem auf die eigenständige Entscheidung von Frauen gegen eine prinzipiell ungewollte Schwangerschaft: Abtreibung soll noch strikter geächtet, verboten, bestraft werden.

Im Zusammenhang mit der pränatalen Diagnostik und der eugenisch oder medizinisch indizierten Abtreibung wurden in den letzten Jahren nun auch Angriffe aus den Reihen der Krüppelbewegung laut. Einige ihrer – männlichen – Vertreter bestreiten das Selbstbestimmungsrecht von Frauen, d. h., sie wollen es für eine Abtreibung nach pränataler Diagnostik nicht gelten lassen. Sie definieren diese Abtreibung als tödlichen Angriff auf ihre Lebensrechte.

Daneben stehen Ärzte mit einer eugenischen Präventionslogik, nach der Abtreibung aufgrund pränataler Diagnostik und eugenischer Indikation eine verantwortungsvolle Risikovermeidung darstellt. Diese pränatale Diagnostik bestärkt und erzwingt den distanziert-technischen Blick auf den eigenen Leib. Sie führt dazu, Selektion zu denken, und unterstützt den Trend, die Behinderung eines Kindes als soziale und emotionale Zumutung für die Frau zu sehen, der mittels Abtreibung zu entkommen ist. Zugleich ist diese Abtreibung von vielfachen Angriffen umstellt, die Frauen die hartnäckigen Bilder des Weiblichkeitsklischees vorhalten: die Identifikation der Frau als Gebär-Mutter und Kinds-Mutter, die als soziale und als Rechts-Person hinter Kind und Fötus zurücktreten soll.

Nun könnte frau einwenden, daß diese Identitäts-Bilder von fürsorglicher Weiblichkeit, von Selbst-Verzicht und Mutterschaft längst von der Alltagsrealität von Frauen, ihrer Lebenspraxis in den Schatten gestellt sind, ihre Gültigkeit und ihre Bindekraft verloren haben. Dies mag in Grenzen und für bestimmte soziale Gruppen stimmen. Hinter diesen Weiblichkeitsbildern wirken jedoch weiterhin soziale Normierungen, die immer dann besonders heftig mobilisiert werden, wenn es um geplante oder eben nicht gelingende Fortpflanzung, um Schwangerschaft, um Unfruchtbarkeit und ihre medizinische Behandlung, um Kinder oder eben um den Embryo und Fötus geht.

Solche sozialen Normierungen haben ihre Wirkungen gegenüber Selbstbestimmungsansprüchen von Frauen, und ihnen galt im wesentlichen die Auseinandersetzung um den § 218.

Selbstbestimmung gegen § 218

In der sog. neuen Frauenbewegung der frühen 70er Jahre wurde Selbstbestimmung vor allem zunächst von der Reformdebatte um den § 218 herausgefordert und das Recht auf selbstbestimmte, individuelle Entscheidung für Abtreibung gegen die nun liberalisierte Kriminalisierung von Frauen eingefordert.

Die trotzige Selbstbehauptung der Slogans: »Mein Bauch gehört mir«, »Ob Kinder oder keine, entscheiden wir alleine« und »Weg mit dem § 218« war weniger Realität als Kampfansage. Sie wandte sich gegen die provozierende Erfahrung, in einem so zentralen Punkt von Lebensentscheidung – für oder gegen das Leben mit einem Kind in einem bestimmten Moment des eigenen Lebensverlaufes – als Verantwortliche nicht gefragt zu sein, sondern als Unmündige erneut festgeschrieben zu werden. In diesen Slogans wurden zwei zentrale Aspekte des klassischen, aufklärerischen Emanzipationsbegriffes thematisiert: aktives Subjekt des eigenen Lebensentwurfes zu sein und die Forderung nach Freiheit von diskriminierenden sozialen Zwängen. Und gerade diese Diskriminierung wurde in der reformierten Verrechtlichung der Abtreibung im § 218 erneut legalisiert. Schließlich ging es in dieser Auseinandersetzung darum, daß Frauen sich als bürgerliche Rechtssubjekte mit einem autonomen Verfügungsanspruch über den eigenen Körper ins politische Spiel brachten und dabei den Versuch unternahmen, die Kriminalisierung der individuell entschiedenen Abtreibung soweit wie möglich zurückzudrängen.

Selbstbestimmung in diesem Sinne meinte und meint noch immer, Entscheidungen über die eigenen Lebensperspektiven treffen zu können, ohne einer öffentlich propagierten und praktizierten Entmündigung durch Experten der Gynäkologie oder Kirchenmoral ausgesetzt zu sein und ohne Zwangsberatung, die den Frauen Eigenverantwortlichkeit abspricht. Damit war und ist Eigenverantwortlichkeit sowohl für den Abbruch einer ungewollten Schwangerschaft als auch für eine Schwangerschaft gemeint – ohne Fremd-Bestimmung, ohne Einmischung von normativen Vorgaben und ohne Kriminalisierungsdrohungen von Staatsseite.

Obwohl uns die Entkriminalisierung rechtspolitisch gesehen damals nicht gelungen ist, war in der Auseinandersetzung darum doch das Selbstbewußtsein der eigenmächtigen Verantwortlichkeit von Frauen in diesem Konflikt so geweckt, daß sie die restriktive soziale Indikation des § 218 trotz des darin festgeschriebenen Rechtfertigungszwanges praktisch für die individuelle Entkriminalisierung nutzten.

Unter dem Konzept der Selbstbestimmung war in dieser Auseinandersetzung jedoch weit mehr gefaßt als die eigene Entkriminalisierung und Setzung als autonome Rechtssubjekte. Subjektwerdung verband sich hier mit der Perspektive, sich prinzipiell von den Fesselungen des »biologischen Schicksals« zu lösen, lösen zu können, die physischen, reproduktiven Potentiale des weiblichen Körpers, die leibliche Fruchtbarkeit in den Griff zu bekommen, sie zugleich beherrschbar, auch vermeidbar, zu machen.

Fruchtbarkeit als schöpferisches Potential aber ist ein unberechenbares Potential, trotz Verhütungstechniken. Im Vordergrund von Selbstbestimmung und Subjektwerdung stand – und steht – die Beherrschung der Eigendynamik des Undisziplinierbaren, des Unkalkulierbaren, buchstäblich am eigenen Leibe. Selbstbestimmung bedeutet also auch: Die Zähmung dieses widerspenstigen Leibes, der in seiner Unberechenbarkeit zum Stolperstein für selbstbestimmte, geplante Lebensentscheidungen werden kann. Die Aneignung und Überwachung des subjektiven – oft unbewußten – Leibes bedeutete zugleich seine Abspaltung als objektivierbarer, distanzierter, verplanbarer, funktionstüchtiger Körper. Die Erlangung von Körper-Bewußtsein ging einher mit der Annahme eines Körpermaschinen-Bildes von eigenen leiblichen Prozessen.

Auf die genannte Dialektik dieses Prozesses, die Verbindung von Selbst-Kontrolle, von Annäherung an den Körper und Entfremdung vom eigenen Leibe, will ich hier nur noch einmal hinweisen. In dieser Dialektik ging es bei der Abtreibung – wie bei der Verhütung – um Kontrolle, Selbst-Kontrolle des eigenen Körpers, um Selbstverfügung über die weibliche Leiblichkeit, um Planbarkeit und Beherrschbarkeit von »blinden« Körperpotentialen und den durch diese strukturierten Lebensprozessen. Es ging darum, sich mit dieser Selbstkontrolle dem machtvollen gesellschaftlichen Zugriff zu entziehen, der in der sozialen Rollenzuschreibung und Identifizierung von Frau gleich Mutter gleich Gebärmutter besteht und der im Prinzip in jedem »Schwangergehen« greift. Genau in dieser Aufkündigung der Fremdverfügungen über den eigenen Leib wird der Selbstbestimmungsanspruch von Frauen immer wieder und am heftigsten über den eigenen Lebensentwurf angegriffen.

In der Auseinandersetzung der 70er Jahre um die Sanktionierung von Abtreibung sind m. E. aber zwei bedeutsame Aspekte untergegangen, deren Präsenz für die bewußte Verarbeitung von Abtreibung notwendig, Not-ab-wendend wäre.

Daß Frauen entschlossen sind, auch unter restriktiven Bedingungen abzutreiben, wenn die Schwangerschaft ungewollt ist, ist bekannt. Für viele Frauen ist eine selbstbestimmt entschiedene Abtreibung eine emotional eindeutige und erleichternde Konfliktlösung. In vielen öffentlichen Diskussion wird aber mit großer Heftigkeit die Richtigkeit und die Bedeutung der Wahrnehmung bestritten, daß mit Abtreibung auch Abbruch von Lebenspotentialen verbunden ist, daß sie Entscheidung für, aber auch zugleich gegen Lebensperspektiven bedeutet. Noch immer wird vor allem in öffentlichen Debatten darauf bestanden, daß Abtreibung kaum mehr ist als ein technisch-medizinischer Eingriff. Daß er auch mit Trennung, Trauer, Wut oder Ohnmacht verknüpft sein kann, wird oft noch heftig negiert, öffentlich jedenfalls. Die Heftigkeit der Abwehr verstehe ich als Signal, daß hier vielfach eine Eindeutigkeit von Entscheidungen, eine Problemlosigkeit des Körpereingriffs generalisiert wird, hinter der die seelischen Kränkungen eines technisch vermittelten Abbruches von Körperpotentialen verdrängt werden. Diese Abwehr und Verdrängung hat – neben dem psychischen – ihren politischen Sinn. In der Offensive gegen Abtreibungsentscheidungen werden neuerdings gerade Trauer und Schmerz als Argumente gegen die Frauen eingesetzt: Wer trauert, ist ambivalent, wer ambivalent ist, war nicht wirklich in Not, wer nicht in existentieller Not war, hat illegal abgetrieben und muß verfolgt werden – zumindest mit den moralischen Keulen der Lebensschützer.

Daß diese Entschiedenheit zur Abtreibung einhergehen kann mit Trauer um den Verlust von Lebensmöglichkeiten, indem andere gewonnen werden, ist aber kein Beweis dafür, daß die Frauen eigentlich doch nicht abtreiben wollten. Vielmehr hat die öffentliche Kriminalisierung der Abtreibung die Frauen veranlaßt, den Verlust, der in jeder Entscheidung liegt, die Trauer um die verlorene Alternative zu unterdrücken, abzuspalten, zu verstecken. Trauer über eine Entscheidung heißt eben nicht, daß diese falsch war, und auch die Aussage, daß eine Abtreibung später nicht wiederholt würde, bedeutet nicht, daß die Entscheidung dafür in dem gegebenen lebensgeschichtlichen Moment nicht ihre innere Richtigkeit hatte – auch wenn sie mit Verzicht verbunden war.

Subjekt contra Subjekt

Ein wichtiges und bisher kaum bedachtes Faktum in der Auseinandersetzung um den § 218 ist die öffentliche Bildwerdung des Fötus. Er erhält eben durch das Bild einen Subjektstatus, die Zuschreibung, vollendetes menschliches Subjekt zu sein. Dies wird durch eine Rechtsprechung unterstützt, die den Fötus immer prägnanter auch zum juristischen Subjekt erhebt. Damit wird das Bewußtsein darüber zugedeckt und selbst die emphatische Wahrnehmung beschnitten, daß Schwangergehen ein Prozeß der Lebenswerdung ist, ein allmählicher Prozeß der Herauslösung des zukünftigen Subjektes aus einer Symbiose, ohne die keine Menschwerdung möglich wäre. Dieser Prozeß ist weder in das antagonistisch gesetzte Gegenüber von schwangerer Frau und Fötus-Subjekt zu fassen noch in der Reduktion des Fötus auf ein Körperorgan der Frau.

Die Erfindung des Fötus als öffentliches Subjekt hat sehr weitreichende Folgen. Das technisch in die Welt gesetzte Bild vom Fötus ist nicht mehr zu vergessen, es dringt in die Verarbeitung von Alltagserfahrung ein. Abtreibung bekommt nun gewissermaßen ein Gegenüber, ein Subjekt, an dem sich der Lebensbegriff und der Tötungsvorwurf festmachen. Sie ist nicht mehr Abbruch eines Zustands und Verabschiedung von einem Potential, sondern wird zum Angriff auf das medizinisch-juristisch definierte Lebensrecht dieses »öffentlichen Fötus« (Barbara Duden). Die kulturell geprägte psycho-physische Symbiose, die wir Schwangerschaft nennen, wird zurückgedrängt zugunsten eines Konstruktes antagonistischer Subjekte: Dem abhängigen Lebenswillen des Fötus ist die potentiell egoistische, tötende Mutter gegenübergestellt. D. h. aber, die Selbstbestimmung der Frau über das eigene Leben hat nun schon in der Schwangerschaft ein abhängiges, ausgeliefertes Subjekt-Gegenüber bekommen, dem sie die Relativierung ihrer Selbstbestimmung schuldig ist. Die Konstruktion des »öffentlichen Fötus« macht die Frauen, die sich den Prozeduren der Reproduktionsmedizin unterwerfen, strukturell unsichtbar. Die feministische Kritik fragt nach der Entwürdigung von und der Körperverletzung an Frauen; aber: »Während wir nach den Frauen fragen, finden wir (in der öffentlichen Debatte) nur den Fötus.« Die Frau wird als Subjekt dieser Prozeduren ignoriert.

Diese Aufspaltung der Schwangerschaft in den Konkurrenzkampf zweier Subjekte hat weitgehende Folgen in der politischen Debatte: Der Vorwurf auf Abtreibung als Tötung oder Mord erhält gewissermaßen einen Bild-Beweis: das Foto des Fötus-Subjektes; und er erhält damit erschlagendes Gewicht in einer Gesellschaft, in der Bild-Abbildung mit Realität und

Wahrheit in eins gesetzt wird. Diese Identifikation versuchen Frauen in den öffentlichen Abtreibungsdebatten häufig zu unterlaufen und beschreiben zuweilen den Embryo oder Fötus als Objekt-Organ, von dem sie sich technisch trennen. Sie vermeiden damit die Annäherung an sprachliche Bilder von Kind und Subjekt; aber sie weichen dabei auch einer längst notwendigen Offensive aus, die allerdings nicht nur sie allein angeht: den Mord- und Tötungsvorwürfen die Eigenbehauptung entgegenzusetzen.

»Wir drücken uns um offene Gegenüberstellung. Frauen, und das sehe ich auch an mir, halten es nur schwer aus, einzugestehen: Ja, ich habe dieses Lebenspotential abgebrochen, ich habe die Entwicklung dieses Fötus zu einem Menschen nicht zugelassen. Ich wollte dieses konkrete Kind nicht zur Welt bringen; in diesem Sinne habe ich getötet... ja, dieses Lebenspotential mußte daran glauben, weil ich auch noch leben will, unter bestimmten Bedingungen, die ich persönlich setze.« (Ortrud G.)

Gebändigte Fruchtbarkeit

Leibliche Fruchtbarkeit wird in der Frauenbewegung vorrangig gedacht als etwas, das zu beherrschen ist. Fruchtbarkeit gilt als ein unberechenbares und risikoreiches Potential, als behindernde Fähigkeit zudem, denn die hartnäckige Zuschreibung von sozialen Rollenklischees aufgrund leiblicher Potentiale von Frauen ist ja noch längst nicht aufgebrochen. Ihre Kontrolle ist somit oft gleichbedeutend mit der Hoffnung, ein sozial und psychisch eigenständiges Leben zu gewinnen.

Was aber in diesem Bestreben, der Zuschreibung eines biologisch determinierten Schicksals zu entkommen, untergegangen bzw. nicht aufgetaucht ist – und was unter den kulturellen Verstrickungen des Themas auch nur schwer denkbar wird –, ist die symbolische Bedeutung, der individuell-psychische und der kollektive Sinn, den menschliche und in ihr weibliche Fruchtbarkeit haben könnten.

Ich meine damit, daß zu jedem menschlichen Leben Fruchtbarkeit gehört als genuiner Ausdruck dieses Lebens. Fruchtbarkeit im weitesten Sinne als Fähigkeit, schöpferisch zu sein, als Fähigkeit, etwas Neues entstehen zu lassen, als kreatives

Hervorbringen. Und diese schöpferische Fähigkeit umfaßt prinzipiell alle Bereiche des menschlichen Lebensspektrums: emotionale und soziale, geistige und spirituelle, handwerkliche und eben auch leibliche, z. B. als Hervorbringen der Lebensmöglichkeit eines Kindes. Daß wir dieses Potential in der Frauenbewegung weitgehend als Behinderung und Verhinderung dachten, hat viele gewichtige Gründe.

Die beschränkende Identifikation von Frauen mit diesem leiblichen Potential, die Einbindung weiblicher Leibesfruchtbarkeit in ein diskriminierendes soziales Korsett von Entmündigung und Abwertung hat in vielen Frauen notgedrungen eine tiefe Abwehr erzeugt gegenüber dieser leiblichen Fruchtbarkeit; hat das Bedürfnis geweckt, sie zu begrenzen, zu kontrollieren. Das heißt aber auch, daß wir diese Instrumentalisierung so besetzend erfahren und so totalitär gedacht haben, daß der Sinnfrage kein Raum blieb.

Diese Ausblendung der Fruchtbarkeit in ihrer symbolischen Bedeutung hat sich nach meinem Verständnis in der sog. neuen Mütterlichkeit bis hin zum Müttermanifest einen allerdings indirekten Ausdruck verschafft. Im Gegenzug zu einem nur instrumentellen Körper- und Fruchtbarkeitskonzept wurden dort jedoch Schwangerschaft und Leben mit Kindern zur universellen Natur- und Lebendigkeitserfahrung idealisiert. Das hat es den Kritikerinnen leichtgemacht, sich in ihren Pamphleten auch an eben dieser Oberfläche zu bewegen. Beide Bewegungen aber, die der Abwehr des »biologischen Schicksals« und die der Idealisierung von Körpererfahrung, sind an der Frage, die ich hier nur andeuten kann, vorbeigegangen: Welche Bedeutung, welchen Sinn hat leibliche Fruchtbarkeit in der menschlichen und hier besonders der weiblichen Subjektwerdung und der Persönlichkeits-Entfaltung von Frauen, wenn diese in ihrer menschlichen Fruchtbarkeit auf eine körperliche Produktivität reduziert und um alle anderen Bereiche fast völlig betrogen werden? Und was bedeutet es für diese eigene Individuation, wenn schöpferische Fähigkeiten gegeneinander ausgespielt werden müssen, um Gestalt zu gewinnen: z. B. als Entweder – Oder, entweder leibliche oder geistige Fruchtbarkeit, entweder Kind oder Beruf? Was bedeutet die Entdeckung, daß jegliche Fruchtbarkeit für Frauen doch immer noch Begrenzung, Einschränkung von Fähigkeiten heißt und Betrogenwerden um die Lust an der Fruchtbarkeit? Und was bedeutet es auch, wenn

Frauen entdecken, daß sie diesen Reduktionismus mitspielen, weil ihnen ein mutiger Rund-Blick in die Vielfalt der eigenen schöpferischen Potentiale noch immer nicht gelingt? Was bedeutet es, wenn Frauen noch immer dazu angehalten werden, ihre verschiedenen schöpferischen Potentiale gegeneinander auszuspielen, sich auf ein entweder leiblich oder geistig einzulassen? Was schließlich bedeutet es, daß jegliche Fruchtbarkeit von Frauen mit Klischees besetzt ist: leiblich-(ganz) weiblich und geistig-(zu)männlich...?

Ich vermute – aber das wäre eben mit einigem Mut zu untersuchen –, daß diese Verdrängung von Fruchtbarkeit einerseits mit der skizzierten Logik von Körperinstrumentalisierung zusammenstimmt. Ein als Mechanismus, als Objekt gedachter Körper ist schwerlich mit Fruchtbarkeit zu assoziieren. Zum anderen muß in einer Gesellschaft, die systematisch Lebensvernichtung produziert und »Frucht« zum fabrikmäßig herstellbaren Produkt macht, leibliche Fruchtbarkeit als lebendiges und willentlich nicht herstellbares Potential zum Risiko werden, zur Bedrohung von Beherrschungsphantasien. Damit werden Fruchtbarkeit und Unfruchtbarkeit aber in ihrer symbolischen Bedeutung verdrängt: Bei Sterilität steht deshalb nicht die Frage im Vordergrund, warum in diesem Körper, in dieser Beziehung jetzt nichts wachsen kann und darf, sondern wie der »Defekt«, gewissermaßen die Stockung im körperlichen Produktionsprozeß, technisch zu beheben sei – und in diesem Verständnis treffen sich die Frauen, die nach diesen Techniken fragen, mit den anbietenden Experten.

Informations-Imperative

Maschinen/Testserien sind heute wesentliche Instanzen der Wahrnehmung und Überwachung von Körperprozessen und der Sicherheit gegenüber Abweichungen in Körperreaktionen. Mit ihrer Einführung wird die Realität durch bildliche und biochemische Medien simuliert, nachgeahmt und verändert.

Die Frau als erfahrendes Subjekt wird zum Anhängsel der Maschine, die genauere Daten liefert. Erfahrung und Befinden der Frau und der Fötus werden zum Konstrukt von Maschine und Test. Der Fötus ist nicht primär präsent aus leiblicher Schwangerschaftserfahrung, sondern durch Bildtechnik und deren Wirklichkeitserstellung. Für real und wahr wird nun gehalten, was im Bild sichtbar und separierbar ist oder was der Test hergibt. Der Suggestion der Bilder und Testergebnisse, vor allem deren Interpretation durch den Experten, unterliegt auch die Frau. So schließt sich der Kreis: Eine andere als diese von Maschinen vermittelte Realität scheint immer weniger denkbar. Eine Schwangere, die Schwangerschaft nicht als Ausnahmezustand, als Risiko wahrnimmt, gilt plötzlich als Risiko für den Fötus. Und dem stimmen Frauen zu. Körperprozesse in der Klammer medizinisch-technischer Überwachung sind immer mehr der subjektiven Verfügung und Interpretation entzogen. Hinzu kommt, daß es für den Umgang mit dieser »technikgestützten« Schwangerschaft kaum eine private, vertraute Verarbeitungsform gibt, die die Monopolstellung ärztlicher Experten und Apparate relativierte.

Vielmehr untergräbt die Einführung der Techniken das ohnehin labile Vertrauen in die eigenen Körperprozesse und bestätigt das instrumentelle Körperverständnis. Das hat zur Folge, daß Frauen in dieser strukturellen Verunsicherung in die Delegation von Verantwortung flüchten, d. h. mit der Suche nach scheinbaren technischen Sicherheiten den selbstverantwortlichen und subjektiv als riskant empfundenen Umgang mit dem lebendigen Körper aufgeben.

Im Arzt-Klientin-Verhältnis geht es um vorgefertigte Dienstleistungen und Informationen, die der Logik der Technik folgen. Die Information wird zunächst als nützlich und unverzichtbar empfunden, sobald sie verfügbar ist; aber sie wird darüber hinaus gleichzeitig imperativ, handlungsweisend. Sie ist nicht neutral, schon gar nicht in dem Kontext, in dem sie gegeben wird. Ist eine bestimmte Information verfügbar und ist sie, wie in der pränatalen Diagnostik, mit einer Entscheidungsanforderung und einem Handlungsziel der Prävention verknüpft, dann gerät sie zur Zwangs-Information. Nicht-Wissen, Nicht-Informiertsein und trotz Information nicht präventiv handeln wird zum Inbegriff der Unvernunft. Frauen, die sich solchem Informationszwang verschließen oder dem impliziten Handlungsimperativ Eigenwilligkeit entgegensetzen (keine Amniocentese, keine Abtreibung bei sog. »positiven Test«), treffen dann zudem noch auf das latente Vorurteil, ohnehin typisch-weiblich irrational und wesensmäßig weniger vernunftgeleitet zu sein. In der Präventionslogik der pränatalen Diagnostik gelten der Test und der eugenisch/medizinisch indizierte Abbruch als rational; vernünftiger jedenfalls als die Entscheidung, trotz präventiv gewonnener Information ein wahrscheinlich behindertes Kind zur Welt zu bringen. Frauen, die sich dieser Präventionslogik entziehen, die ihre Entscheidungen auf andere Wertmaßstäbe bauen als den Vollzug der technisch machbaren Risikominderung, gelten als eigentlich unvernünftig und verantwortungslos. Nun geht es auch hier nicht um ein »Zurück zur Natur«, zur technikfreien Schwangerschaft. Aber im Sinne der Doppelgesichtigkeit von aufklärender Information erscheint es mir wichtig, daß wir gegenüber der Logik von Risikominderung, Präventionsgebot und technisch vermittelter Vernünftigkeit Standpunkte gewinnen, an denen Ambivalenzen, Zögern, unvernünftige Empfindungen ihren Ort haben und andere Logiken als die der Vermeidbarkeit von Risiken und Defekten wahrgenommen werden können.

Hier will ich noch auf einen Aspekt verweisen, der bisher in der feministischen Debatte kaum eine Rolle gespielt hat, aber zunehmend brisant wird. Auf der einen Seite wird die Frau in der präventiven Diagnostik mit Informationen und Entscheidungsimperativen überschwemmt. Sie ist zugleich aber auch – vor allem als sogenannte Risiko-Schwangere – Objekt von Datenerhebungen. Diese Daten – erzeugt in der humangenetischen Beratung, der allgemeinen Schwangerschaftsvorsorge und der pränatalen Diagnostik – fließen an Humangenetische Forschungsstellen, Forschungsvorhaben, Register und Kassen zurück. Die präventive Information erzeugt also zugleich Wissen über die Bürgerin, über deren Erzeugung und Verwendung sie keine Kontrolle hat. Sie ist Objekt einer genetischen Datenerhebung, obwohl sie keinen Auftrag zu solcherart Erhebung und Speicherung gibt und dort, wo sie der Datensammlung zustimmt, die Reichweite dieser Zustimmung nicht im Auge hat. Das Recht auf Nicht-Wissen z. B. über das eigene genetische Potential gilt längst, trotz politischer Einwände, als anachronistisch fortschrittsfeindlich. Das Recht auf »informationelle Selbstbestimmung« ist bisher nur von dem Wissenschaftssoziologen Wolfgang van den Daele auch auf die pränatale Diagnostik bezogen worden; hier wäre detailliert weiterzudenken.

Selbstbestimmung in Grenzen?

In den vorausgehenden Kapiteln hat Eva Schindele gezeigt, wie die Ausdehnung der pränatalen Diagnose-Techniken die Wahrnehmung der Schwangerschaft beeinflußt und verändert: Vom normalen Zustand ist sie im medizinischen Blick zum Ausnahmezustand geworden, zur Abweichung gegenüber der Normalität. Im Prinzip ist die Schwangerschaft heute pathologisiert, sie ist bestenfalls »low-risk«, was aber den Blick auf Störung, Risiko, Abweichung, Krankheit und Behandlung konzentriert und in die Logik von Körperbeherrschung und Prävention einspannt. Diese Definition der Schwangerschaft als Abweichung und Risiko treibt die Frauen in die Defensive, nimmt sie in die Pflicht zur Gesundheit, zur Risikovermeidung und Prävention, wie sie heute im Präventionskonzept der Gesundheitspolitik Programm sind.

In ihrer Wahrnehmung der Schwangerschaft kann die einzelne Frau sich ja heute meistens weder auf individuelle eigene noch auf kollektive Erfahrungen anderer und älterer Frauen beziehen. Da Frauen meist nicht mehr als zwei Schwangerschaften durchleben, reduziert sich die Wahrnehmung vielfach auf das Ausnahme-Befinden, auf die Störungswahrnehmung und damit auf Signale für einen medizinischen Interventions- und Überwachungsbedarf. So werden Frauen sich angesichts differenzierter technischer Testangebote bemühen, deren Perfektionsappell nachzukommen: Sie werden tendenziell alle verfügbaren Tests über sich ergehen lassen. Läßt frau einen aus, so hat sie sich im Zweifel nicht genug bemüht, der Präventionslogik vernünftig zu folgen und ein möglichst fehlerfreies Kind hervorzubringen.

Informiert zu sein bringt ein weiteres Dilemma hervor. Einerseits kann sich die diffuse Angst vor einer Behinderung des zukünftigen Kindes konkretisieren, die Frau könnte sich selbst und ihre soziale Umgebung auf das Leben mit diesem Kind einstellen. Aber in dieser Umgebung spricht fast alles gegen eine solche Entscheidung. Sie selbst verbindet mit dem zukünftigen Kind psychisch zunächst immer die Vision des heilen, unversehrten Kindes, und die mögliche Kränkung dieser Vorstellung ist angstbesetzt. Daneben sind ihr die gesellschaftlichen Ausgrenzungen von Behinderten zumindest diffus bewußt, und diese prägen auch – meist unbewußt – ihre eigenen

Vorstellungen von lebenswertem Leben. Zugleich wird bei den vorherrschenden Formen von Arbeits- und Erwerbsteilung das Versorgen und Aufziehen von Kindern noch immer und absehbar auch weiterhin überwiegend von Frauen geleistet. Diese Arbeit vervielfacht sich, wenn das zukünftige Kind nur bedingt zu selbständigem Leben heranwächst. Für die Frau aber heißt das dann: Verzicht auf oder zumindest Einschränkungen von eigener Erwerbstätigkeit, damit Verzicht auf eigenes Geld, d. h. also materielle Abhängigkeit; es bedeutet die Einschränkung eigener sozialer Kontakte, die sich nicht nur um Familie, Kinder, Hausarbeit und um individuelle private Kompensation gesellschaftlicher Diskriminierung drehen. Diese beklemmende Perspektive bahnt der Akzeptanz einer Technik den Weg, die hier eine Wahl anbietet: Durch selektive Abtreibung kann, so jedenfalls ist die Hoffnung, den eigenen, individuellen Lebensinteressen mehr Raum erhalten werden.

Selbstbestimmte Entscheidung für die angebotenen Techniken heißt aber unter solchen Bedingungen, sich zwischen zwei Alternativen entscheiden zu müssen, von denen zumindest die eine meist als unerträglich empfunden wird: die Annahme eines möglicherweise in seiner autonomen Lebensgestaltung eingeschränkten Kindes. Auf der anderen Seite – die bislang kaum ins Bewußtsein dringt – steht die Nutzung dieser Techniken und die Akzeptanz von selektiver Abtreibung, mit der Frauen sich – unbewußt – an einer Gewöhnung an eugenisches Denken beteiligen.

Denn die Frage, ob ein eigenes Leben mit einem behinderten Kind mehr oder eben weniger lebenswert sei, ist nicht nur privat und in einem sozialen Vakuum gestellt. Sie führt in ihrem Schatten die andere Frage mit sich, ob denn ein zukünftiges Menschenleben lebenswert sei oder nicht. Die Frage nach dem »Lebenswert« aber ist in dieser Gesellschaft längst zur Rechnungsgröße geworden: Vermeidbare Behinderte sind einfach zu teuer. Zum anderen wird »lebenswert« an einer diffusen Normalitätssetzung gemessen, was geistige und körperliche Gesundheit sei. Die Vermeidung von Abweichendem ist im Sinne von Risikovermeidung und Prävention dann nur »vernünftig«. Die Krüppelgruppen haben deutlich gemacht, daß sie sich auch von einer individuell entschiedenen Abtreibung nach eugenischer Indikation, wie sie aus pränataler Diagnostik folgen kann, in ihren Lebensinteressen angegriffen fühlen.

Als persönlich Verantwortliche für eine Renaissance eugenischen Denkens galten zunächt humangenetische Berater und Forscher; Frauen erschienen als ihre Opfer. Das änderte sich seit Mitte der 80er Jahre, und zwar ganz auffallend zu dem Zeitpunkt, als in der Frauenbewegung die Kritik an den eigenen Opfertheorien aufbrach und die »Mit-Täterschaft« von Frauen an der patriarchalen Geschichte öffentlich diskutiert wurde. Für einige prominente, mediengeübte Vertreter der Krüppelbewegung sind Frauen nun verantwortliche Täterinnen bei der Einübung von alltäglichem eugenischen Denken. Daraus wird dann der Schluß gezogen, daß der Anspruch von Frauen auf autonome Entscheidung über jegliche Abtreibung an der eugenischen Abtreibung ihre Grenzen finden müsse. Das Selbstbestimmungsrecht von Frauen wird wieder einmal aufgespalten. Das Argument ist altbekannt: Das Lebensinteresse und die Selbstbestimmung von Frauen habe hinter dem Lebensinteresse anderer – hier von Behinderten – zurückzutreten. Dieser Position haben allerdings Feministinnen aus der Krüppelbewegung heftig widersprochen (siehe den Beitrag von Anne Waldschmidt).

In dem bereits erwähnten Gespräch hat Ortrud G. diese Haltung so verdeutlicht:

»Jede Frau hat dieses Schicksal individuell zu tragen, einem behinderten Kind durchs Leben zu helfen. Und da brauchen wir dieses Selbstbestimmungsrecht, uns auch gegen diese Lebensperspektive zu entscheiden. Es geht darüber hinaus darum, daß wir gesellschaftlich andere Forderungen stellen, wie wir mit behinderten Kindern leben können, ohne die eigenen Lebenswünsche völlig zurückzustellen. Letztendlich bleiben die Konsequenzen heute aber an den Frauen hängen; und in dieser Realität brauchen die Frauen die Möglichkeit zu sagen: Ich kann dieses Leben tragen, oder ich kann es eben nicht tragen. Wobei ich den Krüppelgruppen bei ihrer Forderung zugute halte, daß diese aus der berechtigten Angst geboren ist, mit dem Trend zur Vermeidung bestimmter Behinderungen tendenziell als Gesamtgruppe getroffen zu sein. Aber es bleibt darin ein Widerspruch bestehen. Ich kann nicht auf der einen Seite für ein Selbstbestimmungsrecht bei sog. Notlagenindikation des § 218 eintreten, also für einen straffreien Abbruch der Schwangerschaft, bei dem nicht die Frage gestellt wird, ob das zukünftige Kind gesund sein wird, sondern die psychosoziale Notlage der Frau im Vordergrund steht; und (ich kann) dann (nicht) auf der anderen

Seite aber bei einer Amniocentese und der Diagnose, daß ein wahrscheinlich behindertes Kind geboren wird, der Frau diese Entscheidungsfreiheit absprechen, obwohl sie sich damit selbst in einer extremen Notlage befindet. Entweder wir fordern, daß die Frau grundsätzlich entscheiden kann, Schwangerschaften abzubrechen, und dann gilt das auch für ihre Entscheidung nach einer Amniocentese. Oder wir stellen das Selbstbestimmungsrecht in Frage. Natürlich ist es ein Unterschied, ob eine Abtreibung in der 22. Woche oder in der 9. Woche gemacht wird. Aber generell kann ich nicht zwischen gesundem und behindertem Kind unterscheiden, d. h. der Frau bei einem behinderten Kind ihr Recht auf eigene Entscheidung absprechen. Dieses Recht muß unteilbar sein, sonst ist es kein Selbstbestimmungsrecht mehr.«

Nun wird in der öffentlichen Auseinandersetzung immer wieder behauptet, auch Feministinnen als Kritikerinnen der pränatalen Diagnostik selber würden den Anspruch, das Recht auf Selbstbestimmung gerade an der eugenischen Indikation in Frage stellen. Nach meiner Wahrnehmung zielen die feministischen Kritiken an der pränatalen Diagnostik aber auf die entmündigende Weise ihrer Anwendung, auf die implizite eugenische Orientierung, auf Selektionsdenken. Kritisiert wird der Trend, Frauen daran zu gewöhnen, Abtreibung als Mittel der Selektion zu akzeptieren. Die Kritik gilt damit der Verkehrung: Aus der umkämpften Selbstbestimmung in der Abtreibungsfrage wird in der pränatalen Diagnostik eine präventive Abtreibungsempfehlung. Auch wenn diese »Empfehlung« nicht Pflicht, nicht normativ geregelt ist, nicht als offener Zwang auftritt: in der Logik der Prävention ist eine eugenisch indizierte Abtreibung die einzig wirklich »vernünftige« Konsequenz, und als vernünftiges Handeln wird sie Frauen nahegelegt und oft aufgedrängt. Dabei werden dann sowohl ihre weiblichen Lebensbedingungen ins Argumentationsfeld geführt als auch ein unterstelltes Leiden des späteren Kindes. Leidensvermeidung aber legitimiert Vermeidung und damit Selektion. Selbstverständlich entscheidet die beteiligte Frau individuell und »ohne Zwang«; sie ist dabei allerdings meist von einem Gewirr von Ängsten und Wünschen umstellt, von normativen Vorstellungen über Gesundheit, gutes Leben, von Vorwürfen und Erwartungshaltungen anderer – vom eigenen Ehemann bis zum Protest aus den Krüppelgruppen.

Selbst in ihren Lebensinteressen beeinträchtigt, behindert zu sein, ist eine grundsätzliche und auch sehr gegenwärtige Erfahrung von Frauen. Wenn sie nun bestrebt sind, sich die eigene Lebenslage dadurch zu erleichtern, daß sie die Geburt eines behinderten Kindes zu vermeiden suchen, geraten sie objektiv in einen heftigen Widerspruch. Die erhoffte kleine Freiheit, ein »pflegeleichtes« Kind zu haben, wird durch die kleine Freiheit einer Abtreibungsentscheidung errungen, die nach eugenischen Überlegungen aussondert.

Subjektiv ist dieser Aspekt der Entscheidung meist kein Dilemma, die Entscheidung zur Abtreibung kann durchaus widerspruchsfrei und als Entlastung erfahren werden. Insofern provozieren die Vorwürfe einiger Vertreter der Krüppelgruppen meist erst einmal nur Schuldgefühle: Frau hat egoistisch an sich zuerst und alleine gedacht. Dennoch ist die Wahrnehmung dieses Widerspruchs in der feministischen Kritik ein wichtiges Element in der Frage, wie die alltägliche Gewöhnung an eugenisches Denken fortschreitet. Aber die Aufnahme dieses Widerspruchs heißt – meiner Wahrnehmung nach – nicht, daß damit Verbote assoziiert sind, weder ein neues Abtreibungsverbot noch Verbote der medizinischen Techniken.

An dieser Stelle ist nun in den jüngsten Debatten häufig von Verantwortung die Rede. Auch hier stellt sich rasch ein normativer Unterton ein: Wieder hätten Frauen ihre Entscheidung vor allem vor übergeordneten Wertsetzungen zu verantworten. Sie hätten in erster Linie die Lage der Behinderten zu bedenken, für deren Forderungen Mitverantwortung zu übernehmen... und deshalb auf Abtreibung nach pränataler Diagnostik zu verzichten. Hier wird – so scheint mir – nur ein anderer Begriff für die alte Absicht eingesetzt, Frauen an ihre »Pflicht« zur Fürsorge, abgetrennt von ihren eigenen Lebensinteressen zu erinnern.

Dabei geht es in der ganzen Auseinandersetzung für die beteiligten Frauen doch erst einmal darum, aus der Defensive, aus »Soll« und »Pflicht« herauszukommen. Es sind doch erst einmal Möglichkeiten zu schaffen, pränatale Diagnostik als soziales Verfahren zu begreifen und herauszufinden, daß und wie frau bestimmend eingreifen kann, daß und wie sie ein Gespür dafür entwickeln kann, in welcher Weise die Technisierung der Schwangerschaft ihre subjektiven Erfahrungen und Einsichten zurückdrängt. Es geht – wie dieses Buch zeigt – darum, den trügerischen Mythos von Sicherheit und Risikovermeidung durchsichtig zu machen.

Hier wird die Herausforderung angesprochen, die diese Techniken für Frauen darstellen können: zu lernen, bewußt mit jedem einzelnen Schritt dieser Angebote umzugehen; zu lernen, daß es möglich ist, die Techniken zu entmystifizieren, die Aufklärung über ihre Risiken einzufordern und ihre Erfolgsversprechung zu relativieren; daß mit der Gewohnheit gebrochen werden kann, den Experten blindlings zu vertrauen; daß riskiert werden kann, aus der Rolle der empfindsamen Opfer und der »wandelnden Invalidinnen« herauszutreten.

Dem wirft dann allerdings die feministische Debatte ungewollt Stolpersteine in den Weg. Denn die Kritik der pränatalen Diagnostik wird weitgehend aus der Perspektive geführt, daß Frauen Verführte, Entmündigte und vor allem Opfer sind, umstellt und immobil gemacht. Das läßt sich als Grundton einer solchen Analyse oft auch kaum vermeiden. Aber auch von Selbstbestimmung wird meist aus negativer Perspektive und defensiv gesprochen: Kein Kind, keine Schwangerschaft, kein behindertes Kind, kein Mann, weg mit ..., Verbot von ... Dabei sind es doch vor allem positive Lebenswünsche, um die es bei Selbstbestimmung geht.

Es geht also in dieser Herausforderung darum, auszuprobieren, in diesen technischen Prozeduren als Fragende, Bestimmende, Bedingungen Setzende, Verweigernde, Fordernde aufzutreten, die sich nicht mehr von jeder neuen Hochglanztechnik und jedem heilversprechenden Experten übertölpeln lassen. Einen solchen Aufbruch mögen wir dann Verantwortung nennen oder Selbstbestimmung. Er bedeutet jedenfalls, uns als handelnde, entscheidende, wünschende und fühlende Subjekte noch etwas ernster zu nehmen.

Die Bremer »Initiativgruppe pränatale Diagnostik« Raum schaffen für reflektierte Entscheidungen

Statt eines Schlußwortes möchte ich an dieser Stelle eine Bremer Initiative vorstellen, in der ich selbst mitarbeite. An der »Initiativgruppe Pränataldiagnostik« sind Hebammen, Ärztinnen, Psychologinnen und Studentinnen beteiligt. Wir sind alle zwischen 30 und 40 Jahre alt, einige von uns haben Kinder, andere nicht.* Die Idee zu unserem Zusammenfinden fußte auf der Erkenntnis, daß sich die Pränataldiagnostik nur über die Nachfrage schwangerer Frauen etablieren kann. D. h., daß (schwangere) Frauen und ihre Partner auch beeinflussen, inwieweit sich die Visionen einer »Gläsernen Gebärmutter« durchsetzen können. Dieser Macht sind sich die wenigsten Schwangeren bewußt. Vielfach hat sich im Umgang mit Pränataldiagnostik eine Routine eingespielt, in der weder die subjektiven »Kosten« noch der Sinn solcher Untersuchungen hinterfragt werden. Dem will die Initiativgruppe mit ihrem Beratungskonzept entgegensteuern.

Unser Wunsch ist es, einen reflektierten Umgang mit der Pränataldiagnostik zu fördern, ohne den schwangeren Frauen ihr Selbstbestimmungsrecht streitig zu machen. Voraussetzung ist ein selbstbewußter Umgang mit Schwangerschaft und Geburt, den wir durch unsere Arbeit stärken wollen. Wir sehen Schwangerschaft und Geburt vor allem als Sache der Frauen und nicht eines medizinischen Managements und seiner Apparaturen. Wir lehnen medizinische Maßnahmen nicht generell ab; nur soll die Medizin der Schwangeren folgen und nicht, wie heute üblich, die Schwangere einer Risikomedizin, die sie während der Schwangerschaft, wenn schon nicht in Atem, so doch zumindest auf Trab hält.

In dem Beratungskonzept haben wir der spezifisch kommunalen Situation Rechnung getragen: In Bremen gibt es eine hu-

* In der Gruppe arbeiten u. a. mit: Margret Heider, Rita Kamprad, Dagmar Pawlik, Monika Silberberg, Gisela Siebert, Gabi Stucka, Gitta Vogel.

mangenetische Beratungsstelle, die allerdings keine Beratung vor der üblichen Fruchtwasseruntersuchung aus Altersindikation macht. Auch ansonsten sind die Aktivitäten der hiesigen Humangenetik, die eng mit der Forschung verknüpft ist, umstritten. Die Fruchtwasserentnahme erfolgt in Kliniken oder bei niedergelassenen Frauenärzten; rund die Hälfte aller Fruchtwasseranalysen läuft inzwischen bereits in privaten Labors. Die Chorionbiopsie wird demnächst von einigen Krankenhäusern angeboten, bis dato fahren Frauen in andere norddeutsche Großstädte. Bei den niedergelassenen ÄrztInnen sind mitunter Unwissenheit und vor allem Unsicherheiten gegenüber vorgeburtlichen genetischen Untersuchungen zu verzeichnen. Bei vielen uns bekannten Frauen haben wir neben einem Informationsdefizit auch vielfach erlebt, wie durch die Pränataldiagnostik Konflikte in Schwangerschaften getragen wurden, mit denen sich vor allem die Frauen allein gelassen fühlten. Im folgenden werde ich die Eckpukte unseres Konzeptes skizzieren.

Information und Konfliktberatung

Geht es nach den Empfehlungen des Parlamentarischen Ausschusses für Wissenschaft und Forschung, wird eine genetische Beratung zur Voraussetzung für eine Fruchtwasser- oder Chorionzottenentnahme gesetzlich vorgeschrieben werden. Auch wir halten eine fundierte Beratung für dringend erforderlich. Doch kritisieren wir, daß der Gesetzgeber ausgerechnet diejenigen, die ein professionelles Interesse an vorgeburtlicher Diagnostik haben, auch mit der Beratung beauftragt. Zudem befürchten wir, ein solches Konzept könnte zur genetischen Erfassung größerer Bevölkerungsteile genutzt werden. Außerdem fördert eine genetisch orientierte Beratung eine reduktive Betrachtungsweise des Menschen und bringt sozusagen die Denkweisen der Humangenetik auf selbstverständliche Weise bis an den heimischen Herd.

Wir halten eine Beratung vor dem diagnostischen Eingriff für notwendig, allerdings auf freiwilliger Basis und als Konfliktberatung gedacht. Zudem sollte die Beratung nicht an eine öffentliche Institution wie Frauenklinik, Gesundheitsamt oder Humangenetisches Zentrum angebunden sein. Frauen und ihre

Partner identifizieren solche Institutionen bereits mit der Pränataldiagnostik und verschweigen ihre Ambivalenzen. Wir wollen demgegenüber einen »Raum« bieten, wo Frauen und Männer ihre Bedenken, ihre Sehnsüchte, ihre Ängste, schlichtweg das Für und Wider einer solchen Diagnostik nicht nur äußern, sondern auch debattieren können.

Unserer Erfahrung nach suchen viele Frauen, die aus Altersgründen eine Fruchtwasseruntersuchung oder Chorionbiopsie machen lassen wollen, nicht in erster Linie eine genetische Beratung. Zwar sind Informationen über Methoden, Risiken, Aussagekraft und die mögliche Konsequenz eines Schwangerschaftsabbruchs vonnöten, doch nicht um das, was sich dahinter an Ängsten und Sorgen verbirgt, zu verdecken. Die Pränataldiagnostik ist nicht der Weg zum gesunden Kind. Auch die vielfache Befürchtung von Frauen, sie würden hinterher mit einem kranken Kind alleine dastehen, läßt sich nicht durch die Pränataldiagnostik klären, sondern nur im partnerschaftlichen Gespräch. Deshalb finden wir wichtig, auch die werdenden Väter in die Gespräche mit einzubeziehen.

Wir messen den »Erfolg« unserer Beratungen nicht daran, ob die schwangere Frau nun die Pränataldiagnostik in Anspruch nimmt oder nicht. Unser Angebot soll reflektierte Entscheidungen ermöglichen, in denen auch die Konsequenzen eines diagnostischen Eingriffs oder auch seiner Ablehnung mitbedacht worden sind: Bei der Inanspruchnahme von Pränataldiagnostik bedeutet das, einen Zwiespalt zwischen Kopf und Bauch und ein Aussetzen der Bindung mit dem Ungeborenen zu initiieren, Komplikationen in der Schwangerschaft bis hin zur Fehlgeburt zu riskieren, mit einem möglicherweise nicht eindeutigen Befund konfrontiert zu sein und die schwierige Entscheidung für einen Schwangerschaftsabbruch treffen zu müssen, dessen Spuren nicht ohne weiteres wieder auszuradieren sind. Es kann auch bedeuten, daß die Frau trotz Pränataldiagnostik ein behindertes Kind gebärt und Unterstützung braucht.

Die Ablehnung der Pränataldiagnostik bedeutet, gegen eine unausgesprochene Norm zu verstoßen. Eine medizinische Information ausgeschlagen zu haben kann verunsichern. Auch ist die Frau möglicherweise in der Schwangerschaft immer wieder mit Ängsten konfrontiert, die sie vielleicht in der Furcht vor Behinderung kanalisiert. Möglicherweise gebärt die Frau ein behindertes Kind, und sie und ihr Partner brauchen Hilfestellungen, um mit dieser Tatsache psychisch, aber auch ganz praktisch umzugehen.

Wir bieten werdenden Eltern an, sie ein Stück weit auf ihrem Weg zu begleiten, unabhängig davon, wie sie sich zur Pränataldiagnostik stellen. Nur die Schwangere und ihr Partner können diese Entscheidungen treffen, weil sie es auch sind, die eine Beziehung zu ihrem Kind, egal ob es nun gesund oder krank sein wird, entwickeln und tragen müssen. Unser Angebot soll es »schwangeren Paaren« leichter machen, die Isolation, in der sie sich vielfach befinden, aufzubrechen. Neben unserer eigenen Beratung soll auch die Möglichkeit zu Gruppenzusammenhängen geschaffen werden, bei Bedarf werden wir auch Verbindungen zu Selbsthilfegruppen von Eltern behinderter Kinder oder Betroffenen selbst knüpfen helfen. Die Gründung neuer Selbsthilfegruppen werden wir unterstützen.

Des weiteren halten wir es für notwendig, Frauen (und ihre Partner) mit der Erfahrung einer Fehlgeburt nach einer invasiven Pränataldiagnostik oder eines dadurch induzierten Schwangerschaftsabbruchs nicht allein zu lassen. Erfahrungen aus anderen Ländern zeigen, daß der Kontakt zu Selbsthilfegruppen das Trauma zumindest mildern helfen kann.

Wir kooperieren mit anderen Initiativen und Einzelpersonen, die sich um die Unterstützung Schwangerer und ihrer Partner bemühen. Wir denken in dem Zusammenhang insbesondere an Geburtsvorbereiterinnen, Hebammen und Initiativgruppen, die sich rund um die Geburt gegründet haben.

Beschwerdestelle

Auch in Bremen und Umgebung hat sich die Pränataldiagnostik auf niedergelassene Ärzte und Privatlabors ausgedehnt. Wir können nicht belegen, daß damit weitere Unsicherheiten für die Nutzerinnen der Technik verbunden sind. Trotzdem haben wir in den letzten Jahren erfahren, daß die Methoden häufiger als in der Regel angenommen Komplikationen erzeugen, die im alltäglichen medizinischen Krisenmanagement untergehen, nirgendwo dokumentiert sind, schlichtweg keine (statistische) Rolle spielen. Deshalb finden wir es wichtig, solche Daten an einem Ort zu sammeln.

Öffentlichkeitsarbeit

Bei Öffentlichkeitsarbeit denken wir an zweierlei: einmal an einen Informationsaustausch mit ÄrztInnen, Hebammen und Krankenschwestern, zum anderen an eine allgemeine Aufklärung durch Veranstaltungen, Pressearbeit und Vorträge. Diese Art von Öffentlichkeitsarbeit haben einige von uns in den letzten Jahren relativ intensiv betrieben. Diskussionen in diesem Zusammenhang haben gezeigt, wie »privat« und gleichzeitig »alltäglich« die Pränataldiagnostik zunehmend Raum in unserem Leben eingenommen hat, ohne daß dies von der Öffentlichkeit wahrgenommen worden wäre. Auch fehlt bislang noch eine umfassende politische Debatte.

Zum Informationsaustauch mit den Professionellen: Wir sind immer wieder erstaunt, wie wenig reflektiert niedergelassene GynäkologInnen mit dem »Angebot« pränataler Diagnostik verfahren. Vielfach wollen sie nur die eigene Haut retten und sich durch eine Unterschrift vor möglichen Schadensersatzforderungen schützen. Vermutlich stellt die genetisch orientierte Pränataldiagnostik, mit Einschänkungen auch der Ultraschall, eine ethische Herausforderung für manche/n MedizinerIn dar, die er/sie gerne in einer Gruppe diskutieren würde. Sporadische Informationsveranstaltungen mit medizinischen VertreterInnen sollen dieses Defizit abbauen helfen und gleichzeitig den eigenen Standpunkt supervidieren.

Ethikkommission: Kommunale Kontrolle

Vermutlich wird sich in den nächsten Jahren die vorgeburtliche Diagnostik qualitativ und quantitativ weiter ausdehnen. Neue Tests werden auf den Markt geworfen. Es wird dann zur Privatsache des Labors und möglicherweise der werdenden Eltern, auf welche genetischen Schreibfehler die fötalen Zellen getestet werden. Immer mehr Qualitätsstandards für unsere Kinder können sich auf diese Art etablieren. Wir halten es deshalb für dringend notwendig, daß Forschung und Praxis humangenetischer Zentren kontrolliert werden. Neben gesetzlichen Einschränkungen muß sich auch die Kontrolle im Alltäglichen vor Ort etablieren, möglicherweise durch Ethikkommissionen. Allerdings lehnen wir kompetenzlose Gremien, in denen die Fachleute das Sagen haben, ab. In solchen Kommissionen müssen Behinderte und Frauen weitaus mehr als bisher üblich vertreten sein.

Soweit unsere Vorstellungen. Sicherlich wird sich vieles in der Praxis noch weiterentwickeln, vielleicht auch völlig verändern. Im Moment (Mai 1990) sind wir dabei, einen Verein zu gründen und nach einer Finanzierungsmöglichkeit für eine solche Arbeit zu suchen. Wir halten die unabhängige Beratung für eine öffentliche Aufgabe und fordern deshalb auch eine Bereitstellung öffentlicher Mittel. Wir würden uns wünschen, daß sich auch in anderen Städten solche oder ähnliche Initiativgruppen bilden.

Anmerkungen

Teil 1

1 Kurt Semm, Leiter der Kieler Universitätsklinik.
2 Barbara Duden, Die Geschichte vom öffentlichen Fötus, *in* Susanne v. Paczensky, Renate Sadrozinsky (Hrsg.), § 218: Zu Lasten der Frauen. Reinbek 1988, S. 42.
3 Erich Saling, An einer Subspezialisierung führt kein Weg vorbei, *in* Deutsches Ärzteblatt 86, 8.6.1989.
4 Anna Dorothea Brockmann, Von Recht und Ordnung in der Gebärmutter, *in* Streit 1/88.
5 Zur Vertiefung der Problematik vgl. Renate D. Klein (Hrsg.), Das Geschäft mit der Hoffnung, Erfahrungen mit der Fortpflanzungsmedizin, Frauen berichten, Berlin 1989.
6 Zit. nach Ärztezeitung vom 11./12.12.87, Die Chance auf ein gesundes Kind mit In-vitro-Befruchtung ist gering.
7 Fiona Stanley, In vitro Fertilisation – a gift for the infertile or a cycle of despair? *in* Medical Journal of Australia 14 (2. Mai 88), S. 425–426, zit. nach Renate Klein, Neuigkeiten aus der Retortenwelt, *in* Paula Bradish, Erika Feyerabend, Ute Winkler (Hrsg.), Frauen gegen Gen- und Reproduktionstechnologien, Beiträge zum 2. bundesweiten Kongreß, Frankfurt 28.–30.10.1988, München 1989.
8 Vgl. Ausschuß für Forschung und Technologie des Deutschen Bundestags, Beschlußempfehlung und Bericht zum Vorschlag der Kommission für eine Entscheidung des Rates über ein spezifisches Forschungsprogramm im Gesundheitsbereich: Prädiktive Medizin: Analyse des menschlichen Genoms (1989–1991), Drucksache 11/3555, 24.11.88.
9 1986 wird die Zahl der Mütter, die im Kindbett sterben, mit 8 Frauen pro 100000 Lebendgeborene angegeben. Zit. nach Karl Heinrich Wulf, Geburtshilfe im Wandel, *in* Deutsches Ärzteblatt 85 vom 24. Nov. 88, Tabelle 3.
10 Vgl. Edward Shorter, Der weibliche Körper als Schicksal, München 1987 (2. Aufl.).
11 Ärztezeitung vom 17.12.88.
12 Irene Kummer, Wendezeiten im Leben der Frau, München 1989, S. 87.
13 Annegret Stopczyk, Leibphilosophie oder die Kraft der inneren Bilder, TAZ vom 10.12.88.
14 Dieses Vorgehen scheint bei Gynäkologen kein Einzelfall zu sein. So erzählte mir eine Frauenärztin im Vertrauen, daß ihr Chef

sie bei der Geburt ihres 2. Kindes ohne ihr Einverständnis sterilisierte.

15 Vgl. Edith Bauer, Maren Grimm, Ulrike Hauffe, Eine multidisziplinäre Frauen-Gesundheits-Praxis: Ein sich entwickelndes Modell in Bremen. Darstellung am Beispiel vorzeitiger Wehentätigkeit, *in* Peter G. Fedor-Freybergh (Hrsg.), Pränatale und perinatale Psychologie und Medizin, Berlin 1987.

16 Marlies Köster-Schlutz, Konfliktverarbeitung in Anpassung und Widerstand. Zur psychologischen Arbeit mit Risikoschwangeren, *in* Peter G. Fedor-Freybergh (Hrsg.), a. a. O.

17 Ebd., S. 341. Vgl. auch Alfred Lorenzer, Intimität und soziales Leid. Archäologie der Psychoanalyse, Frankfurt 1984.

18 Oriana Fallaci, Brief an ein nie geborenes Kind, Frankfurt 1979, S. 73.

19 Köster-Schlutz, a. a. O., S. 340.

20 Vgl. Michael Adam, Renate Daimler, Volker Korbei, Kinderkriegen, Köln 1986, S. 83f.

21 Köster-Schlutz, a. a. O., S. 340.

22 Edith Bauer u. a., a. a. O.

23 Schwangerschaft 1983/84, Vorsorge-Initiative der Aktion Sorgenkind (Hrsg.), ... ein paar Worte mehr als üblich.

24 Elisabeth Beck-Gernsheim, Die Kinderfrage, Frauen zwischen Kinderwunsch und Unabhängigkeit, München 1988.

25 Ulrike Bittner, Renate Jäckle, Christine Scholz, Unter Umständen, Über den Umgang mit Medikamenten in der Schwangerschaft, Köln 1984, S. 45.

26 Vgl. Jürgen Collatz, Analysen zur »Mutterschaftsvorsorge«, Dissertation Hannover 1983, außerdem ders., Hausbetreuung durch Hebammen. Eine alternative Versorgungsstrategie für Schwangerschaft, Geburt und Wochenbett, Antrag auf Förderung eines Forschungsprojekts, Hannover 1987.

27 Weltgesundheitsorganisation (WHO), Regionalbüro für Europa (Hrsg.), Wenn ein Kind unterwegs ist, Bericht über eine Studie, Kopenhagen 1987.

28 Vgl. Jürgen Collatz, a. a. O., 1983.

29 Weltgesundheitsorganisation, a. a. O.

30 Persönliche Mitteilung von Jürgen Collatz, Dezember 1988.

31 Münchner Perinatalstudie, 1980.

32 Konrad W. Tietze, Ergebnisse zur Schwangerenvorsorge, *in* A. Zink, K. W. Tietze et al., Schwangerschaft und medizinische Betreuung, Vorsorge und Behandlung durch Kassenärzte im Vergleich deutscher und ausländischer Frauen, Berlin, New York 1985.

33 Jürgen Collatz, a. a. O., 1987.

34 WHO, a. a. O., S. 89.

35 Frauenärztlicher Arbeitskreis Bremen-Nord, Offener Brief zum Mutterpaß, Mutterpaß, Dez. 1985.

36 Über die Folgen von Medikamenten siehe Ulrike Bittner, Renate Jäckle, Christine Scholz, Unter Umständen, Über den Umgang mit Medikamenten in der Schwangerschaft, Köln 1984.
37 D. Berg, Untersuchung und Beratung der schwangeren Frau, Risikoschwangerschaft, Nachweis kindlichen Lebens, *in* Käser, O., Friedberg, V. (Hrsg.), Schwangerschaft und Geburt, Band II/2, Stuttgart 1981.
38 Mutterschaftsrichtlinien, hrsg. vom Bundesausschuß der Ärzte und Krankenkassen, Neufassung vom 31. 10. 79, Abschnitt A, 5.
39 D. L. Cochlin, Effects of Two Ultrasound Scanning Regimes on the Management of Pregnancy, *in* British Journal of Obstetrics and Gynecology (1984) 91, Nr. 9, S. 885, vgl. auch Michael Adam u. a., a. a. O.
40 Zit. nach, Sind Geburtshelfer das größte Geburtsrisiko, Streit auf Gynäkologenkongreß führte fast zum Eklat, Medical Tribune, 27. 3. 87.
41 Vorsorge-Initiative der Aktion Sorgenkind (Hrsg.), a. a. O.
42 Persönliche Mitteilung von Jürgen Collatz, Dezember 1988.
43 Manfred Hansmann, zit. *in* Pränatale Diagnostik heute, *in* Der Frauenarzt 4/88.
44 Margret Heider, Ultraschall in der Schwangerschaft, unveröffentl. Manuskript, Bremen 1986.
45 Persönliche Mitteilung von Peter Hegenscheid, Januar 1989.
46 P. Petersen, J. Schwerdtfeger, H. J. Wien, Psychologische Aspekte der Amniozentese, *in* M. Stauber (Hrsg.), Psychosomatische Gynäkologie und Geburtshilfe, Berlin 1987, Berlin 1988.
47 Peter Humm, Warten auf ein Kind, *in* Renate D. Klein (Hrsg.), a. a. O., 1989, S. 66.
48 Margret Heider, a. a. O.
49 Ebd.
50 Karl-Heinrich Wulf, Geburtshilfe im Wandel, *in* Deutsches Ärzteblatt 85, Heft 47, 24. November 1988.
51 Jürgen Collatz, Johann-Jürgen Rohde (Hrsg.), Ergebnisse der Aktion Familien-Hebamme, Teil II, Hannover 1986.
52 H. Ewerbeck, Ethische Grenzen für das geburtshilfliche Handeln, *in* J. W. Dudenhausen (Hrsg.), Das Kind im Bereich der Geburts- und Perinatalmedizin, Berlin 1987, S. 69–77.
53 WHO, a. a. O., S. 53f.
54 Eine Liste von Projekten »Rund um Schwangerschaft und Geburt« ist zu beziehen über Geburtshaus Berlin, Gardes-du-Corps-Str. 4, 1000 Berlin 19.

Teil 2

1 Schwerpunktprogramm der Deutschen Forschungsgemeinschaft, Pränatale Diagnostik genetisch bedingter Defekte, 1970–1979, vgl. auch Irmgard Nippert, The History of Prenatal Diagnosis in the Federal Republic of Germany, Country Report for the European Economic Community Study on the Diffusion of Medical Technology in Europe, Münster 1989.
2 Vgl. G. Hirsch, W. Weißauer (Hrsg.), Rechtliche Probleme des Schwangerschaftsabbruchs, München 1977, S. 17f.
3 Götz Aly (Hrsg.), Aktion T4, 1939–1945, Berlin 1987.
4 G. G. Wendt, Die Zahl der Behinderten nimmt zu. Analyse der Situation und Darstellung der notwendigen Konsequenzen, Stiftung für das behinderte Kind zur Vorsorge und Früherkennung, Frankfurt 1978, zit. nach Helmut Baitsch, Maria Reif, Genetische Beratung, Hilfestellung für eine selbstverantwortliche Entscheidung?, Berlin, Heidelberg 1986, S. 10f.
5 Dorothea Brockmann, Heike Schwerdtner, Schlechte Menschen – Gute Gene, *in* Gaby Zipfel (Hrsg.), Reproduktionsmedizin, die Enteignung der weiblichen Natur, Hamburg 1987, S. 51ff.
6 Traute Schroeder-Kurth, Versorgung der Bevölkerung der Bundesrepublik mit humangenetischen Leistungen: Beratung und Diagnostik, *in* Traute M. Schroeder-Kurth, Medizinische Genetik in der Bundesrepublik Deutschland, Neuwied/Frankfurt 1989, S. 35f.
7 Das bedeutet allerdings nicht, daß Kosten-Nutzen-Rechnungen vom Tisch oder aus den Köpfen sind. Vermutlich werden sie weiterhin dann aufgemacht, wenn es gilt, Mittel für Forschungen oder eine weitergehendere genetische Versorgung der Bevölkerung durchzusetzen. Jüngstes Beispiel: Die britische Ärztevereinigung empfahl, ein genetisches vorgeburtliches Screening zum festen Bestandteil der Schwangerenvorsorge zu machen. Begründung: Die Kosten für den Test liegen nur bei einigen Pfund, während die Kosten, schwerbehinderte Kinder zu pflegen, sich auf 10000 Pfund im Jahr belaufen, (GID Nr. 48/Oktober 89).
8 Helmut Baitsch, Maria Reif, Genetische Beratung, Hilfestellung für eine selbstverantwortliche Entscheidung? Berlin, Heidelberg 1986.
9 Kurt Bayertz, Peter Weingart, Jürgen Kroll, Rasse, Blut und Gene, Geschichte der Eugenik und Rassenhygiene in Deutschland, Frankfurt 1988.
10 Ebd., S. 644.
11 Nadi Radtke, Udo Sierck, Die Wohltätermafia, Hamburg 1984, S. 104.
12 Persönliche Mitteilung von Traute Schröder-Kurth, Mai 1988.
13 Irmgard Nippert, a. a. O., 1989.

14 Bei jeder zweiten Schwangeren besteht erhöhtes Risiko, Ärztezeitung vom 26.4.89.
15 Persönliche Mitteilung von G. Traverdian, leitender Arzt der humangenetischen Beratungsstelle Heidelberg.
16 Ebd.
17 Vgl. Heike Hansen-Kube, Sabine Stengel Rutkowsky, Jan Murken (Hrsg.), 3. Informationsblatt zum Chorionzottenprojekt vom Dezember 1987.
18 Inge Kelm-Kahl, Wird die transabdominale Chorionbiopsie Screening-Methode der Zukunft werden, *in* Ärztezeitung vom 19.10.88.
19 Prognose für 1989 von Irmgard Nippert, Institut für Humangenetik, Münster, persönliche Mitteilung vom August 1989.
20 Hierbei handelt es sich um einen Schätzwert, bei dem Mehrfachgeburten, aber auch Schwangerschaftsabbrüche aus kindlicher Indikation, Tot- und Fehlgeburten eingerechnet wurden.
21 Persönliche Mitteilung von Irmgard Nippert, vgl. auch Irmgard Nippert, a.a.O., 1989.
22 Das Basisrisiko, ein irgendwie fehlgebildetes oder krankes Kind zu gebären, wird bei Frauen im Durchschnittsalter mit 3 % angegeben. Vgl. Traute M. Schroeder-Kurth, Vorgeburtliche Diagnostik, *in* Das manipulierte Schicksal, Frankfurt, München 1988.
23 Jan Murken, Genetische Beratungssituationen und die Möglichkeiten der pränatalen Diagnostik, *in* Jan Murken (Hrsg.), Pränatale Diagnostik und Therapie, 2. neu bearb. Aufl., Stuttgart 1987.
24 Ebd., S. 13.
25 Zentrum für Humangenetik und genetische Beratung der Universität, Hinweise zur genetischen Beratung, Bremen 1985.
26 Informationen des Bremer Senats, Computer gewinnen auch in der Geburtshilfe an Bedeutung, 10.3.1989.
27 Jörn Bullerdiek, Biologe am Institut für Humangenetik an der Universität Bremen, *in* Eva Schindele, Das perfekte Kind, Hess. Rundfunk, 1986.
28 Richard M. Goodman, Damit es ein gesundes Baby wird, Hinweise zur Vermeidung von Gesundheitsrisiken vor und während der Schwangerschaft, Weinheim 1988.
29 Eltern, 5/89.
30 Eltern, 8/87.
31 Mehr Frauen mit Risiko wagen eine Schwangerschaft, Ärztezeitung vom 29./30.9.89.
32 Traute Schroeder-Kurth, Kann ich wirklich selbst entscheiden? Pränatale Diagnostik zwischen Angebot und Verantwortung, *in* Stefan Wehowsky (Hrsg.), Schöpfer Mensch?, Gütersloh 1985.
33 Franz-Josef Fehlings, Psychosoziale Aspekte bei der Entscheidung der schwangeren Frau über das Angebot der Chorionbiopsie als pränataldiagnostische Methode im 1. Trimenon der Schwangerschaft, Dissertation, Heidelberg 1989.

34 Dt. Bundestag (Hrsg.), Chancen und Risiken der Gentechnologie, Bericht der Enquetekommission des 10. Dt. Bundestages, Bonn 1987.

35 Gespräch mit G. Taverdian, Lilo Klaes und Karin Schwarz, MitarbeiterInnen der humangenetischen Beratungsstelle Heidelberg, 12.9.89.

36 M. Endres, Christine Scholz, Karin Zach, Jan Murken, Psychosoziale Aspekte der Entscheidung zur Inanspruchnahme pränataler Diagnostik – Ergebnisse einer empirischen Untersuchung, *in* Öff. Gesundh.-Wes. 51 (1989), S. 278–284, Stuttgart.

37 Monika Leuzinger, Bigna Rambert, »Ich spür' es – mein Kind ist gesund«, *in* Genzeit, Die Industrialisierung von Pflanze, Tier und Mensch, Ermittlungen in der Schweiz, Zürich 1987, S. 71.

38 Rudolf Ratzel, Entscheiden müssen die Eltern, ob eine Amniozentese gemacht wird oder nicht, *in* Ärztezeitung vom 27.9.1989.

39 Ebd.

40 Pränatale Diagnostik, Empfehlungen des Wissenschaftlichen Beirates der Bundesärztekammer, *in* Deutsches Ärzteblatt 84, Heft 10, 5.3.87.

41 Vgl. die Diskussion *in* Der Kinderarzt 15/7; 15/12 zum Thema: Unwertes Leben – Diskrepanz zwischen Humangenetiker und Kinderarzt?

42 Vgl. Traute M. Schroeder-Kurth (Hrsg.), a. a. O., 1989, S. 36ff.

43 Jan Murken, Vorwort zu Pränatale Diagnostik und Therapie, a. a. O., Stuttgart 1987.

44 Persönliche Mitteilung vom April 1989.

45 Deutscher Bundestag, Drucksache 11/5320 vom 4.10.89.

46 Telefonische Mitteilung, Anfang September 1989.

47 Christine Scholz u. a., a. a. O.

48 Gudela Fischer-Winkler, Katharina Lichter-Roth, Die psychologische Bedeutung der Amniozentese für die Verarbeitung der ersten Schwangerschaft durch die Frau, Diplomarbeit, Heidelberg 1988.

49 Persönliche Mitteilung von Irmgard Nippert, August 1989.

50 Schwangerschaft 83/84, Ein paar offene Worte mehr als üblich, a. a. O.

51 George G. Rhoads et al., The safety and efficacy of chorionic villus sampling for early prenatal diagnosis of cytogenetic abnormalities, *in* The New England Journal of Medicine, Vol. 320, No. 10, 1989, S. 609–617.

52 Ernst Brusis, Amniozentese und Chorionbiopsie, *in* J. Murken, a. a. O., 1987, S. 54.

53 George Rhoads et al., a. a. O.

54 Katharina Zimmer, Inga Thomsen, Patient im Mutterleib, Stern vom 8.5.1989.

55 Susanne Prybylsky, Psychological aspects of prenatal diagnosis on CVS, *in* Ewold H. Sikkens et al. (Hrsg.), Psychosocial Aspects of

Genetic Counselling, Proceedings of the First European Meeting, 9.–11. November 1988 in Groningen.
56 Canadian Collaborative CVS-Amniocentesis Clinical Trial Group, Multicentre randomises clinical trial of chorion villus sampling and amniocentesis, *in* The Lancet, January 7, 1989.
57 Mark P. Umstad u. a., Transabdominal Chorionic Villus Sampling, *in* Aust NZ Obstet Gynaecol 1988; 28 : 166, vgl. auch Ärztezeitung vom 29. 11. 89.
58 Zit. nach Clio, eine periodische Zeitschrift für Selbsthilfe, Nr. 30, Berlin 1989.
59 Franz-Josef Fehlings, a. a. O., S. 80ff.
60 Ebd.
61 Sabine Stengel-Rutkowski et al, Zwischenbericht der Verbundstudie Chorionzottendiagnostik, München 1987.
62 George G. Rhoads et al., The safety and efficacy of chorionic villus sampling for early prenatal diagnosis of cytogenetic abnormalities, *in* The New England Journal of Medicine, Vol. 320, No. 10, 1989, S. 609–617.
63 Susanne Prybylsky, a. a. O.
64 Wolfgang Holzgreve, Peter Miny, Chorionzottendiagnostik bereits im ersten Schwangerschaftstrimenon, *in* Deutsches Ärzteblatt 85, Heft 11, 17. März 1988.
65 Canadian Collaborative CVS-Amniocentesis Clinical Trial Group, Multicentre randomises clinical trial of chorion villus sampling an amniocentesis, *in* The Lancet, January 7, 1989.
66 George Rhoads et al., a. a. O.
67 Hans Weitzel, Walter Fuhrmann, Alpha-Fetaprotein-Diagnostik als präventives Screening, *in* Jan Murken, a. a. O., S. 133ff.
68 Vgl. auch Ruth Mascarin, Pränatale Diagnostik: Die totale Kontrolle der Schwangerschaft, *in* Anita Fetz, Florianne Koechlin, Ruth Mascarin (Hrsg.), Gene, Frauen und Millionen, Basel 1986.
69 Rüdiger Rauskolb, Fetoskopie mit Entnahme von fetalem Gewebe, *in* Jan Murken, a. a. O., S. 64.
70 Wolfdietrich Jonatha, Diagnostische Nabelschnurpunktionen im 2. und 3. Trimenon, *in* Jan Murken, a. a. O., S. 62.
71 Die Tabelle ist zusammengestellt aus Angaben aus verschiedenen Quellen: Ferguson-Smith, M. A. und Yates, J. R. W.: Maternal Age specific rates for chromosomal aberrations and factors influencing them: Report of a collaborative European study on 52965 amniocenteses. Prenatal Diagnosis 4: 5–44 (1984); Hook, E. B.: Rates of chromosome abnormalities at different maternal ages, Obstet. Gynecol. 58: 282–285 (1981); u. a.
72 Nähere Informationen bei Astrid Bühren, Jutta Blin, Mitarbeiterinnen des Instituts für Humangenetik, Universität des Saarlandes, Universitätskliniken Bau 68, 6650 Homburg/Saar.

73 Jan Murken, Hartwig Cleve, Humangenetik, 4. neu bearbeitete Auflage, Stuttgart 1988, S. 55.
74 Jutta Blin, Johannes Nielsen, Astrid Bühren et al., Ulrich-Turner-Syndrom, eine Informationsschrift, Homburg/Saar, 2. neu bearbeitete Auflage, 1989.
75 Allerdings gibt es auch hier Abweichungen: Turner-Frau bringt 2 Buben zur Welt, Medical Tribune, 20. Oktober 1989.
76 Jan Murken, Hartwig Cleve (Hrsg.), Humangenetik, 4. neu bearb. Aufl. Stuttgart 1988, S. 111.
77 Ebd.
78 Der Genort für Retinitis Pigmentosa ist noch nicht eindeutig identifiziert, so daß bislang noch kein Pränataltest zur Verfügung steht, vgl. Ivar-Harry Pawlowitzki, Retinitis Pigmentosa – Genetische Beratung und Forschung unter Mitwirkung von Patientenselbsthilfe, *in* Traute M. Schroeder-Kurth (Hrsg.), a. a. O., 1989, S. 51 ff.
79 Kai Krahnen, Das Recht auf Wissen versus – Das Recht auf Nichtwissen, *in* T. Schröder-Kurth, a. a. O., 1989, S. 66.
80 Gentechnologie: Zwischen Fortschritt und Ethik, *in* Deutsches Ärzteblatt 86, 8. Juni 1989.
81 Bekanntmachung der Bundesärztekammer, Richtlinien zur Gentherapie beim Menschen, Deutsches Ärzteblatt 86, Heft 41, 12. Oktober 1989 (45).
82 Vgl. dazu Arbeitsgruppe Ethik im Gesundheitsladen Berlin (Hrsg.), Alibi für Ärzte – Ethik-Kommission, Berlin 1989.
83 Vgl. Stern vom 8. Mai 1989.
84 Wolfgang van den Daele, Der Fötus als Subjekt und die Autonomie der Frau, *in* Ute Gerhardt, Yvonne Schütze, Frauensituation. Veränderungen der letzten zwanzig Jahre, Frankfurt 1988.
85 Zit. nach Wolfgang van den Daele, Fötus gegen Mutter, Geo-Wissen vom 8. 5. 89.

Teil 3

1 Berit Sjögren, Nils Uddenberg, Decision making during the prenatal diagnostic procedure. A Questionnaire and interview study of 211 Women participating in prenatal diagnosis, in Prenatal Diagnosis, Vol. 8, S. 263–273 (1988).
2 Fehlings, a. a. O., S. 60.
3 Elisabeth Beck-Gernsheim, Vom Geburtenrückgang zur Neuen Mütterlichkeit?, Frankfurt 1984.
4 Colette Berger-Foerstir, Catherine Valabreque, Annette Langevin, Ces maternites, que l'on dit tardives, (zu deutsch, Verspätete Mutterschaften), Paris 1982.
5 Fruchtwasser zeigt den Ösophagus-Verschluß an, *in* Ärztezeitung vom 29. 9. 86.
6 KEKS e. V. – Kreis für Eltern von Kindern mit Speiseröhrenmißbildungen, Sommerrainstraße 61, 7000 Stuttgart 50, Tel. 0711/535733.

7 Pschyrembel, Klinisches Wörterbuch, 254. Aufl. Berlin, New York 1982.
8 Marie-Therese Salliou, Lieder in der Nacht, zit. nach Ullrich-Turner-Syndrom, eine Informationsschrift, a. a. O.
9 Monika Leuzinger, Bigna Rambert, »Ich spür' es – mein Kind ist gesund«, *in* Claudia Roth (Hrsg.), Genzeit, Zürich 1987.
10 Gudela Fischer-Winkler, *in* Gudela Fischer Winkler, Katharina Lichter-Roth, a. a. O.
11 Valentine Dmitriev, Frühförderung für »mongoloide« Kinder, Weinheim 1987.
12 Radio Bremen, Z. B. 7. 10. 89.
13 Ebd.

Teil 4

1 Irene Kummer, Wendezeiten im Leben der Frau, München 1989, S. 93.
2 Helmut Lukesch, Schwangerschafts- und Geburtsängste, Stuttgart 1981, S. 19 und S. 51.
3 Irene Kummer, S. 83 ff.
4 Phyllis Chesler, Mutter werden, Die Geschichte einer Verwandlung, Reinbek 1980, S. 35.
5 Helene Deutsch, Psychologie der Frau II, Bern 1954, S. 102.
6 Einige GynäkologInnen und Kliniken fangen jüngst an, wieder mehr Wert auf das innere Wissen schwangerer Frauen zu legen, und nehmen Aussagen z. B. über den Tod des Fötus, aber auch die Normalität einer gewissen Wehentätigkeit sehr ernst. Persönliche Mitteilung von Ulrike Hauffe, September 1989.
7 Irene Kummer, a. a. O., S. 95.
8 Swantje Köbsell, Anne Waldschmidt, Pränatale Diagnostik, Behinderung und Angst, *in* Frauen gegen Gen- und Reproduktionstechnologien, München 1989, S. 102 ff.
9 Vgl. auch Gudela Fischer-Winkler u. a., a. a. O.
10 F. Majewski beim Interdisziplinären Fortbildungsseminar »Humangenetik« Bremen, 15. 4. 89.
11 Monika Leuzinger und Bigna Rambert, »Ich spür' es – mein Kind ist gesund«, *in* Claudia Roth (Hrsg.), Genzeit, 1987.
12 Manfred Endres, Psychologische Auswirkungen von pränataler Diagnostik auf den Schwangerschaftsverlauf, *in* Peter G. Fedor-Freybergh (Hrsg.), Pränatale und perinatale Psychologie und Medizin, Stockholm, Berlin 1987, S. 588.
13 Irmgard Nippert, Normative Bewertung genetisch bedingter Behinderung, *in* Jahrbuch der Medizinischen Psychologie, Band V, 1989.
14 Fortbildungsveranstaltung, Klinik Bremen Nord, Juni 1989.
15 Beschlußempfehlung des Parl. Ausschusses Forschung und Technologie, a. a. O.
16 Alexander von Gontard. Psychische Folgen des Schwangerschafts-

abbruchs aus kindlicher Indikation, *in* Monatschr. Kinderheilkd. (1986), S. 150–157.
17 Klaus Dörner, Radio Bremen, Z. B. vom 7. 10. 89.
18 Wolfgang van den Daele, Mensch nach Maß?, München 1985.
19 Ursula Goldmann-Posch; Wenn Mütter trauern, München 1988, S. 157.
20 Vgl. H. Müller-Wiedemann; Heimsonderschule und Hof Brackenraithe, *in* Gynäkologische Praxis, Jg. 13, 1989, S. 315ff.
21 Vgl. Jan Murken, Hartwig Cleve, Humangenetik, 4. neu bearbeitete Auflage, Stuttgart 1988, S. 56, vgl. auch Irmgard Nippert, a. a. O., 1989.
22 Irmgard Nippert, Die Geburt eines behinderten Kindes, Belastung und Bewältigung aus der Sicht betroffener Mütter und ihrer Familien, Stuttgart 1988.
23 Waltraud Richter Markert, Ann-Kathrin und unserer gemeinsamer Weg, *in* Edith Zeile (Hrsg.), Ich habe ein behindertes Kind, München 1988. Diese Anthologie lohnt sich zu lesen, ebenso wie Petra Dreyer, Ungeliebtes Wunschkind, Frankfurt 1988.
24 Vgl. Beck-Gernsheim, a. a. O., 1988.
25 Irmgard Nippert, a. a. O., Stuttgart 1988, S. 141f.
26 Ulrich Beck, a. a. O., 1988.
27 Zit. nach Barbara Katz Rothman, a. a. O., S. 104.
28 Franz-Josef Fehlings, a. a. O., S. 50f.
29 Ebd.
30 Ebd.
31 Vgl. Gabriele Gloger-Tippelt, Schwangerschaft und erste Geburt, Psychologische Veränderungen der Eltern, Stuttgart 1988.
32 Zit. nach P. Petersen, J. Schwerdtfeger, H. J. Wien, Psychologische Aspekte der Amniocentese, *in* Manfred Prill, Manfred Stauber u. a. (Hrsg.), Psychosomatische Probleme in Gynäkologie und Geburtshilfe, Berlin 1988, S. 137.
33 Zit. nach Manfred Endres, a. a. O., 1987.
34 Franz-Josef Fehlings, a. a. O., S. 63.
35 J. Schwerdtfeger u. a., a. a. O., S. 138.
36 Persönliche Mitteilung von Ulrike Hauffe, Psychologin im Krankenhaus Bremen-Nord, September 1989.
37 Zit. nach J. Schwerdtfeger u. a., a. a. O., S. 138.
38 Barbara Katz Rothmann, a. a. O., S. 101.
39 Ebd., S. 108.
40 Vgl. Frankfurter Rundschau vom 9. Mai 85, Spontane Fehlgeburten sind meist genetisch krank.
41 Colette Berger-Foerstir, Catherine Valabreque, Annette Langevin, Ces maternites, que l'on tardives, Paris 1982. Ich danke Gisela Dreyer für die Übersetzung.
42 Ronald D. Laing, Die Tatsachen des Lebens, Köln 1978, S. 32, zit. nach Irene Kummer, a. a. O.

43 Vgl. u.a. Peter G. Fedor-Freybergh, Pränatale und perinatale Psychologie und Medizin, Berlin 1987, und T. F. Hau, Sepp Schindler, Pränatale und perinatale Psychosomatik, Stuttgart 1982; vgl. auch Stanislaf Grof, Geburt, Tod und Transzendenz, Neue Dimensionen in der Psychologie, München 1985.

44 Giorgio Foresti, Mütterliche Angst und Zustände kindlicher Erregbarkeit, *in* Peter G. Fedor-Freybergh, Pränatale und perinatale Psychologie und Medizin, Berlin 1987, S. 156.

45 Clio Nr. 30, a.a.O.

46 Franz-Josef Fehlings, a.a.O., S. 43ff.

47 Susanne Prybylsky, a.a.O., S. 60.

48 Mikkelsen, M.: Cytogenetic findings in first trimester chorionic villi biopsies: a collaborative study, *in* M. Fraccaro, G. Simoni, B. Brambati, First trimester fetal diagnosis. Berlin, Heidelberg, New York, Tokyo 1985, zit. nach Antje Wirtz, Sabine Stengel-Rutkowsky, Methodik der pränatalen Chromosomendiagnostik, *in* Jan Murken (Hrsg.), a.a.O., 1987.

49 Manfred Endres, a.a.O., 1987.

50 Persönliche Mitteilung von Karl-Heinz Wehkamp, Gynäkologe in der Frauenklinik des St. Jürgen Krankenhauses, Bremen, Dezember 1989.

51 Zumeist bekommen solche Frauen eine »psychiatrische Indikation« oder eine »medizinische Indikation«. Beide sind an keine Fristen gebunden. 1988 meldete das statistische Bundesamt 1105 Abbrüche aus »psychiatrischer« Indikation und 7458 aus »medizinischer Indikation«. Mit »eugenischer« Indikation wurden im gleichen Jahr 1071 Schwangerschaften abgebrochen.

52 Vgl. Krüppelschläge, wie weit reicht das Selbstbestimmungsrecht der Frau? Streitgespräch in Konkret 4/89.

53 Alexander von Gontard, a.a.O., 1986.

54 U. Exler, Ch. Muth, P. Miny, W. Holzgreve, Die psychische Verarbeitung eines Schwangerschaftsabbruchs aus genetischer Indikation im zweiten Trimenon, *in* Z. Geburtsh. u. Perinat. 193 (1989), S. 96–99.

55 M. Langer, Marianne Ringler, P. Mazanak, Zur Betreuung von Paaren nach pränataler Diagnose fetaler Mißbildungen, *in* Geburtshilfe und Frauenheilkunde 47 (1987), S. 186–189; vgl. auch Connie Jörgensen, Nils Uddenberg, Ingrid Ursing, Ultrasound Diagnosis of Fetal Malformation in the Second Trimester. The Psychological Reactions of the Women, *in* Journal of Psychosomatic Obstretics and Gynaecology, 4 (1985), S. 31–40.

56 Leserbrief von Monika Selow auf den Artikel »Der Wunsch nach perfekten Kindern«, die Tageszeitung vom 29.1.87.

57 Ursula Goldmann-Posch, a.a.O., S. 154.

58 Gerda Mehl, Auf der Suche nach dem verlorenen Kind, zur psychischen Bewältigung des perinatalen Kindestodes, Vortrag auf dem

Kongreß Tod und Trauer in der Frauenheilkunde und Geburtshilfe, Düsseldorf, November 1986.

59 Gerda Mehl, a. a. O.

60 Karl-Heinz Wehkamp, Umgang mit dem perinatalen Kindstod: ethischer Imperativ und psychoprophylaktische Aufgabe, *in* Klinik der Frauenheilkunde und Geburtshilfe, München 1990.

61 Ch. Muth u. a., a. a. O.

62 Leserbrief von Monika Selow, a. a. O.

63 Lloyd, J., Laurence, K. M.; Response to termination of pregnancy for genetic reasons, Kinderchir 38, Suppl. II, S. 98–99, 1983, zit. nach Karin Schwarz, Lilo Klaes u. a. Die psychische Situation der Frauen nach Schwangerschaftsabbruch aus kindlicher Indikation, *in* Der informierte Arzt (DIA), 6M März 1990, S. 179 ff.

64 A. von Gontard, a. a. O.

65 Verena Kast, Trauern, Phasen und Chancen des psychischen Prozesses. Stuttgart 1982; vgl. auch Barbara Künzer-Rieber, Gottfried Lutz (Hrsg.), Nur ein Hauch von Leben. Eltern berichten vom Tod ihres Babys und von der Zeit ihrer Trauer. Lahr 1988.

66 Ch. Muth u. a., a. a. O.

67 Verena Kast, a. a. O.

68 Die Adresse der schottischen Selbsthilfegruppe, die sich »Care« (Scottish Association for Care & Support after Diagnosis for Fetal Abnormality) nennt: 11 Balamanno Green, Stenton, Glenrothes, FIFE KY7 4TD, Tel. (05 92) 77 52 40.

69 Susanne Prybylsky, a. a. O.

70 Ch. Muth u. a., a. a. O.

Literaturverzeichnis

Adam, Michael; Daimler, Renate; Korbei, Volker; Kinderkriegen, Köln 1986

Aly, Götz (Hrsg.); Aktion T4, 1939–1945, Berlin 1987

Amendt, Gerhard; Der neue Klapperstorch, Weinheim 1986

– ; Die bevormundete Frau oder die Macht der Frauenärzte, Frankfurt 1985

Annecke, Ute; Selbstbestimmung: ein Bumerang für Frauen?, *in* Beiträge zur Feministischen Theorie und Praxis, Heft 24, 1989

Arbeitsgruppe Ethik im Gesundheitsladen Berlin (Hrsg.); Alibi für Ärzte – Ethik-Kommission, Berlin 1989

Arditti, Rita; Renate D. Klein, Shelley Minden (Hrsg.); Retortenmütter, Reinbek 1985

Ausschuß für Forschung und Technologie des Deutschen Bundestags, Beschlußempfehlung und Bericht zum Vorschlag der Kommission für eine Entscheidung des Rates über ein spezifisches Forschungsprogramm im Gesundheitsbereich: Prädiktive Medizin: Analyse des menschlichen Genoms (1989–1991), Drucksache 11/3555, 24.11.88

Baitsch, Helmut; Reif, Maria; Genetische Beratung, Hilfestellung für eine selbstverantwortliche Entscheidung? Berlin, Heidelberg 1986

Bauer, Edith; Grimm, Maren; Hauffe, Ulrike; Eine multidisziplinäre Frauen-Gesundheits-Praxis: Ein sich entwickelndes Modell im Bremen. Darstellung am Beispiel vorzeitiger Wehentätigkeit, *in* Peter G. Fedor-Freybergh (Hrsg.); a.a.O.

Bayertz, Kurt; GenEthik. Probleme der Technisierung menschlicher Fortpflanzung, Reinbek 1987

Bayertz, Kurt; Kroll, Jürgen; Weingart, Peter; Rasse, Blut und Gene, Geschichte der Eugenik und Rassenhygiene in Deutschland, Frankfurt 1988

Beck, Ulrich; Gegengifte – die organisierte Unverantwortlichkeit, Frankfurt 1988

Beck-Gernsheim, Elisabeth; Die Kinderfrage, Frauen zwischen Kinderwunsch und Unabhängigkeit, München 1988

– ; Vom Geburtenrückgang zur Neuen Mütterlichkeit?, Frankfurt 1984

Beirat der Bundesärztekammer; Pränatale Diagnostik, Empfehlungen, *in* Deutsches Ärzteblatt 84, Heft 10, 5.3.87

Berg, D.; Untersuchung und Beratung der schwangeren Frau, Risikoschwangerschaft, Nachweis kindlichen Lebens, *in* Käser, O.; Friedberg, V. (Hrsg.); Schwangerschaft und Geburt, Band II/2, Stuttgart 1981

Berger-Foerstir, Colette; Langevin, Annette; Valabreque, Catherine; Ces maternites, que l'on dit tardives, Paris 1982

Bittner, Ulrike; Jäckle, Renate; Scholz, Christine; Unter Umständen, Über den Umgang mit Medikamenten in der Schwangerschaft, Köln 1984

Blin, Jutta; Bühren, Astrid; Nielsen, Johannes et al.; Ullrich-Turner-Syndrom, eine Informationsschrift, Homburg/Saar, 2. neubearbeitete Auflage, 1989

Bradish, Paula; Erika Feyerabend, Ute Winkler (Hrsg.); Frauen gegen Gen- und Reproduktionstechnologien, Beiräge vom 2. bundesweiten Kongreß Frankfurt, 28.–30.10.88, München 1989

Brockmann, Anna Dorothea; Von Recht und Ordnung in der Gebärmutter, *in* Streit 1/88

Brockmann, Anna Dorothea; Schwerdtner, Heike; Schlechte Menschen – Gute Gene, *in* Gaby Zipfel (Hrsg.), Reproduktionsmedizin, die Enteignung der weiblichen Natur, Hamburg 1987

Brusis, Ernst; Amniozentese und Chorionbiopsie, *in* J. Murken, a.a.O., 1987

Bundesausschuß der Ärzte und Krankenkassen (Hrsg.); Mutterschaftsrichtlinien, Neufassung vom 31.10.79

Bundesministerium für Jugend, Familie und Gesundheit (Hrsg.); Genetische Beratung. Ein Modellversuch der Bundesregierung in Frankfurt und Marburg, Bonn–Bad Godesberg 1979

Canadian Collaborative CVS-Amniocentesis Clinical Trial Group, Multicentre randomises clinical trial of chorion villus sampling and amniocentesis, *in* The Lancet, January 7, 1989

Chargaff, Erwin; Gespräch mit Matthias Greffrath, *in* Die Zeit, 13. Mai 88

Chesler, Phyllis: Mutter werden, Die Geschichte einer Verwandlung, Reinbek 1980

Christoph, Franz; Behindertenstandpunkt, *in* Sozialmagazin, März 1980

Clio, eine periodische Zeitschrift für Selbsthilfe, Nr. 30, Berlin 1989

Cochlin, D. L.; Effects on Two Ultrasound Scanning Regimes on the Management of Pregnancy, *in* British Journal of Obstetrics and Gynaecology (1984) 91, Nr. 9

Collatz, Jürgen; Analysen zur »Mutterschaftsvorsorge«, Dissertation Hannover 1983

– ; Hausbetreuung durch Hebammen, Eine alternative Versorgungsstrategie für Schwangerschaft, Geburt und Wochenbett, Antrag auf Förderung eines Forschungsprojektes, Hannover 1987

Collatz, Jürgen; Rohde, Johann-Jürgen (Hrsg.); Ergebnisse der Aktion Familien-Hebamme, Teil II, Hannover 1986

Corea, Gena; MutterMaschine, Frankfurt 1988

Daele, Wolfgang van den; Der Fötus als Subjekt und die Autonomie der Frau, *in* Ute Gerhardt, Yvonne Schütze, Frauensituation. Veränderungen der letzten zwanzig Jahre, Frankfurt 1988

– ; Fötus gegen Mutter, *in* Geo-Wissen vom 8.5.89

– ; Mensch nach Maß?, München 1985

Degener, Theresia: Humangenetische Beratung. Zwischen Selbstbestimmungsrecht und staatlicher Bevölkerungskontrolle, *in* Clio Nr. 25, August 1986

Deutsch, Helene; Psychologie der Frau II, Bern 1954

Deutscher Bundestag (Hrsg.), Chancen und Risiken der Gentechnologie, Bericht der Enquetekommission des 10. Dt. Bundestages, Bonn 1987

Deutscher Bundestag, Drucksache 11/5320 vom 4.10.89

Deutscher Bundestag, Protokoll der öffentlichen Anhörung des Ausschusses für Jugend, Familie, Frauen und Gesundheit und Ausschusses für Forschung und Technologie zur pränatalen Diagnostik, vom 24.2.88

Dmitriev, Valentine; Frühförderung für »mongoloide« Kinder, Weinheim 1987

Dreyer, Petra; Ungeliebtes Wunschkind, Frankfurt 1988

Duden, Barbara: Die Geschichte vom öffentlichen Fötus, *in* Susanne v. Paczensky, Renate Sadrozinsky (Hrsg.), §218: Zu Lasten der Frauen, Reinbek 1988

El Batawi, M. A.; Feomenko, V.; Hemminki, K. u. a. (Hrsg.); Effects of Occupational Health Hazards on Reproductive Functions, Report prepared by a WHO Meeting, Geneva, 4–8 August 1986, WHO/OCH/87.2

Endres, Manfred; Murken, J.; Scholz, Ch.; Zach, K.; Psychosoziale Aspekte der Entscheidung zur Inanspruchnahme pränataler Diagnostik – Ergebnisse einer empirischen Untersuchung, *in* Öff. Gesundh.-Wes. 51 (1989), Stuttgart

Endres, Manfred; Psychologische Auswirkungen von pränataler Diagnostik auf den Schwangerschaftsverlauf, *in* Peter G. Fedor-Freybergh (Hrsg.); Pränatale und perinatale Psychologie und Medizin, Stockholm, Berlin 1987

Ewerbeck, H.; Ethische Grenzen für das geburtshilfliche Handeln, *in* J. W. Dudenhausen (Hrsg.); Das Kind im Bereich der Geburts- und Perinatalmedizin, Berlin 1987

Ewinkel, Carola; Hermes, Gisela u. a. (Hrsg.); Geschlecht Behindert – Besonderes Merkmal Frau. Ein Buch von behinderten Frauen, München 1985

Exler, U.; Holzgreve, W.; Miny, P.; Muth, Ch.; Die psychische Verarbeitung eines Schwangerschaftsabbruches aus genetischer Indikation im zweiten Trimeon, *in* Z. Geburtsh. u. Perinat. 193 (1989)

Fallaci, Oriana; Brief an ein nie geborenes Kind, Frankfurt 1979
Fedor-Freybergh, Peter G.; Pränatale und perinatale Psychologie und Medizin, Berlin 1987
Fehlings, Franz-Josef; Psychosoziale Aspekte bei der Entscheidung der schwangeren Frau über das Angebot der Chorionbiopsie als pränataldiagnostische Methode im 1. Trimenon der Schwangerschaft, Dissertation, Heidelberg 1989
Fischer-Winkler, Gudela; Lichter-Roth, Katharina; Die psychologische Bedeutung der Amniozentese für die Verarbeitung der ersten Schwangerschaft durch die Frau, Diplomarbeit, Heidelberg 1988
Foresti, Giorgio; Mütterliche Angst und Zustände kindlicher Erregbarkeit, *in* Peter G. Fedor-Freybergh; Pränatale und perinatale Psychologie und Medizin, Berlin 1987
Frauenärztlicher Arbeitskreis Bremen-Nord, Offener Brief zum Mutterpaß, Dez. 1985

GID, Gen-Ethischer Informationsdienst, Nr. 48/Oktober 89, Nr. 49/ November 1989
Gloger-Tippelt, Gabriele; Schwangerschaft und erste Geburt, Psychologische Veränderungen der Eltern, Stuttgart 1988
Goldmann-Posch, Ursula: Wenn Mütter trauern, München 1988
Gontard, Alexander von; Psychische Folgen des Schwangerschaftsabbruches aus kindlicher Indikation, *in* Monatsschr. Kinderheilkd. (1986)
Goodman, Richard M.; Damit es ein gesundes Baby wird, Hinweise zur Vermeidung von Gesundheitsrisiken vor und während der Schwangerschaft, Weinheim 1988
Grefe, Christiane; Kalberlah, Fritz; Unfruchtbar, *in* Natur 6/89
Grof, Stanislaf; Geburt, Tod und Transzendenz, Neue Dimensionen in der Psychologie, München 1985

Hansen-Kube, Heike; Murken, Jan; Stengel-Rutkowsky, Sabine (Hrsg.); 3. Informationsblatt zum Chorionzottenprojekt vom Dezember 1987
Hau, T. F.; Schindler, S.; Pränatale und perinatale Psychosomatik, Stuttgart 1982
Heider, Margret; Ultraschall in der Schwangerschaft, unveröffentl. Manuskript, Bremen 1986
Hickel, Erika; Tod der Natur, *in* Materialien zum Kongreß Frauen & Ökologie 3.–5. Okt. 1986, Köln
Hirsch, G.; Weißauer, W. (Hrsg.); Rechtliche Probleme des Schwangerschaftsabbruches, München 1977
Holzgreve, Wolfgang; Miny, Peter; Chorionzottendiagnostik bereits im ersten Schwangerschaftstrimenon, *in* Deutsches Ärzteblatt 85, Heft 11, 17. März 1988

Humm, Peter; Warten auf ein Kind, *in* Renate D. Klein (Hrsg.), a. a. O., 1988

Jonatha, Wolfdietrich; Diagnostische Nabelschnurpunktionen im 2. und 3. Trimenon, *in* Jan Murken (Hrsg.), a. a. O.

Joyce, Christopher; Genes reach the medical market, New Scientist 16. July 1987

Jörgensen, C.; Uddenberg, J.; Ursing, I.; Ultrasound Diagnosis of Fetal Malformation in the Second Trimester. The Psychological Reactions of the Women, *in* Journal of Psychosomatic Obstretics and Gynaecology, 4 (1985)

Kast, Verena; Trauern, Phasen und Chancen des psychischen Prozesses, Stuttgart 1982

Katz Rothmann, Barbara; Schwangerschaft auf Abruf, Marburg 1989

Kaupen-Haas (Hrsg.); Der Griff nach der Bevölkerung. Aktualität und Kontinuität nazistischer Bevölkerungspolitik, Schriften der Hamburger Stiftung für Sozialgeschichte des 20. Jahrhunderts, Band 1, Nördlingen 1986

Kelm-Kahl, Inge: Wird die transabdominale Chorionbiopsie Screening-Methode der Zukunft werden, *in* Ärztezeitung, 19. 10. 88

Kitzinger, Sheila; Schwangerschaft und Geburt, München 1982

Klee, Ernst; »Euthanasie« im NS-Staat. Die »Vernichtung lebensunwerten Lebens«, Frankfurt 1983

Klein, Renate D. (Hrsg.); Das Geschäft mit der Hoffnung, Erfahrungen mit der Fortpflanzungsmedizin, Frauen berichten, Berlin 1989

– ; Neuigkeiten aus der Retortenwelt, *in* Paula Bradish, Erika Feyerabend, Ute Winkler (Hrsg.), a. a. O.

Köbsell, Swantje; Strahl, Monika; Humangenetik. Die »saubere Eugenik« auf Krankenschein, *in* die randschau Nr. 3, August/September 1986

– ; Stellungnahme der Krüppelfrauengruppe Bremen zur Pränatalen Diagnostik/Genscreening bei Ungeborenen, *in* Bernd Klees; Dokumentation zu »Der gläserne Mensch im Betrieb«, hekt. Manuskript, Braunschweig 1988

Köbsell, Swantje; Waldschmidt, Anne; Pränatale Diagnostik, Behinderung und Angst, *in* P. Bradisch u. a., a. a. O.

Köster-Schlutz, Marlies; Konfliktverarbeitung in Anpassung und Widerstand. Zur psychologischen Arbeit mit Risikoschwangeren, *in* Peter G. Fedor-Freybergh (Hrsg.), a. a. O.

Krahnen, Kai: Das Recht auf Wissen versus – Das Recht auf Nichtwissen, *in* T. Schroeder-Kurth, a. a. O., 1989

Kummer, Irene; Wendezeiten im Leben einer Frau, München 1989

Künzer-Rieber, Barbara; Lutz, Gottfried (Hrsg.); Nur ein Hauch von Leben, Eltern berichten vom Tod ihres Babys und von der Zeit ihrer Trauer, Lahr 1988

Laing, Ronald D.; Die Tatsachen des Lebens, Köln 1978

Langebucher, Heike; Die Medizin des Lebensbeginns, *in* Traute M. Schroeder-Kurth, Stephan Wehowsky (Hrsg.); Das manipulierte Schicksal, Frankfurt, München 1988

Langer, M.; Mazanak, P.; Ringler, M.; Zur Betreuung von Paaren nach pränataler Diagnose fetaler Mißbildungen, *in* Geburtshilfe und Frauenheilkunde 47 (1987)

Leuzinger, Monika; Rambert, Bigna; »Ich spür' es – mein Kind ist gesund«, *in* Claudia Roth (Hrsg.); Genzeit, Die Industrialisierung von Pflanze, Tier und Mensch, Ermittlungen in der Schweiz, Zürich 1987

Lloyd, J.; Laurence, K. M.; Response to termination of pregnancy for genetic reasons, Kinderchirurgie 38, Suppl. II, 1983

Lorenzer, Alfred; Intimität und soziales Leid. Archäologie der Psychoanalyse, Frankfurt 1984

Lukesch, Helmut; Schwangerschafts- und Geburtsängste, Stuttgart 1981

Martin, Emely; Die Frau im Körper, Weibliches Bewußtsein, Gynäkologie und die Reproduktion des Lebens, Frankfurt 1989

Mascarin, Ruth; Pränatale Diagnostik: Die totale Kontrolle der Schwangerschaft, *in* Anita Fetz, Florianne Koechlin, Ruth Mascarin (Hrsg.); Gene, Frauen und Millionen, Basel 1986

Mehl, Gerda; Auf der Suche nach dem verlorenen Kind, zur psychischen Bewältigung des perinatalen Kindstodes, Vortrag auf dem Kongreß: Tod und Trauer in der Frauenheilkunde und Geburtshilfe, Düsseldorf, November 1986

Mies, Maria; Selbstbestimmung – Das Ende einer Utopie?, *in* Frauen gegen Gen- und Reproduktionstechnologie, Beiträge vom 2. Bundesweiten Kongreß 1988, München 1989

Mikkelsen, M.; Cytogenetic findings in first trimester chorionic villi biopsies: a collaborative study, *in* M. Fraccaro, G. Simoni, B. Brambati; First trimester fetal diagnosis. Berlin, Heidelberg, New York, Tokyo 1985

Murken, Jan (Hrsg.); Pränatale Diagnostik und Therapie, Stuttgart 1987

Murken, Jan; Cleve, Hartwig; Humangenetik, 4. neu bearbeitete Auflage, Stuttgart 1988

Murken, Jan; Genetische Beratungssituationen und die Möglichkeiten der pränatalen Diagnostik, *in* Jan Murken (Hrsg.); Pränatale Diagnostik und Therapie, 2., Stuttgart 1987

Müller-Hill, Benno; Tödliche Wissenschaft. Die Aussonderung der Juden, Zigeuner und Geiteskranken 1933–1945, Reinbek 1984

Müller-Wiedemann, H.; Heimsonderschule und Hof Brackenraithe, *in* Gynäkologische Praxis, Jg. 13, 1989

Nippert, Irmgard; Die Geburt eines behinderten Kindes, Belastung und Bewältigung aus der Sicht betroffener Mütter und ihrer Familien, Stuttgart 1988

– ; Normative Bewertung genetisch bedingter Behinderung, *in* Jahrbuch der Medizinischen Psychologie, Band V, 1989

– ; The History of Prenatal Diagnosis in the Federal Republic of Germany, Country Report for the European Economic Community Study on the Diffusion of Medical Technology in Europe, Münster 1989

Osnowski, Rainer (Hrsg.); Menschenversuche: Wahnsinn und Wirklichkeit, Köln 1988

Pawlowitzki, Ivar-Harry; Retinitis Pigmentosa – Genetische Beratung und Forschung unter Mitwirkung von Patientenselbsthilfe, *in* Traute M. Schroeder-Kurth (Hrsg.), a. a. O., 1989

Petersen, P.; Schwerdtfeger, J.; Wien, H. J.; Psychologische Aspekte der Amniocentese, *in* Manfred Stauber u. a. (Hrsg.); Psychosomatische Probleme in Gynäkologie und Geburtshilfe 1987, Berlin 1988

Prybylsky, Susanne; Psychological aspects of prenatal diagnosis on CVS, *in* Ewold H. Sikkens et al. (Hrsg.); Psychosocial Aspects of Genetic Counselling, Proceedings of the First European Meeting, 9–11 November 1988 in Groningen

Pschyrembel, Klinisches Wörterbuch, 254. Aufl. Berlin, New York 1982

Radtke, Nadi; Krüppelfrauen – erobern wir uns den Tag!, *in* M. Wunder, U. Sierck (Hrsg.), a. a. O.

Radtke, Nadi; Sierck, Udo; Lieber lebendig als normal!, *in* M. Wunder, U. Sierck (Hrsg.), a. a. O.

– ; Die Wohltätermafia, Hamburg 1984

Ratzel, Rudolf; Entscheiden müssen die Eltern, ob eine Amniozentese gemacht wird oder nicht, *in* Ärztezeitung vom 27. 9. 1989

Rauskolb, Rüdiger; Fetoskopie mit Entnahme von fetalem Gewebe, *in* Jan Murken (Hrsg.), a. a. O.

Rhoads, George G. et al.; The safety and efficacy of chorionic villus sampling for early prenatal diagnosis of cytogenetic abnormalities, *in* The New England Journal of Medicine, Vol. 320, No. 10, 1989

Richter Markert, Waltraud; Ann-Kathrin und unser gemeinsamer Weg, *in* Edith Zeile (Hrsg.); Ich habe ein behindertes Kind, München 1988

Rohde, Johann Jürgen; Über die Einmischung von Soziologie, *in* Theodor Hellbrügge (Hrsg.); Perinatalstudie Niedersachsen und Bremen, München, Wien, Baltimore 1983

Romey, Stefan; Von der Aussonderung zur Sonderbehandlung, *in* M. Wunder, U. Sierck (Hrsg.), a. a. O.

Nippert, Irmgard; Die Geburt eines behinderten Kindes, Belastung und Bewältigung aus der Sicht betroffener Mütter und ihrer Familien, Stuttgart 1988
– ; Normative Bewertung genetisch bedingter Behinderung, *in* Jahrbuch der Medizinischen Psychologie, Band V, 1989
– ;The History of Prenatal Diagnosis in the Federal Republic of Germany, Country Report for the European Economic Community Study on the Diffusion of Medical Technology in Europe, Münster 1989

Osnowski, Rainer (Hrsg.); Menschenversuche: Wahnsinn und Wirklichkeit, Köln 1988

Pawlowitzki, Ivar-Harry; Retinitis Pigmentosa – Genetische Beratung und Forschung unter Mitwirkung von Patientenselbsthilfe, *in* Traute M. Schroeder-Kurth (Hrsg.), a. a. O., 1989
Petersen, P.; Schwerdtfeger, J.; Wien, H. J.; Psychologische Aspekte der Amniocentese, *in* Manfred Stauber u. a. (Hrsg.); Psychosomatische Probleme in Gynäkologie und Geburtshilfe 1987, Berlin 1988
Prybylsky, Susanne; Psychological aspects of prenatal diagnosis on CVS, *in* Ewold H. Sikkens et al. (Hrsg.); Psychosocial Aspects of Genetic Counselling, Proceedings of the First European Meeting, 9–11 November 1988 in Groningen
Pschyrembel, Klinisches Wörterbuch, 254. Aufl. Berlin, New York 1982

Radtke, Nadi; Krüppelfrauen – erobern wir uns den Tag!, *in* M. Wunder, U. Sierck (Hrsg.), a. a. O.
Radtke, Nadi; Sierck, Udo; Lieber lebendig als normal!, *in* M. Wunder, U. Sierck (Hrsg.), a. a. O.
– ; Die Wohltätermafia, Hamburg 1984
Ratzel, Rudolf; Entscheiden müssen die Eltern, ob eine Amniozentese gemacht wird oder nicht, *in* Ärztezeitung vom 27. 9. 1989
Rauskolb, Rüdiger; Fetoskopie mit Entnahme von fetalem Gewebe, *in* Jan Murken (Hrsg.), a. a. O.
Rhoads, George G. et al.; The safety and efficacy of chorionic villus sampling for early prenatal diagnosis of cytogenetic abnormalities, *in* The New England Journal of Medicine, Vol. 320, No. 10, 1989
Richter Markert, Waltraud; Ann-Kathrin und unser gemeinsamer Weg, *in* Edith Zeile (Hrsg.); Ich habe ein behindertes Kind, München 1988
Rohde, Johann Jürgen; Über die Einmischung von Soziologie, *in* Theodor Hellbrügge (Hrsg.); Perinatalstudie Niedersachsen und Bremen, München, Wien, Baltimore 1983
Romey, Stefan; Von der Aussonderung zur Sonderbehandlung, *in* M. Wunder, U. Sierck (Hrsg.), a. a. O.

Umstad, Mark P. u. a.; Transabdominal Chorionic Villus Sampling, *in* Aust NZ Obstet Gynaecol 1988

Vorsorge-Initiative der Aktion Sorgenkind (Hrsg.); ... ein paar Worte mehr als üblich. Schwangerschaft 1983/84

Waldschmidt, Anne; Antriebswelle oder Bremsklotz? Zur Dynamik von Abgrenzungsinteressen in Behindertenselbsthilfevereinigungen, *in* Behindertenpädagogik, 26. Jg., Heft 3, 1987

Wehkamp, Karl-Heinz; Umgang mit dem perinatalen Kindstod: ethischer Imperativ und psychoprophylaktische Aufgabe, *in* Klinik der Frauenheilkunde und Geburtshilfe, München 1990

Weitzel, Hans; Fuhrmann, Walter; Alpha-Fetaprotein-Diagnostik als präventives Screening, *in* Jan Murken (Hrsg.), a. a. O.

Weltgesundheitsorganisation (WHO), Regionalbüro für Europa (Hrsg.); Wenn ein Kind unterwegs ist, Bericht über eine Studie; Kopenhagen 1987

Wendt, G. G.; Die Zahl der Behinderten nimmt zu. Analyse der Situation und Darstellung der notwendigen Konsequenzen, Stiftung für das behinderte Kind zur Vorsorge und Früherkennung, Frankfurt 1978

Wiesing, Urban; Ethik, Erfolg und Ehrlichkeit, *in* Ethik in der Medizin (1989)

Willeke, Lioba; Humangenetik – Die saubere Lösung, *in* Die Grünen im Bundestag und Sozialwissenschaftliche Forschung und Praxis für Frauen e. V. (Hrsg.); Dokumentation zum Kongreß »Frauen gegen Gentechnik und Reproduktionstechnik«, vom 19.–21.4.1985 in Bonn, 1986

Wulf, Karl Heinrich; Geburtshilfe im Wandel, *in* Deutsches Ärzteblatt 85, Heft 47, vom 24. Nov. 88

Wunder, Michael; Sterbehilfe – Tötung auf wessen Verlangen?, *in* Dr. med. Mabuse, Nr. 52, Heft 2/3, 1988

Wunder, Michael; Sierck, Udo (Hrsg.); Sie nennen es Fürsorge. Behinderte zwischen Vernichtung und Widerstand, Berlin 1982

Zentrum für Humangenetik und genetische Beratung der Universität Bremen; Hinweise zur genetische Beratung, Bremen 1985

Zimmer, Katharina; Thomsen, Inga; Patient im Mutterleib, *in* Stern v. 8. Mai 1989